Wichtige Frauen in der Naturheilkunde

Annette Kerckhoff

Wichtige Frauen in der Naturheilkunde

Ihr Leben – Ihr Werk – Ihre Schriften

Mit einem Geleitwort von
Dr. Christina Hofer-Dückelmann

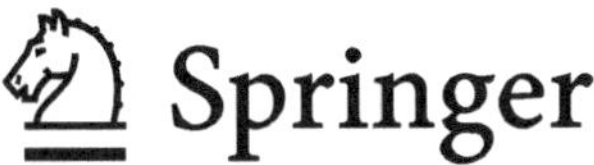 Springer

Annette Kerckhoff
Natur und Medizin e.V.
Essen, Deutschland

ISBN 978-3-662-60458-8   ISBN 978-3-662-60459-5   (eBook)
https://doi.org/10.1007/978-3-662-60459-5

Die Deutsche Nationalbibliothek verzeichnet diese Publikation in der Deutschen Nationalbibliografie; detaillierte bibliografische Daten sind im Internet über http://dnb.d-nb.de abrufbar.

Auf dem Cover des Buches ist Anita Backhaus dargestellt, eine Hannoveranerin, die in Kolumbien ein naturheilkundliches Zentrum eröffnet hat. Sie ist Autorin des Buches „Heilen ohne Pillen und Spritzen"
Umschlaggestaltung:deblik Berlin

Springer ist ein Imprint der eingetragenen Gesellschaft Springer-Verlag GmbH, DE und ist ein Teil von Springer Nature.
Die Anschrift der Gesellschaft ist: Heidelberger Platz 3, 14197 Berlin, Germany

Für Veronica Carstens in tiefer Dankbarkeit

Grußwort von Dr. Christina Hofer-Dückelmann

Meine Vorfahrin Dr. med. Anna Fischer-Dückelmann gilt als eine der ersten Naturärztinnen Deutschlands. Weil sie in Österreich noch nicht Medizin studieren durfte, ging sie dafür mit ihren drei Kindern in die Schweiz nach Zürich. Sie arbeitete als Ärztin und eröffnete eine eigene Praxis für Frauen- und Kinderheilkunde in Dresden. Ein besonderes Anliegen war ihr die Gesundheitsbildung der breiten Bevölkerung und hier insbesondere der Frauen. Ihr 1901 erschienenes Werk Die Frau als Hausärztin galt als das „goldene Familienbuch" und hatte bereits 1913 die Millionenauflage erreicht. Auch heute noch steht das über 1000-seitige Werk in zahlreichen Bücherschränken, von Generation zu Generation weitergereicht.

Anna Fischer-Dückelmann ist eine der wenigen Ärztinnen ihrer Zeit. Frauen, die im Bereich der Naturheilkunde tätig waren, gab es aber viele – als Heilerinnen, Forscherinnen, Referentinnen, Gesundheitserzieherinnen, Entwicklerinnen von Heilmitteln, Diagnose- oder Therapiemethoden, Autorinnen, Wildkräuterexpertinnen, Gründerinnen von Kurbetrieben oder vegetarischen Pensionen. Annette Kerckhoff hat sie ausfindig gemacht und lässt sie in diesem Buch wieder auferstehen.

Annette und ich kennen uns schon länger. Uns verbindet das Interesse an altem Frauenwissen, Pflanzenheilkunde, Selbsthilfe und Wissenschaft. Als Apothekerin und zertifizierte Praktikerin der *Traditionellen Europäischen Heilkunde*® habe ich die Tradition meiner Vorfahrin aufgegriffen und betreibe die erste „Naturdrogerie" in der Stadt Salzburg.

Heute gibt es ein breites Netzwerk von Frauen, die sich für das alte Heilwissen interessieren, aber gleichzeitig gut ausgebildet sind. Mit Stolz und Hochachtung blicken wir auf die Frauen in der Medizingeschichte, die es nicht so einfach hatten wie wir heute. Um so schöner ist es, dass sie mit diesem Buch geehrt und gewürdigt werden, dass ihre Schriften vorgestellt und ihre Konzepte der Heilkunde umrissen werden.

Es schließt eine wichtige Lücke in der Buchlandschaft, indem es sich der Frauenforschung und der Naturheilkunde widmet. Meine Vorfahrin würde sich bestimmt darüber freuen!

Salzburg

Dr. Christina Hofer-Dückelmann

November 2019

Vorwort

„Frauen in der Heilkunde" sind ein Thema, das sich in der populärwissenschaftlichen Literatur großer Beliebtheit erfreut, dessen wissenschaftliche Erforschung jedoch erst in den letzten Jahrzehnten begonnen hat. Gegenstand der medizinhistorischen Forschung sind dabei vorrangig Medizinerinnen, Wissenschaftlerinnen und Wegbereiterinnen der professionellen Krankenpflege und Geburtshilfe. Viel Literatur findet sich zudem zu heilenden Frauen der früheren Geschichte, so z. B. zu Hildegard von Bingen.

Bedacht werden muss: Frauen waren erst ab 1867 in der Schweiz, ab 1899 in Deutschland zum Medizinstudium zugelassen.[1] Die Möglichkeit zur Ausübung der Heilkunde durch das Heilpraktikergesetz existiert seit 1939. Waren also vor 1867 alle Frauen, die heilend tätig waren, zwangsläufig nicht professionell ausgebildet, als Laienheilerinnen, Doktorbäuerinnen oder Gesundheitserzieherinnen außerhalb der Hochschule medizinisch oder heilerisch tätig, so existierten im späten 19. Jahrhundert parallel Ärztinnen und Laienheilerinnen, im 20. Jahrhundert dann Ärztinnen, Laienheilerinnen und Heilpraktikerinnen. Um den Kontext dieser verschiedenen Rollen und Positionen besser verstehen zu können, wird zu Beginn des Buches ein historischer Abriss versucht, der die komplexen Entwicklungen der Medizin und Naturheilkunde ebenso zu beschreiben versucht, wie den erbitterten Kampf zwischen Ärzten und Nicht-Ärzten – zu denen ja die meisten heilkundigen bzw. in der Heilkunde engagierten Frauen zählten.

Das vorliegende Buch stellt Frauen vor, die im 19. und frühen 20. Jahrhundert in besonderem Maße im Bereich der Naturheilkunde tätig waren und sich hier als prominente Persönlichkeiten hervortaten. Gleichzeitig muss angemerkt werden, dass gerade Frauen in dieser Zeit vielfach einen starken Bezug zur Naturheilkunde hatten: Gerade *weil* sie über lange Strecken keine Möglichkeiten zum Medizinstudium hatten und gerade *weil* sie vielfach auf dem Land tätig waren, waren naturheilkundliche Anwendungen – Diätetik, Hydrotherapie, Ordnungstherapie, Phytotherapie, Balneotherapie – für sie vermutlich sehr viel selbstverständlicher als für die Ärzte der Hochschule. Hinzu kommt, dass naturheilkundliche Maßnahmen bis zur Entwicklung der wissenschaftlich ausgerichteten Medizin im

---

[1] Vgl. Krauss 2009: 46. Krauss schreibt über den langen Weg der Anerkennung der ersten Ärztin mit absolviertem Medizinstudium, Hope Bridges Adams Lehmann.

19. Jahrhundert ohnehin zur mainstream-Medizin gehörten. Erst danach wurden sie sie aus der Hochschulmedizin ausgegliedert und fanden sich in der Laienheilkunde wieder.

Betrachtet man die porträtierten Frauen in diesem Buch, so finden sich Ärztinnen, Heilpraktikerinnen und Laienheilerinnen. Gerade Laienheilerinnen, also Frauen, die – ohne über eine berufliche medizinische Ausbildung, ein Medizinstudium oder eine Erlaubnis zur Ausübung der Heilkunde als Heilpraktikerin zu verfügen -, Kranke behandelten oder berieten, sind biographisch, aber auch im Hinblick auf ihr Wirken und ihren therapeutischen Ansatz, bislang nur wenig erforscht worden. Dies liegt zum einen daran, dass viele Laienheilerinnen Repräsentantinnen einer mündlichen Tradition sind, ihre Spuren sind häufig verwischt. Nur in wenig Fällen schrieben sie ihr Wissen nieder, heilten Vorträge, gründeten Kurheime, Lehrinstitute, oder Badeanstalten, entwickelten Arzneimittel, gründeten Therapieverfahren etc. Diese Frauen, die mit ihrem Werk in die Öffentlichkeit traten, bieten einen ersten Einstieg in die Thematik. Besonders interessant sind hier vor allem diejenigen, die Primärliteratur hinterließen, ist die Datenlage sonst doch eher bescheiden.

Die Porträtierung der „Promis" unter den naturheilkundigen Frauen soll als erster Anfang dienen – verbunden mit der Hoffnung, dass das Buch möglicherweise in folgenden Auflagen um weitere Frauenporträts ergänzt werden kann. Entsprechend freue ich mich über Informationen und Hinweise auf weitere spannende Frauenpersönlichkeiten.

Die Daten wurden sorgfältig recherchiert. Wann möglich, wurde versucht, Kontakt zu Nachfahren aufzunehmen. Dies ist jedoch nicht immer erfolgreich gewesen. Entsprechend bitte ich auch bei eventuellen Korrekturen um Rückmeldung, um diese in folgenden Auflagen aufzunehmen.

Deixlfurt   Annette Kerckhoff

Oktober 2019

Danksagung

Dieses Buch greift wesentliche Teilen meiner Doktorarbeit auf, die ich über Laienheilerinnen und ihre Schriften verfasst habe. In ihr konnte ich zeigen, dass gerade Laienheilerinnen nicht nur „Kräuterweiblein" waren, sondern vor allem engagierte Hausfrauen und Mütter, Gesundheitserzieherinnen, Lehrerinnen, Landwirtinnen, Künstlerinnen, dabei oft sehr kultivierte Frauen. Für das vorliegende Buch nun kommen prominente Ärztinnen hinzu.

Bei der Doktorarbeit wurde ich unterstützt und begleitet, so dass auch in diesem Buch ein Dank an bestimmte Personen nicht fehlen darf. Allen voran halfen die Rückmeldungen meiner beiden Gutachter Prof. Dr. Hartmut Schröder und Prof. Dr. Florian Mildenberger dabei, neue Laienheilerinnen aufzuspüren, sie vor dem Hintergrund der Medizingeschichte positionieren zu können und mich mit ihren Schriften auf inhaltlicher, aber auch auf sprachlicher Ebene auseinandersetzen zu können. Franz Hartleitner vom Antiquariat für Heilkunde war ein hilfreicher Ansprechpartner für die Beschaffung der z. T. sehr seltenen Schriften. Daniela Hacke, langjährige Bibliothekarin der Carstens-Stiftung, danke ich für die Beschaffung von wichtigen Quellen.

Meinem Mann Werner Mayer danke ich für seinen Rückhalt und seine vorbehaltlose Unterstützung der Doktorarbeit wie auch des vorliegenden Buchprojektes.

Für dieses Buch habe ich Kontakt zu Nachfahren der porträtierten Frauen, Medizinhistorikern und Ärzten aufgenommen. In besonderem Maße danke ich Dr. Andreas Schwab, Dr. Patrick Bochmann, der Dr. Johanna Budwig-Stiftung, Frau Kaegi vom Emma Kunz Zentrum, Frau Weikerstorfer vom Ennsthaler-Verlag, Laura Porta vom Monte Verità, Lutz Storr vom Förderverein Bad Saarow, Konstanze Münstermann, Gert und Heike Backhaus, Sylvia Collier, Markus Valet, Prof. Dr. Florian Mildenberger, Prof. Dr. Christoph M. Schempp, Christof Schlenz für die Unterstützung und das Gegenlesen einzelner Porträts oder Textabschnitte.

Inhaltsverzeichnis

Teil II   Naturheilkundige Frauen im Porträt

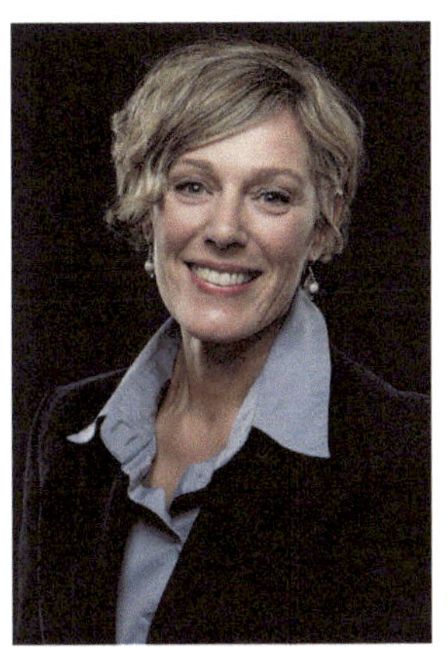

Frau Dr. Annette Kerckhoff, M.Sc. Gesundheitswissenschaften, B.Sc. Komplementärmedizin, Heilpraktikerin ist seit vielen Jahren in der Patientenaufklärung tätig, maßgeblich für die Carstens-Stiftung und Natur und Medizin e.V., mittlerweile auch für die Universitätsambulanz Witten/Herdecke. In den letzten Jahren hatte sie Lehraufträge zu Medizingeschichte, Konzepten der Medizin, naturheilkundlichen Selbsthilfestrategien und Gesundheitsdidaktik. Ihr besonderes Interesse gilt naturheilkundlichen Anwendungen für zu Hause, altem Frauenwissen und der „Medizin aus der Küche". Foto: Jörg Küster, www.joergkuester.com

Von verschiedenen Seiten wird in den letzten Jahren die Thematik der heilenden Frauen mehr und mehr auch von wissenschaftlicher Seite erschlossen.

1.1 Medizinhistorische Ansätze

Frauen in der Heilkunde finden in den Standardwerken der Medizingeschichte ganz allgemein wenig Beachtung. Betrachtet man beispielsweise das Springer-Lehrbuch *Geschichte der Medizin* von Eckart (Eckart 2007), das als klassische Einstiegslektüre für Medizinstudenten dient, so finden sich in einem Namensregister mit über 800 Namen, als Vertreterinnen des weiblichen Geschlechts nur Marie Curie und Hildegard von Bingen, daneben diverse antike Göttinnen und zwei antike Ärztinnen. Relativ gut erforscht sind Frauenfiguren in der früheren Geschichte, so z. B. die Frauen von Salerno oder die Vertreterinnen der Klostermedizin, allen voraus Hildegard von Bingen.[1]

Dass Medizinerinnen im breiten Rahmen Eingang in die Medizingeschichte gefunden haben, ist vor allem engagierten Medizinhistorikerinnen wie Eva Brinkschulte zu verdanken, die 1993 eine Wanderausstellung „Weibliche Ärzte" realisierte und den Begleitband *Weibliche Ärzte* herausgab (Brinkschulte 1993). In dem Vorwort schreibt sie, dass „das Ausstellungs- und Buchprojekt nicht nur eine Forschungslücke der Medizingeschichte offen legte und auf einen bislang völlig vernachlässigten Bereich ärztlicher Standesgeschichte aufmerksam machte, sondern die breite Resonanz dokumentierte, welche aktu-

---

[1] Umfassend hat die Arbeitsgruppe Klostermedizin zu Frauen und ihrem Heilwissen in der Klostermedizin gearbeitet, so u. a. in *Das geheime Wissen der Klosterfrauen* (Mayer 2008). U. a. Heinrich Schipperges hat zu der Medizin des Mittelalters, den Frauen von Salerno, dem Beginenorden und anderen publiziert (Schipperges 1985).

© Springer-Verlag GmbH Deutschland, ein Teil von Springer Nature 2020

A. Kerckhoff, *Wichtige Frauen in der Naturheilkunde*,

https://doi.org/10.1007/978-3-662-60459-5_1

elle Brisanz die durchgängig historische Aufarbeitung des Themas auch heute in sich birgt." (Brinkschulte 1995 (2. Aufl.): 1). Die Ausstellung basierte auf einer Datenbank von Jutta Buchin mit etwa 1000 Biografien von Ärztinnen, die heute die umfangreichste Materialsammlung zur Geschichte von Ärztinnen in Deutschland darstellt und bezeichnenderweise mit der Frage „Wo bleiben die Frauen in der Medizingeschichte?" eingeleitet wird.[2] Von Johanna Bleker und Sabine Schleiermacher wurde in Fortsetzung des Projektes der umfangreiche Band *Ärztinnen aus dem Kaiserreich. Lebensläufe einer Generation* publiziert (Bleker und Schleiermacher 2000). Das schweizerische Frauenstudium und seine russischen Pionierinnen behandeln Franziska Rogger und Monika Bankowski (Rogger und Bandowski 2010). Die englischsprachige Enzyklopädie *Women in Medicine* hat einen internationalen Ansatz, sie konzentriert sich maßgeblich auf Ärztinnen und Wissenschaftlerinnen (Windsor 2002). Das *Lexikon der Naturwissenschaftlerinnen und naturkundigen Frauen Europas* von Renate Strohmeier gibt einen Überblick von der Antike bis zum 20. Jahrhundert (Strohmeier 1998).[3] Unter den Einzelbiographien ist auf die jüngst erschienene Biografie zu Hope Bridges Adams Lehmann, der ersten Frau, die in Deutschland das Medizinstudium erfolgreich absolvierte, von Marita Krauss hinzuweisen, ein gutes Beispiel neuer Biografieschreibung (Krauss 2009). Eine weitere wissenschaftlich Biografie der ersten Ärztin Deutschlands findet sich in dem von Eva Brinkschulte und Eva Labouvie 2006 herausgegebenen Band *Dorothea Christiana Erxleben. Weibliche Gelehrsamkeit und medizinische Profession seit dem 18. Jahrhundert* (Brinkschulte und Labouvie 2006).

Die Geschichte des Hebammenwesens kann als gut erforscht beschrieben werden, eine Übersicht liefert *Der zweite Rosengarten. Eine Geschichte der Geburt* (Spitzer 1999). Zur Geburtshilfe im deutschsprachigen Raum ist auf die Arbeiten von Sibylle Flügge zu *Hebammen und heilkundige Frauen. Recht und Rechtswirklichkeit im 15. und 16. Jahrhundert* (Flügge 1998) und von Waltraud Pulz zu dem *Hebammenanleitungsbuch von Justina Siegemund (1636–1705)* hinzuweisen (Pulz 1994). Im Bereich Pflege findet sich ein mehrbändiges biographisches Lexikon zur Pflegegeschichte (Wolff 1997, 2001, 2004; Kolling 2008). Esther Fischer-Homberger, bis 1984 Leiterin des medizinhistorischen Instituts der Universität Bern, hat zahlreiche Arbeiten zur Darstellung der Frau in der Medizingeschichte publiziert, u. a. zur Hysteriegeschichte oder zur Geschichte der Menstruation (vgl. Fischer-Homberger 1979). Elisabeth Dietrich-Daum hat zur Psychiatrie- und Sozialgeschichte veröffentlicht (Dietrich-Daum et al. 2012).

Auch die Pharmaziegeschichte hat sich in verschiedenen Arbeiten der Thematik „heilkundiger Frauen" genähert. Zu den Arzneien für das „schöne Geschlecht". Geschlechtsverhältnisse in Phytotherapie und Pharmazie vom Mittelalter bis zum 19. Jahrhundert hat die Braun-

---

[2] http://web.fu-berlin.de/aeik/, Stand vom 15.09.2011.

[3] Der Titel lässt vermuten, dass sich in diesem Lexikon durchaus auch Laienheilerinnen der jüngeren Geschichte finden würden. Dies ist jedoch nicht der Fall. Vielmehr konzentriert es sich in dem 19. und 20. Jahrhundert auf die Vertreterinnen der nunmehr auch für Frauen zugänglichen Professionen und wissenschaftlichen Disziplinen wie z. B. der Mathematik, Geologie, Physiologie, Chemie, Astrophysik, Botanik, Pharmakologie u. v. a.

schweiger Professorin für Pharmazie- und Wissenschaftsgeschichte Bettina Wahrig einen Band herausgegeben, in dem zwei Aufsätze von besonderem Interesse für diese Arbeit sind: Mit dem Kräuterwissen in Hebammenbüchern befasste sich Christine Loytved,[4] mit (adligen) Frauen als Laboranten und ihren Rezeptbüchern im Thüringer Wald Sabine Bernschneider-Reif (Wahrig 2004). Bernschneider-Reif konzentriert sich auf das 16. und 17. Jahrhundert, damit auf eine andere Epoche, es findet sich jedoch ein interessanter Anknüpfungspunkt zur vorliegenden Dissertation im Hinblick auf die Schriften: die behandelten Rezeptbücher stammten von Frauen, die der Schrift mächtig waren und dadurch eine Schnittstelle zwischen der mündlichen Weitergabe von Erfahrungswissen und der Niederschrift in Buchform darstellten.[5] Diese Bücher, so Bernschneider-Reif, hatten nicht nur große medizinhistorische Bedeutung, sondern wurden auch als Rezeptbücher ihrer Zeit geschätzt: „Gerade in der Frühzeit des Thüringer Laborantenwesens sind die Rezeptbücher adeliger Frauen – die ihrerseits wieder auf Anregungen von Frauen aus dem Volk bauen konnten – ein entscheidender Beitrag zur Entstehung und Weitergabe von Rezepturen." (Bernschneider-Reif 2004, S. 167)

Ähnliches beschreibt Klaus Bergdolt in Das Gewissen der Medizin: Ärztliche Moral von der Antike bis heute: „… steht es heute außer Zweifel, dass sich Laienheilerinnen wie Philippine Welser, die Schwiegertochter Kaiser Ferdinands, mit ihren über 150 Rezepten zur Gesundheits-, Schönheits- und Körperpflege auf der Höhe der Höhe der zeitgenössischen „Forschung" bewegten" (Bergdolt 2004, S. 159)

Wenn auch kein wissenschaftliches, sondern eher ein feministisch gefärbtes Buch ist *Women healers* von Elizabeth Brooke, das 1995 in Großbritannien erschien, 1997 dann unter dem deutschen Titel *Die großen Heilerinnen. Von der Antike bis heute*, und eine Pionierstellung innehatte (Brooke 1997). Bereits zuvor schrieb Jeanne Achterberg *Die Frau als Heilerin* (Achterberg 1991), etwas später Lillian R. Furst *Women healers and physicians: climbing a long hill* (Furst 1997). Die Geschichte von Wissenschaftlerinnen wurde 1986 von Margaret Alic thematisiert. Das Buch erschien in der deutschen Übersetzung 1987 unter dem Titel *Hypatias Töchter. Der verleugnete Anteil der Frauen an der Naturwissenschaft* (Alic 1987).[6] Ihre Publikation war ein wichtiger Anstoß: zu zahlreichen Wissenschaftlerinnen gibt es heute Einzelbiographien. Hingewiesen sei auf ausgewählte Einzelbiographien zu prominenten Ärztinnen oder Nobelpreisträgerinnen (vgl. Kerner 1986, 1990).

---

[4] Der Fokus des ersten Aufsatzes liegt auf der Zeit vor dem 19. Jahrhundert, auch handelt es sich hier vielfach um Hebammenbücher männlicher Autoren.

[5] Da gerade in Mittelalter und früher Neuzeit Bildung nur den reicheren Schichten, dem Adel und dem Klerus vorbehalten war, waren sie es in dieser Phase vor allem Ordensfrauen (wie Hildegard von Bingen) oder später die adeligen Frauen, die in der Lage waren, Rezepte niederzuschreiben. Explizit genannt werden handschriftliche Rezeptbücher von Frauen des Rudolstädter Hofs, so Katharina von Nassau-Dillenburg, Elisabeht Gräfin und Frau zu Schwarzburg, Ämilie Juliane von Schwarzburg-Rudolfstadt und Sophia Hedwig, Herzogin zu Sachsen, Bernschneider-Reif (2004), S. 164. Ähnliches ist von Anna, Kurfürstin von Sachsen (1532–1585) bekannt, die mehrere Laboratorien einrichtete und ein Rezeptbuch schrieb.

[6] Alic lag vor allem daran, Namen und Werk von Frauen, die in den Geschichtsbüchern nicht erwähnt wurden, sichtbar zu machen, darunter insbesondere Ärztinnen und Frauen aus der medizinischen Wissenschaft.

Als „Spaziergang durch Jahrhunderte der Medizingeschichte Europas bis zur Gegenwart" versteht sich das Buch *Weise Frau. Hebamme, Hexe, Doktorin. Zur Kulturgeschichte der weiblichen Heilkunst* von Susanne Dieterich, das einen Abriss heilkundiger Frauen von der Antike bis zur Entwicklung der Krankenpflege liefert (Dieterich 2007).

Generell kann gesagt werden, dass in den Publikationen der Frauenforschung zu in der Heilkunde tätigen Frauen im 18. und 19. Jahrhundert vor allem die Professionalisierungsbestrebungen thematisiert wurden wie auch der Kampf der Frauen um das Recht, Medizin studieren zu dürfen. In Kerckhoff (2010a) werden 50 Frauen aus dem Bereich der Heilkunde porträtiert, darunter auch einige Laienheilerinnen. Explizit zu Laienheilerinnen wurden in zwei Dissertationen Hinweise zu Laienheilerinnen gefunden werden. So führt Iris Ritzmann in *Sorgenkinder: Kranke und behinderte Mädchen und Jungen im 18. Jahrhundert* aus, dass im 18. Jahrhundert verschiedentlich von Laienheilerinnen berichtet wird, insbesondere im Bereich der Kinder- und Frauenheilkunde (Ritzmann 2008). Salina Braun berichtet in einer Arbeit über die Psychiatrische Praxis in ausgewählten Anstalten im 19. Jahrhundert von einer Laienheilerin, die einem Patienten 200 Blutegel an den After setzte (vgl. Braun 2009, S. 316).

1.2   Geschichte der Naturheilkunde

Dass Frauen, die über keine medizinische Ausbildung oder Profession verfügten, in den Annalen der Medizingeschichte nicht erwähnt werden, ist nicht weiter verwunderlich. Anders sieht dies bereits in Geschichtsbüchern und Biografien aus, die sich gezielt mit der Naturheilkunde und ihren Vertretern befassen. Hier finden sich deutlich mehr Nennungen von naturheilkundlich tätigen Frauen, auch wenn sie im Vergleich zu den männlichen Kollegen deutlich unterrepräsentiert sind. Eine gewisse Pionierstellung hinsichtlich der Biografik in diesem Bereich hat der naturheilkundliche NS-Arzt Alfred Brauchle mit dem 1951 veröffentlichten Titel *Die Geschichte der Naturheilkunde in Lebensbildern* inne. Er porträtiert naturheilkundliche Ärzte, daneben jedoch auch zahlreiche Nicht-Ärzte.[7] Frauen kommen in diesem Buch allerdings auch nicht vor. Das von F. Asbeck publizierte Buch *Naturmedizin in Lebensbildern. Ernährungsreformer, Biologen und Ärzte weisen die Wege.* (Asbeck 1977) enthält 100 Kurzbiographien, darunter die Biographien von drei Frauen: Elisabeth Kenny (1886–1952), einer australischen Krankenschwester, die an Kinderlähmung erkrankte Kinder mit feucht-heißen Umschlägen behandelte, Elisabeth Dicke (1884–1952), eine „Krankengymnastin und Heilpraktikerin, die 1927 eine Praxis für krankengymnastische Einzelbehandlung, verbunden mit orthopädischem Turnunterricht, eröffnete" (Asbeck 1977, S. 15), außerdem Maria Schlenz (1881–1946), die als „österreichische Heilerin (ohne Konzession)" beschrieben wird (Asbeck 1977, S. 25). Nur zwei

---

[7]Vinzenz Prießnitz, J. H. Rausse, Sebastian Kneipp, Johann Schroth, Theodor Hahn, Eduard Baltzer, Per Henrik Ling, D. Neumann-Neurode, Thure Brandt, Arnold Rikli, G. Slickeyen, Ragnar Berg, Louis Kuhne, Adolf Just, Emanuel Felke u. a.

Jahre später publizierte Hademar Bankhofer, ein österreichischer Journalist, der sich auf Gesundheitsthemen spezialisiert hatte und zu einem prominenten Fernsehjournalisten wurde, *Die großen Naturheiler* (Bankhofer 1979).[8] 1983 veröffentlichte der zu diesem Zeitpunkt bereits emeritierte Prof. Karl Rothschuh, Leiter des Instituts für Geschichte der Medizin der Universität Münster den Titel *Naturheilbewegung Reformbewegung Alternativbewegung,* der für die nächsten 10–15 Jahre zu einem Standardwerk werden sollte (Rothschuh 1983). Im Namensverzeichnis sind ungefähr 180 Personen aufgeführt, darunter fünf Frauen: die Tänzerin Isodora Duncan, die Begründerin der Lebensreform-Naturheilanstalt Ida Hofmann, daneben drei von Rothschuh zitierte Autorinnen verwendeter Literatur.[9] Eine anregende Textsammlung zu verschiedensten Bereichen der Alternativen Medizin bietet *Wege der Alternativen Medizin. Ein Lesebuch,* 1996 herausgegeben von Prof. Robert Jütte, Historiker mit Schwerpunkt Wissenschaftsgeschichte und Sozialgeschichte der Medizin und seit 1990 Leiter des Instituts für Geschichte der Medizin (Jütte (Hrsg.) 1996b). Hier wird nur eine einzige Frau namentlich genannt, ihr jedoch dafür ein ganzes Kapitel gewidmet. „Hilda Winter ist das, was man früher eine Kräuterhexe genannt hat." schreiben die Autoren Ingeborg Byhan und Horst Wolf, deren Beitrag aus ihrem über 20 Jahre zuvor erschienen Buch mit dem bezeichnenden Titel *Deutschland deine Wunderheiler und Außenseiter der Medizin* stammt (Byhan und Wolf 1974).[10] Von Prof. Jütte erschien im gleichen Jahr die *Geschichte der Alternativen Medizin,* bis heute das einschlägige Standardwerk zum Thema (Jütte 1996). Erfreulicherweise nennt Jütte im Namensverzeichnis zahlreiche Frauen – 23 an der Zahl – aus dem gesamten Spektrum der alternativen Medizin und der Naturheilkunde. Neben Autorinnen, Wissenschaftlerinnen und einer ganzen Reihe prominenter Patientinnen oder Förderinnen der alternativen Medizin finden sich 13 Ärztinnen oder Heilerinnen.[11] Zu Maria Treben äußert sich Jütte an zwei

---

[8] Bankhofer verfügte weder über ein Medizinstudium noch eine naturheilkundliche Ausbildung, hatte jedoch 1991 den Berufstitel „Professor" als Auszeichnung des österreichischen Bundespräsidenten erhalten. Von ärztlicher Seite wurde das Buch verrissen: „Für den ernsthaft Suchenden stellt es keine Bereicherung seines Wissens dar, den noch unbelasteten Leser führt es mit Berichten im Stile der Boulevardpresse." (Abele 1980).

[9] Zu ihnen gehören Erna Lesky (eine Autorin über die *Ursprünge des therapeutischen Nihilismus* (1960)) und zwei Frauen, die zwar im Text als Autorinnen von Quellen angegeben werden, zu denen jedoch weitere Angaben im Literaturverzeichnis fehlen.

[10] Die weiteren Nachforschungen zu Hilda Winter verliefen jedoch erfolglos, so dass sie nicht in die vorliegende Arbeit aufgenommen wurde.

[11] Hildegard von Bingen ist landläufig bekannt. Ursula Horst war eine Kölner Gesundbeterin aus dem 17. Jahrhundert und wurde als Hexe verbrannt. Die Baronin Ernestine von Aufseß vertrieb im 19. Jahrhundert elektro-homöopathische Arzneimittel. Die Amerikanerin Mary Eddy, geb. Baker (1821–1910), war die Begründerin einer beliebten christlichen Sekte mit dem Namen „Christian Science", die sich „voll und ganz dem Gesundbeten verschrieb und auch sehr bald schon zahlreiche Anhänger in Deutschland fand." (Jütte 1996, S. 92) Dr. med. Anna Fischer-Dückelmann war eine der ersten Ärztinnen Deutschlands und überzeugte Vertreterin der Lebensreformbewegung. Sechs Frauen stammen aus dem Bereich der anthroposophischen Medizin: Dr. med. Ita Wegman war die Begründerin der anthroposophischen Medizin, Marie P. van Deventer und Helene von Grunelius

Textstellen. In der ersten Passage beschreibt er Ü als eine Autorin eines populärmedizinischen Kräuterbuches und Vertreterin der traditionellen Kräutermedizin: „Die heutige Pflanzenheilkunde ist somit in zwei Lager gespalten. In dem einen befinden sich die Verfasser populärmedizinischer Kräuterbücher (z. B. Maria Treben, Dr. G. Hertzka), die sich als Bewahrer der volksheilkundlichen Tradition sehen und sich dabei auf Vorläufer (Hildegard von Bingen, Albertus Magnus, Paracelsus, Pfarrer Kneipp u. a.) berufen. In dem anderen Lager trifft man die sich nicht unbedingt als Alternativmediziner verstehenden Phytotherapeuten an, die sich ganz bewusst um eine Integration der Kräutermedizin in die Schulmedizin bemühen und mit Hilfe von seriösen wissenschaftlichen Studien die universitäre Anerkennung erreichen wollen." (Jütte 1996, S. 169 f.) An anderer Stelle räumt Jütte ein, wie populär Maria Treben und ihre Bücher sind und verweist auf ihren Einsatz traditionell verwendeter Heilpflanzen hin: „Die steigende Nachfrage nach pflanzlichen Drogen, die in pharmakologischen Lehrbüchern nur unzureichend oder gar nicht behandelt werden, deutet darauf hin, dass populärmedizinische Kräuterbücher auch heute noch weit verbreitet sind und bei der Selbstmedikation als Leitfaden dienen. Das bekannteste Werk dieser Art ist zweifellos Maria Trebens Bestseller mit dem vielversprechenden Titel „Gesundheit aus der Apotheke Gottes", das 1981 zum ersten Mal auf dem Buchmarkt erschien und von dem inzwischen mehr als vier Millionen Exemplare verkauft wurden." (Jütte 1996, S. 174)[12]

Zehn Jahre später erschien 2006 *Wasser, Fasten, Luft und Licht. Die Geschichte der Naturheilkunde in Deutschland* von Uwe Heyll, dem Leiter eines am Institut für Geschichte der Medizin der Heinrich-Heine-Universität in Düsseldorf angesiedelten und von der Deutschen Forschungsgemeinschaft unterstützten Projekt zur Geschichte der Naturheilkunde (Heyll 2006). Das Personenverzeichnis umfasst an die 180 Namen. Doch auch hier finden sich lediglich drei Hinweise auf Vertreterinnen des weiblichen Geschlechtes, zum einen die bereits erwähnte Maria Schlenz, daneben Clara Ebert – eine überzeugte Anhängerin des Körperkultes, des Vegetarismus, vor allem aber der Rassenhygiene – und Klara Muche.

---

zwei weitere anthroposophische Ärztinnen, Elisabeth Baumann und Erna Wolfram Wegbereiterinnen der Eurythmie, Lili Kolisko eine anthroposophisch-naturwissenschaftliche Forscherin. Aus dem okkultistischen – und historisch jüngeren – Bereich stammt der Bericht zu Magdalena Kohler, einer Teufelsaustreiberin, die 1966 wegen der Misshandlung eines jungen Mädchens zu 10 Jahren Haft ohne Bewährung verhaftet wurde, nach ihrer Entlassung jedoch ihre Aktivitäten fortsetzte und 1988 für schuldig befunden wurde, eine bei ihr wohnende Witwe „unter dem Vorwand, ihr den Satan auszutreiben, zu Tode gequält zu haben" (Jütte 1996, S. 89).

[12] Bemerkenswert ist, dass zum Zeitpunkt des Erscheinens von Maria Trebens *Gesundheit aus der Apotheke Gottes* Anfang der 1980er-Jahre die so genannte Kommission E (mit Pharmazeuten, Biologen, Ärzten und Heilpraktikern) damit beschäftigt war, an die 400 Heilpflanzen systematisch zu bewerten. Bei belegter Wirksamkeit erhielten die Pflanzen eine so genannte „Positiv-Monographie". Die in dem von Maria Treben propagierten Schwedenbitter enthaltenen Heilpflanzen Safran und Zitwerwurzel erhielten eine Negativ-Monographie und sind damit Beispiele für die Aussage Jüttes.

Auch wenn die genannten Übersichtswerke durchaus einige Frauennamen aufführen, fällt doch ins Auge, wie wenige Frauen genannt werden. In wohl keiner Arbeit zur Geschichte der Naturheilkunde erhärtet sich dieser Eindruck so sehr wie in der Doktorarbeit von Sabine Ludyga zur *Geschichte der Naturheilkunde in Bayern im 19. Jahrhundert* (Ludyga 2007). Zu dieser Zeit betrieb Amalie Hohenester (1827–1878) ein gut florierendes Kurbad in Mariabrunn bei Dachau in der Nähe von München. Sie wird in der Arbeit, die insgesamt ein Dutzend Heilbäder im bayerischen Raum bis nach Nürnberg (darunter sehr viel kleinere Einrichtungen, zu denen zudem eine sehr viel schlechtere Quellenlage besteht) beschreibt, mit keinem Wort erwähnt.[13]

Umfangreiche wissenschaftliche Einzelbiographien liegen zu Anna Fischer-Dückelmann und Klara Muche vor (Bochmann 2018). Petra Hampel forschte zum allgemeineren Kontext: *Innere Medizin und Naturheilkunde. Die Auseinandersetzungen in den Jahren 1882–1933* (Hampel 1998), Kerckhoff zu Pionierinnen der Komplementärmedizin, die jedoch vielfach eine Profession innehatten (Kerckhoff 2011).

1.3 Kulturwissenschaftliche Ansätze

Seit Mitte des 19. Jahrhunderts befassen die Kulturwissenschaften immer wieder mit der Volksmedizin, beschreiben und dokumentieren volksmedizinische Praktiken. Hervorzuheben ist hier der Klassiker von Paul Diepgen *Deutsche Volksmedizin. Wissenschaftliche Heilkunde und Kultur* (Diepgen 1935), wie auch der von Günther Barthel herausgegebene Sammelband *Heilen und Pflegen. Internationale Forschungsansätze zur Volksmedizin* (Barthel (Hrsg.) 1986).[14] Eine der profiliertesten Kulturwissenschaftlerinnen ist Elfriede Grabner, die mehrfach zur Volksmedizin im Ostalpenraum publiziert und zu diesem Thema auch habilitiert hat (Grabner 1967, 1985). Viele kulturwissenschaftliche Arbeiten sind durch regionale, überregionale oder theoretische Fragestellungen gekennzeichnet. Beispielhafte Titel derartiger Aufsätze z. B. in dem von Barthel herausgegebenen Band sind *Volksmedizinforschung im Ostalpenraum, Griechische Volksmedizin, Volksmedizin im Karpartenbogen (Rumänien)*. Es werden regionale Praktiken oder Gruppen von Heilerfiguren untersucht, bei denen keine Einzelfiguren hervorgehoben werden. Mit *Hexen, Heilern und Kräuterweibern in Lausitz und Spreewald* befasst sich Rauprecht in einer kleinen Broschüre (Rauprecht 2000). Einzelbiographien zu Heilern finden sich in einem Unterkapitel von *Dörfliche Heiler in der Eifel* (Hanf 2007). Hier werden auch drei Frauen

---

[13] Über das Internet konnte ich Kontaktdaten zu Ludyga ermitteln und befragte sie telefonisch, warum sie Amalie Hohenester nicht erwähnt habe. Ludyga hatte maßgeblich in medizinhistorischen Archiven und Sektionen recherchiert und hatte hier keine Hinweise auf Amalie Hohenester als ernstzunehmende Kurbetriebs-Inhaberin gefunden, sondern „wenn überhaupt, dann eher als eine Art Wunderheilerin", Ludyga, mündlich, 10.11.2011.

[14] Barthel geht auf die Komplexität der Volksmedizin ein, die Aspekte der Einstellung zum Medizinbetrieb ein, das Gesundheits-/und Krankheitsverständnis und -verhalten, die personale Interaktion, die ökonomischen Aspekte etc.

namentlich genannt: Anna Zervos, Barbara Lenzen und Lucia Heup.[15] Zu männlichen Heilern gibt es eine ganze Reihe kulturwissenschaftlicher Arbeiten (z. B. Schuler 1986; Schellinger und Mayer 2006; Schellinger 2009).

Eine neue, spannend zu lesende Übersichtsarbeit von Ehler Voss ist unter dem Titel *Mediales Heilen in Deutschland. Eine Ethnographie* erschienen (Voss 2011). Es ist die jüngste umfangreiche Veröffentlichung zu einem Bereich, der gerade in der kulturwissenschaftlichen und ethnologischen Forschung einen sehr großen Raum einnimmt: das mediale oder rituelle Heilen, Geistheilen, magische Heilmethoden. Rituale spielen in der naturheilkundlichen Ordnungstherapie eine große Rolle. Geistheilerinnen oder magische Heilerinnen im engeren Sinne sind jedoch in diesem Buch nicht aufgenommen.

Schließlich sei auf zwei neuere Publikationen verwiesen, die sich mit heilenden Frauen der Gegenwart und ihrem Wissen beschäftigen, sich damit an der Schnittstelle zu dieser Arbeit befinden und interessante Hinweise liefern. *Die Rezepte heilkundiger Frauen vom Lande* erforschte Susanne Seethaler (Seethaler 2009). Sie besuchte Sennerinnen und Almerinnen, um mit ihnen über Rezepte, ihr Krankheits- und Gesundheitsverständnis zu sprechen. Das zweite Buch reicht thematisch über die Grenzen Europas weit hinaus – es soll jedoch dennoch nicht unerwähnt bleiben, da es typische Kenntnisse und Anliegen von naturheilkundigen Frauen anspricht. Dieses Buch hat den Titel *Die Botschaft der Weisen Alten. Der spirituelle Rat der Großmütter* (Schaefer 2007), im Originaltitel: *Grandmothers Counsel The World: Women Elders Offer Their Vision for Our Planet*, entstand nach einer Veranstaltung, die 2004 in Phoenicia im Staat New York in den USA mit einem 300 köpfigen Publikum stattfand: eine Versammlung des International Councils of 13 Indigenous Grandmothers („Internationalen Rates der 13 Großmütter").[16] Schaefer porträtiert

---

[15]Auch hier schien es sich zunächst um vielversprechende Hinweise zu handeln. Die genannten Heilerinnen wurden jedoch ausgeschlossen, da es wenig Datenmaterial zu geben schien und sie kein schriftliches Material hinterlassen hatten. Deutlich wurde bei der Lektüre, dass im Bereich der Geist- und Spruchheilung bzw. der medialen oder energetischen Heilung sehr viele Frauen agieren und es schwierig sein würde, hier auszuwählen.

[16]Bei den 13 Großmüttern handelt es sich um 13 Frauen fortgeschrittenen Alters, die aus den unterschiedlichsten Ländern stammten – Oregon, Montana, Alaska, Arizona, South Dakota, Gabun, Mexiko, Alaska, Tibet, Brasilien und Nepal. Sie alle sind als Heilerinnen, Medizinfrauen oder Schamaninnen tätig viele von ihnen haben das Amt der Stammesältesten inne. Im bürgerlichen Beruf arbeiten sie u. a. als Sozialarbeiterinnen, Krankenschwestern, Suchtberaterinnen. Manche von ihnen studierten. Ins Leben gerufen wurde dieser „Rat der Großmütter" von der US-amerikanischen Wissenschaftlerin, Jeneane Prevatt. Im September 2001 (nach „9/11") begann Prevatt, Kontakt zu herausragenden „weisen Frauen" aufzunehmen und den Rat ins Leben zu rufen, der sich mit zukunftsweisenden Fragen befasst, wie z. B. der Heilung der Familien, der Verhinderung von Kriegen, der optimalen Beziehung zwischen Mann und Frau, dem Gleichgewicht der Erde, aber auch der Frage „Wie können traditionelle Heilmethoden in die moderne Medizin integriert werden?" Die Initiative der 13 Großmütter hat mittlerweile breite Wogen geschlagen. Auf der website www.grandmotherscouncil.org finden sich weitere Bücher wie auch der Hinweis auf den Dokumentationsfilm For the next 7 generations von Carole und Bruce Hart, der 2009 als „best female Film winner, Red Nation Film Festival Los Angeles, CA" und im gleichen Jahr als „best documentary winner talking circle bis island indigenous film festival", 2010 als „best green film vom Heal One World Avareness

die einzelnen Großmütter, daneben weitere Frauen, die die Bewegung unterstützen, unter ihnen die Autorin Alice Walker (The colour purple). Im zweiten Teil des Buches werden die Aussagen der 13 Großmütter zusammengefasst wiedergegeben, ihre Antworten auf die eingangs gestellten Fragen dokumentiert.

Neben Publikationen in Schriftform gibt es eine Reihe interessanter Dokumentarfilme über Heilerinnen und naturheilkundige Frauen. Eine Sonderstellung nimmt dabei der 1984 gedrehte 45-minütige Film von Joachim Faulstich über Grete Flach unter dem Titel *Die weise Frau von Büdingen* ein (Faulstich 1984). Faulstich begleitet die Kräuterfrau aus Büdingen in ihrem Alltag mit der Kamera. Auf Grete Flach geht Faulstich auch in seiner Publikation *Das heilende Bewusstsein. Wunder und Hoffnung an den Grenzen der Medizin* ein (Faulstich 2006). Mit Hausmitteln und Maßnahmen der Volksmedizin befasst sich der Film *Wollbäder und Loamwickel* (Huber 2010).[17]

1.4 Frauenforschung

Die historische Frauenforschung konzentrierte sich bis in die 1980er-Jahre darauf, Frauen „sichtbar" zu machen. Abgelöst und erweitert wurde sie von einer Frauenforschung, die das Verständnis der bisherigen Frauenforschung als zu eng verstand und auch den Status von Frauen im Verhältnis zu Männern untersuchte. Ausgehend von der amerikanischen Frauenbewegung entwickelte sich die Gender- oder Geschlechterforschung, damit auch die Geschlechtergeschichte. Diese untersucht gesellschaftliche, soziale, psychologische und historische Phänomene bezogen auf das Geschlecht.

Um mögliche Hinweise auf naturheilkundig tätige zu finden, wurde stichprobenartig in verschiedenen großen Datenbanken und zahlreichen Frauenanthologien recherchiert. Als deutschlandweit größte Frauendatenbank gilt www.fembio.org, eine Datenbank zur Frauen-Biographieforschung, die 2001 von der Linguistin Prof. Luise Pusch gegründet wurde. Auf der web-site sind Informationen zu 10980 Frauen vertreten, im Institut gibt es Daten zu weiteren 30.000 Frauen. Hier fanden sich Verweise auf 161 Ärztinnen, 3 Heilerinnen, daneben ein Eintrag zu Emma Kunz, einer Laienheilerin aus der Schweiz. Eine weitere, nicht auf Professionen oder einzelne Themen beschränkte Datenbank ist das Frauen Gedenk-Labyrinth, in dem bedeutende Frauen von anderen Frauen geehrt werden (www.frauen-gedenk-labyrinth.de). Das Gedenk-Labyrinth, eine räumliche Installation, entstand 2000 im Rahmen der EXPO und wurde erstmalig in Frankfurt aufgestellt.[18] Es

---

Festival" ausgezeichnet wurde. Nach mündlichen Angaben findet jedes Jahr in Mendocino County eine Demonstration von Großmüttern am 4. Juli statt (o.A. mündlich, 02.03.2013).

[17] Erstmalig am 23.02.2010 bei 3sat ausgestrahlt.

[18] Eingeweiht wurde das Frauen-Gedenk-Labyrinth mit 1000 anwesenden Frauen bei dem „Fest der 2000 Frauen" auf dem Frankfurter Opernplatz, seitdem wurde es in 13 Städten ausgestellt, eine Veranstaltungsreihe begleitet die Aktivitäten. Bereits 1986 war ein „Fest der 1000 Frauen" veranstaltet worden.

versteht sich als „ein Projekt zu Ehren großer Frauen der Geschichte, wobei „Größe" durchaus nicht immer mit Bekanntheitsgrad gleichzusetzen ist."[19] Die Idee zum Frauen-Gedenk-Labyrinth stammt von der Frankfurter Frauenforscherin und Tanzpädagogin Dagmar von Garnier, die den privaten Kunst- und Kulturverein „Das Erbe der Frauen" gegründet hat. Das Projekt wird nur mit privaten Spenden unterstützt.[20] Unter den bereits geehrten Frauen finden sich zahlreiche Frauen aus dem Bereich der Heilkunde. Dazu zählen Hildegard von Bingen (1098–1179), aber auch der Frauentypus der „weisen Alten", die Gynäkologin und Brauchtumspflegerin Dr. Edeltraud Sießl (1923–1996), Gertrud Hofmann (geb. 1925), die Wiederbegründerin der Beginen in Deutschland, die Göttinnen Hatschepsut (1495–1475), die Begründerin der anthroposophischen Medizin Ita Wegman (1876–1943), mehrere, als Hexen angeklagte, gefolterte oder verbrannte Frauen wie Katharina Henot, Ursley Kempe, Katharina Kepler. Margret Langenberg, Martha Kerste, Agnes Olmanns, Anna Truttin Xenia, Hester Jonas, Helene M. Curtens die pflanzenheilkundige Anna von Dänemark, Kurfürstin Anna von Sachsen (1532–1584), verschiedene Ärztinnen, keltische Priesterinnen oder Seherinnen, Psychoanalytikerinnen, Krankenschwestern, die Ärztin für Naturheilkunde und Begründerin der Azidosetherapie Renate Collier, die Reformerin der Krankenpflege Agnes Karll (1868–1927), die Begründerin der Hospiz-Bewegung Cicely Saunders (1918–2005), die erste promovierte Ärztin Dr. Dorothea Erxleben (1715–1762), die Sterbeforscherin Elisabeth Kübler-Ross (1926–2004), die schwedische Humanistin Elsa Brändström (1888–1948), die Kriegsgefangene mit Hilfsgütern versorgte, die Pionierin der Körpertherapie Elsa Gindler (1885–1961), die britische Begründerin der professionellen Krankenpflege Florence Nightingale (1820–1910), die schwedische Hebamme Justine Siegemundin (um 1645), die amerikanische Kämpferin für Geburtenkontrolle Margaret Sanger (1879–1966). Daneben werden hier drei Laienheilerinnen geehrt: Margarete Retterspitz (1841–1905), die Produzentin des traditionellen Heilmittels „Retterspitz", dann die bereits bei Jütte genannte Mary Baker Eddy (1821–190) aus den USA und schließlich Emma Kunz (1892–1963) aus der Schweiz. Die umfangreiche Auflistung zeigt, wie wichtig gerade diese Initiative ist, um Frauen sichtbar zu machen.

---

[19] www.frauen-gedenk-labyrinth.de/info.html, Stand vom 31.12.2011.

[20] Das Gedenk-Labyrinth besteht aus einer räumlichen Anordnung von 1000 flachen Steinen, von denen bereits 486 Steine die Namen bedeutender Frauen tragen. Die Namen dieser Frauen wurden von „Patinnen" vorgeschlagen, die sich der geehrten Frau in besonderem Maße verbunden wurden und auch in der Öffentlichkeit über sie informieren. Über die Aktivitäten hinaus ist das Frauen-Gedenk-Labyrinth Knotenpunkt eines internationalen Kontaktnetzes der Frauengeschichtsforschung.

Die Geschichte naturheilkundiger Frauen ist so alt wie die Geschichte der Heilkunde selbst. Funde aus der Steinzeit weisen darauf hin, dass schon damals Pflanzenblätter auf Wunden aufgelegt wurden – und es ist darf vermutet werden, dass es Frauen waren, die Kinder und Kranke versorgten.

2.1   Altes Ägypten und Antike

In der Medizingeschichte sind Frauen nur wenig sichtbar. Wie wichtig sie jedoch bereits in der antiken Medizin waren, zeigt sich nicht zuletzt in Religion und Mythologie. In der ägyptischen Mythologie war Isis eine der bedeutendesten Göttinnen. Dieser Göttin über Leben und Tod, wurden in ganz Ägypten Tempel geweiht, in denen Priester-Ärztinnen beschäftigt waren, welchen vor allem die Fürsorge für Frauen und Kinder oblag. Sogar von einer „Aufseherin" der Ärztinnen wird berichtet. Hygieia und ihre Schwester Panakeia werden in den ersten Zeilen des hippokratischen Eids angerufen. Hygieia und Panakeia waren die beiden Töchter von Asklepios, dem Gott der Heilkunst in der griechischen Antike. Während Panakeia für die medizinische Therapie im engeren Sinne stand, war Hygieia die Schutzgöttin der Gesundheit. Als ihre Domäne galt die Kunst der rechten Lebensführung. Auch in der keltischen und germanischen Mythologie zeichneten weibliche Gottheiten verantwortlich für Gesundheit und Heilung der Menschen.

Im antiken Griechenland lag die Heilkunst vorrangig in den Händen der Männer. Dies änderte sich durch das gewagte Unterfangen einer jungen Frau namens Agnodike, die als Mann verkleidet in Alexandria studiert hatte und, als sie entdeckt wurde, nur durch die Unterstützung ihrer Patientinnen vor Strafe verschont blieb und erreichen kannte, dass von nun an frei geborene Frauen andere Frauen und Kinder ärztlich behandeln durften. Gerade Heilpflanzen spielten auch hier eine bedeutende Rolle, wie die Schriften der griechischen

© Springer-Verlag GmbH Deutschland, ein Teil von Springer Nature 2020   13
A. Kerckhoff, *Wichtige Frauen in der Naturheilkunde*,
https://doi.org/10.1007/978-3-662-60459-5_2

und römischen Ärzte Hippokrates, Galen, Plinius und Dioskurides zeigen, ebenso Wasseranwendungen – man denke an die römische Badekultur – und Bewegung – man denke an die Stadien -, so das davon auszugehen ist, dass auch Agnodike in naturheilkundlichen Anwendungen bewandert war.

Auch im alten Rom gab es Ärztinnen, die in den unterschiedlichsten Bereichen der Medizin behandelten. Eine von ihnen war Aspasia, die auf der Freskomalerei über dem Haupteingang der Universität gemeinsam mit Sokrates, Plato, Archimedes und Sophokles zu sehen ist. Ihr Schwerpunkt war die Geburtshilfe und die Gynäkologie. Verschiedene Rezepturen werden Aspasia zugeschrieben, so zum Beispiel, die Geburt mit Atemübungen zu unterstützen, den Geburtskanal durch warme Einreibungen mit Oliven- oder Leinsamenöl zu weiten, die Empfängnis durch einen in Gallapfel, Myrrhe und Wein getränkten Wolltampon zu verhindern.

2.2   Mittelalter

Mit dem Zusammenbruch des Römischen Reiches zu Beginn des 5. Jahrhunderts n. Chr. verlagerte sich die Medizin nach Alexandria, dann nach Byzanz, das heutige Istanbul, ebenso nach Kairo, Bagdad und Damaskus. In dieser Epoche der Medizingeschichte darf man sich naturheilkundige Frauen unter anderem in den Harems der osmanischen Könige vorstellen – einige wurden auch als Ärztinnen und Apothekerinnen ausgebildet. Hier lebten zeitweise tausende von Frauen, abgeschieden von der Außenwelt.

In Europa entwickelten sich die Klöster zu den wichtigsten Zentren der Heilkunde. Auch hier waren Hunderte von Frauen tätig. Die bekannteste unter den Vertreterinnen der Klostermedizin ist **Hildegard von Bingen (1098–1179)**, eine Frau, die schon als Kind in ein Kloster eintrat, später ein eigenes Kloster gründete. Seit jungen Jahren hatte Hildegard von Bingen Visionen, später begann, sie, diese Visionen niederzuschreiben. Als große Moraltheologin war es ihr vor allem ein Anliegen, dass die Menschen sich immer wieder neu für das Gute, für tugendhaftes Leben, Barmherzigkeit, Mitgefühl, Bescheidenheit, Güte entschieden. Insbesondere zwei Werke von Hildegard von Bingen – *causae et curae* und *natura* – befassen sich mit der Heilkunde, der Natur. Sie zeigen eine umfangreiche Kenntnis von Heilpflanzen, die vor dem Hintergrund von Hildegards Säftelehre eingesetzt wurden. Große Frauen der Klostermedizin waren auch **Elisabeth von Thüringen (1207–1231)** und **Hedwig von Schlesien (1174–1234)**. Sie pflegten, vermutlich nach Vorgaben des großen mittelalterlichen Kräuterbuches Macer floribus. wurde. An den Frauenklöstern wurden im späteren Mittelalter erste Apotheken gegründet, deren Apothekerinnen eine regelrechte Ausbildung sowie eine staatliche Approbation erhielten. Es verwundet nicht, dass diese Frauen gerade bei der armen Bevölkerung sehr beliebt waren, gaben sie doch viele Heilmittel kostenlos an die Bedürftigen ab. Die Klosterapothekerinnen waren, so der Medizinhistoriker Johannes G. Mayer, der „erste professionelle, staatlich anerkannte Berufsstand für Frauen" (Mayer 2008, S. 77). Ärzte und Apother betrachteten diese Entwicklung mit Missgunst: Als die Apotheke der Hospitalschwestern der heiligen Elisabeth in München Heilmittel vergünstigt oder kostenlos an Arme abgab, folgte die Beschwerde durch die städtischen Apotheker. Sie war erfolgreich: 1809 wurde das Kloster geschlossen.

Doch zurück zur Akademisierung der Medizin: Mit dem neuen Jahrtausend entstanden auch die ersten weltlichen medizinischen Hochschulen. Ihre Entwicklung sollte den Status der heilenden Frauen empfindlich beeinflussen. An der ersten medizinischen Hochschule Westeuropas in Salerno, wo dank der günstigen Lage als Küsten- und Hafenstadt in Süditalien das Erbe der griechischen Antike mit ägyptischen, syrischen und arabischen Impulsen verschmolzen, wirkten und lehrten noch eine Reihe von Frauen. Sie nannten sich die *mulieres salernitanae*, die Frauen von Salerno, unter ihnen Gelehrte und Autorinnen medizinischer Werke. Die bekannteste der salernitanischen Frauen war **Trotula**, auch als **Trota** bezeichnet, die sich vornehmlich mit der Geburtshilfe befasste und der, wenn auch nicht unumstritten, *das* gynäkologische Standardwerk für die nächsten Jahrhunderte zugeschrieben wird. Trota verfasste zudem ein Buch zur Frauen- und Kinderheilkunde, in dem sie unter anderem die fruchtbaren und unfruchtbaren Tage im Zyklus der Frau beschrieb, daneben weitere Schriften zur Kosmetik – *de ornatu mulierum*, über die Schönheitspflege der Frauen, so der Titel.

Die Präsenz der Frauen von Salerno an der Hochschule war ein kurzes Intermezzo. Bereits aus dem 14. Jahrhundert weisen Gerichtsdokumente darauf hin, dass Frauen der Zugang zu den medizinischen Universitäten verwehrt wurde. Frauen, deren Wirken außerhalb der Hochschule bekannt wurde, liefen Gefahr, wegen illegaler Ausübung der Heilkunde verklagt zu werden.

2.3   Neuzeit

Was nun folgte, war die wohl dunkelste Zeit in der Geschichte natur- und heilpflanzenkundiger Frauen. Die Hexenverfolgung erfasste Europa, eine Massenhysterie, in der das Volk Schuldige für all jene Katastrophen suchte, die es sich nicht erklären konnte, Missernten, Kälteeinbruch, Seuchen, Armut und Not. Zwischen 1450 und 1750 fielen Millionen Menschen als Hexen oder Zauberer der Hexenverfolgung zum Opfer, 200.000 dieser Fälle sind dokumentiert, unter ihnen viele Hebammen und heilkundige Frauen, aber auch Frauen die unabhängig, alleinstehend, unangepasst waren. Unterstützt von der neuen Kunst der Buchdruckerei konnte der „Hexenhammer" des Dominikaners Heinrich Kramer, an ungeahnter Popularität gewinnen.

Drei eindrucksvolle Beispiele für Frauen, die in dieser Zeit angeklagt wurden und damit exemplarisch für alle anderen stehen, sind Katharina Kepler, die Mutter von Johannes Kepler, Hester Jonas und Blanca Bardiera aus Portugal, über die historische Berichte vorliegen. Da sich der Nachschlageteil dieses Buches auf Frauen aus der jüngeren Geschichte konzentriert, sei an dieser Stelle kurz auf sie eingegangen. **Katharina Kepler (1580–1627)** wurde als Heilpflanzenkundige in Leonberg bei Stuttgart im Krankheitsfall um Rat gebeten. Ein Nachbarschaftsstreit jedoch führte zur Verleumdung. Zwar konnte Johannes Kepler gemeinsam mit einem befreundeten Rechtsanwalt eine 100-seitige Verteidigungsschrift für seine Mutter verfassen, die sie vor dem Tod auf dem Scheiterhaufen bewahrte. Die Folter jedoch hatte die 72jährige so geschwächt, dass sie ein halbes Jahr später starb. **Hester Jonas (1570–1635)** ging als die „Hexe von Neuss" in die Geschichte ein. Sie war als Hebamme tätig und in der Pflanzenheilkunde kundig, zudem im Besitz einer Alraune. Aufgrund ihrer menschenähnlichen Gestalt wurde der Alraune eine mystische Bedeutung beigemessen. 1635 wurde sie wegen Zauberei verhaftet, verhört und gefoltert, hier u. a. auf einen mit Eisennägeln gespickten Folterstuhl gesetzt, dessen Nachbau heute noch im Neusser „Kehrlturm" an Hester Jonas erinnert. Am Heiligabend 1635 wurde sie enthauptet. Das Verhörprotokoll findet sich im Stadtarchiv Neuss. Über das Leben von **Blanca Bardiera** ist wenig bekannt. Es handelte sich um eine Französin, die nach Spanien zog und in Sant Feliu de Llobregat lebte. Wesentliche Quelle für den hier folgenden Abschnitt sind die Protokolle der Gerichtsverhandlung von 1578. Demnach traten 15 Zeugen auf, die angaben, dass die Angeklagte Menschen krank mache oder Babies umbrächte. Der Verteiger widerum lud vier Zeugen vor, die die Heilkraft von Blanca und ihre gute Führung bezeugten.

Die Gerichtsprotokolle geben eindrucksvoll Einblick, wie zu dieser Zeit das naturheilkundliche Wissen, bzw. die Kenntnis von Heilpflanzen gegen eine Frau verwendet werden konnte, wenn eine Empfehlung keinen Erfolg zeigte. So wurde wurde Blanca vorgeworfen, dass sie heilende Rezepte, darunter eine Thymiansuppe, kannte. Eine Zeugin der Anklage, Bertrana de Caubos, die einen Tag gemeinsam mit Blanca auf dem Getreidefeld des Lehrers Unkraut gejätet hatte, gab zu Protokoll, dass Blanca ihr zunächst Schmerzen angehext habe. Als die Schmerzen nicht nachließen, bot ihr Blanca eine mit Thymian gewürzte Suppe an. Interessanterweise tut die Suppe Bertrana gut, aber genau das veranlasst sie, Blanca zu misstrauen. Im Gerichtsprotokoll heißt es: „Mit den Fingerspitze getraute ich mich es zu berühren, und nahm damit das, was im Topf war, dass es keine Fleischsuppe war, sondern dickflüssig war. (…) und als ich aufgehörte hatte (zu essen), kam es mir vor, als hätte es den Geschmack von guten Kräutern, besonders Thymian. Und als ich aufgehört hatte, ging es mir gut und es kam mir vor, dass ich keinen Schmerz mehr hatte. Und dann dachte ich und glaubte, dass sie es nur auf teuflische Art und Weise machte, da sie mir den Schmerz schon vorher kommen ließ´, und mit jenen Suppen ging er vorbei. Und als das schlechtere Zeichen erschien mir jenes der Suppen als das andere, weil ich von dem anderen oft dachte, dass es den Leuten schlecht geht, aber das mit den Suppen nahm ich nicht als gutes Zeichen und von da an hat es mir niemals gefallen, sondern dass ich sie für eine Hexe hielt."[1] In einem anderen Fall gab Blanca einem kleinen Mädchen eine warme Suppe. Das kleine Mädchen wurde einige Zeit später krank. Blance besuchte sie mit einer Suppe. Zwei Wochen darauf starb das Kind. Auch hier unterstellte die Mutter, einen Zauber den Blanca mit der Suppe und ihrem Besuch auf das Kind legte, der es tötete. Der Fall der Blanca Bardiera ging gut aus. Die Hexenprozesse in Spanien verliefen weitaus milder als in Deutschland, für Blanca gab es einen Verteidiger und Zeugen, die für die

---

[1] Dieses und die weiteren Zitate aus: http://www.ub.edu/duoda/diferencia/html/en/primario8.html, Zugegriffen am 22.12.2018, women research center barcelona.

Angeklagte aussagen. Eine von ihnen war Beatriu Castellvi, die Frau eines Bauern. Sie halte die Angeklagte für eine gute Frau und für eine gute Christin. Oft habe sie auf ihre vielen Kinder aufgepasst, aber sie habe von keinem Übel gewusst, das ihr zugeschrieben worden sei. Blanca wurde unter Kaution freigelassen und könnte aus Sant Feliu fliehen.

Weitaus geschützter, vor allem in Deutschland, waren naturheilkundige Frauen, wenn sie enge Kontakt zu Hof oder Adel hatten. Zu ihnen zählt **Maria Andreä, geb. Moser (1550–1632)**, deren Lebenssituation hier etwas ausführlicher beschrieben werden soll.[2] Die Familie war einflussreich und wohlhabend. Vater wie zuvor der Großvater war der Vogt in Herrenberg bei Stuttgart. Als die Mutter starb, wurde Maria von ihrer Großmutter mütterlicherseits aufgenommen. Katharina Hiller war für ihr Heilwissen bekannt und wurde ehrenhalber als die „letzte Begine Herrenbergs" bezeichnet. Beginen waren unverheiratete Frauen oder Witwen, die in klosterähnlichen Gemeinschaften lebten, welche sie jedoch auch wieder verlassen konnten. Die Beginen widmeten sich vor allem der Krankenpflege, der Armen- und Waisenfürsorge. Katharina Hiller lebte zwar nicht in einer derartigen Gemeinschaft, war jedoch sozial stark engagiert und zudem eine gebildete Frau, die der Enkelin lesen und schreiben beibrachte. In ihrem Haus hatte sie eine kleine Krankenstation eingerichtet. Hier half Maria der Großmutter schon bald, Speisen für die Armen zuzubereiten und zu verteilen, Heilpflanzen anzubauen, zu verarbeiten und einzusetzen, Kranke zu pflegen und zu verarzten. Als Maria 14 Jahre alt war, starb die Großmutter. Das junge Mädchen bildete sich nun autodidaktisch in medizinischen Fragen weiter und legte einen Kräutergarten an. Nach dem Tod des Vaters heiratete Maria mit 26 Jahren Johannes Andreä, einen Pfarrer aus der Nähe von Tübingen. Mehrfach zogen sie um, doch jedes Mal nahm sie die Pflanzen ihres Arzneigartens mit, legte einen neuen Kräutergarten an, bot Kranken Rat und Hilfe an, stellte kostenlos Heilmittel für die Armen her. Sie bekam acht Kinder, die sie alle selbst unterrichtete. Als ihr Mann Abt im Kloster Königsbronn bei Heidenheim wurde, versorgte sie auch hier die Kranken. Maria war eng mit der ersten Hofdame am Stuttgarter Hof befreundet, die ihre arzneikundige Freundin auch gegenüber dem Herzogenpaar erwähnte. Herzogin Sybilla von Württemberg interessierte sich sehr für die Heilkunde und hatte sich bereits mit dem Anbau und der Anwendung von Heilpflanzen beschäftigt. Nach dem Tod ihres Mannes zog sie nach Tübingen, um dort mit der Unterstützung von Verwandten und Bekannten den Söhnen ein Studium zu ermöglichen und die Töchter zu verheiraten. Als alle Kinder gut versorgt waren, nahm sie 1607 das seit langem bestehende Angebot von Herzogin Sybilla an, die Stuttgarter Hofapotheke zu leiten. Die Hofapotheke im Stuttgarter Schloss war eine fürstliche Wohlfahrtseinrichtung. Hier wurden bedürftige Kranke unentgeldlich behandelt. Maria Andreä widmete sich dieser Aufgabe mit großem Engagement. So sorgte sie beispielsweise dafür, dass die übriggebliebenen Speisen der herzoglichen Festtafeln an diese verteilt wurden. Als der Herzog ein Jahr später starb, siedelte seine Witwe in Begleitung von Maria Andreä nach Leonberg um, wo sich beide intensiv mit dem Anbau von Heilpflanzen und der Arzneiherstellung widmeten. In dem noch heute berühmten Leonberger „Pomeranzengarten"

---

[2] Zitiert in: http://frauengeschichtswerkstatt-herrenberg.de/maria-andreae/.

wuchsen nicht nur die aus Asien eingeführten Bitterorangen, sondern auch Ringelblumen, Majoran, Rizinus, Thymian und Rosen.

Im Schutze der Herzogin hatte Maria Andreä – auch wenn sie sich der Heilkunde widmete – in dieser Zeit der Hexenverfolgung nichts zu befürchten.

Noch prominenter – und noch geschützter – war **Anna von Sachsen (1532–1585)**, sie war eine der bedeutendsten Arzneikundigen des 16. Jahrhunderts und begründete die erste kurfürstliche Hopfapotheke.

Anna von Sachsen stammte aus Dänemark. Sie war die Tochter von König Christian III von Dänemark und Norwegen. Als Anna 16 Jahre alt war, heiratete sie am 07.10.1548 in Torgau in Sachsen Herzog August von Sachsen, den Bruder des damaligen Kurfürsten. Sie gebar 15 Kinder, von denen nur vier die Mutter überlebten, alle anderen starben früh. Anna hatte eine umfassende Erziehung genossen: Sie konnte gut lesen und schreiben, war gebildet und hatte zudem von ihrer Mutter, die aus dem Hause Sachsen-Lauenburg kam, viel über Haus- und Landwirtschaft gelernt, den Anbau und die Verwendung von Heilkräutern. All diese Fähigkeiten kamen ihr zugute, als ihr Schwager Moritz von Sachsen 1553 unerwartet früh an den Folgen einer Kriegsverletzung starb und ihr eigener Mann Kurfürst wurde, sie selbst – mit nur 21 Jahren – Kurfürstin. August wie Anna werden als gute Ökonomen beschrieben, wobei Annas Stärken in Landwirtschaft und Gartenbau lagen. Sie, galt nach und nach als internationale Expertin auf diesem Gebiet und korrespondierte mit anderen Fürstenhäusern – über 11.000 Briefe finden sich in ihrem Nachlass. Als Kurfürstin bewirkte Anna von Sachsen große Veränderungen. Mit ihrem Mann sorgte sie für eine bessere Ausbildung der Barbiere und Wundärzte, eine jährliche Visitation der Apotheken durch einen Arzt, die Schulung junger Mädchen in Hauswirtschaft und Kräuterkunde. Ganz besonders aber interessierte sie die Alchemie, die Herstellung von Arzneimitteln aus den verschiedensten Ingredienzien. Sie las die wichtigsten Bücher ihrer Zeit zu diesem Thema, ließ sie daneben von Ärzten und Apothekern beraten, so beispielsweise von dem Medizinprofessor Paul Luther, Sohn des Reformators. Auch hier hatte sie, dank ihres Status, hervorragende Möglichkeiten: auf mehreren der insgesamt 15 Schlösser des Kurfürstentums ließ Anna Laboratorien für ihre Arzneikunde einrichten. Der wichtigsten Standort war ein Jagdschloss in dem kleinen Örtchen Tockau, heute „Annaburg", in dem der Kurfürst besonders gerne jagte. Hier entstand auf ihre Anordnung hin ein Kräuterlaboratorium, das alle bis dato in der Gegend errichteten Laboratorien an Größe und Ausstattung übertraf. Allein das Destillierhaus maß angeblich zweihundert Fuß im Quadrat und hatte vier große Öfen. In diesem Laboratorium entstanden zahlreiche Kosmetik- und Arzneimittel, selbstgebrannte Kräuterschnäpse und Heilwässer, allen voran ein Aqua vitae – „Wasser des Lebens" -, ein mit Kräutern versetzter Branntwein, der seelischen Kummer ebenso vertreiben sollte wie körperliche Leiden. Die dafür notwendigen Kräuter ließ Anna im Kräutergarten des Schlosses anbauen oder in der freien Natur sammeln, so jeden Frühling große Mengen blauer Veilchen. Ihre eigenen Rezepte notierte Anna in zahlreichen Arzneibüchern, daneben sammelte sie die Rezepte ihrer Zeit. Ständig unterwegs, besaß Anna neben ihrer umfangreichen Apotheke in Annaburg eine große Reiseapotheke. 1579 ließ sie den Annaburger Apotheker Andreas Peißker, der ihr dort zur Hand ging, mit der gesamten

Ausstattung ihrer dortigen Apotheke, mit allen Krügen, Fläschchen und Tiegeln nach Dresden reisen, um dort gemeinsam mit ihm die erste Kurfürstliche Hofapotheke einzurichten.

Anna war tief gläubig, eine barmherzige Wohltäterin der Armen, im Volk wurde sie „Mutter Anna" genannt. Jedes Jahr zu Neujahr öffnete sie in Annaburg die Keller und verschenkte ihre Arzneien *„an Vornehme und Geringe"*, versendete Hunderte von Flaschen weißen und gelben Aquavits an andere Fürstenhäuser, aber auch an Notleidende. Auch ihre zahlreichen weiteren selbsthergestellten Mixturen teilte sie kostenlos an die Armen aus, half, wo sie nur konnte. Ihr prominenter Status war es, der sie vor einer Verfolgung als Hexe schützte.

An dieser Stelle seien noch zwei besondere Frauen aus Böhmen und Österreich vorgestellt: **Cäcilia Spanowsky von Lissau** und **Susanna von Tobar (auch Továr, um 1510–1588)**. Bei Cäcilia Spanowsky handelt es sich um eine Vorfahrin des in Mainz integrativ arbeitenden Onkologen Dr. med. Günther Spahn, der sich im September 2011 im Zusammenhang mit einer onkologischen Konferenz erstmals in Stockholm aufhielt und in der schwedischen Nationalbibliothek das 1565 verfasste Manuskript der Susanna von Tobar einsah. Susanna von Tobar hatte in ihrer Zeit als Hofdame am österreichischen Kaiserhof ein „Arzneybuch" mit 108 Schriftseiten in einen Folianten mit 686 Seiten schreiben lassen. Spahn schreibt dazu: „… auf Seite 663 fand ich das Impressum des auf altdeutsch abgefassten Arzneibuches oder auf böhmisch „Lekar knihi". Genau 108 beschriebene Seiten umfasste das Manuskript, über 500 waren noch leer geblieben … es widmete sich allen Krankheiten von Kopf bis Fuß, die Leiden der Frauen und Mütter waren aber in drei Kapiteln ausführlicher und gesondert abgefasst."

Diese waren von seiner Vorfahrin Cäcilia Spanowsky beigetragen worden, andere Kapitel vielleicht von Susanna von Tobar selbst, oder der Gattin des Erzherzogs Ferdinand II. (1529–1595) **Philipinne Welser (1527–1580)**, mir der sie befreundet war, oder auch von Anna von Sachsen (1532–1583), der Gattin Augusts, Kurfürst von Sachsen. Im Impressum auf Seite 663 des Manuskriptes ist nur Cäcilia Spanowsky genannt, die übrigen möglichen Autorinnen bleiben im Manuskript ungenannt.

Wie kamen nun die Rezepturen der Cäcilia Spanowsky in das „Arzneybuch" von 1565? Spahn schreibt: „Susannas Schwiegersohn Jan Spanowsky war im Besitz der Rezepturen seiner Großmutter Cäcilia Spanowsky, geb. Innprucker, einer Frau aus Tirol. Cäcilia hatte 1499 Nikolaus Spanowsky geheiratet, er war Heerführer (1482–1525) unter Matthias Corvinus, König von Böhmen und Ungarn und später auch unter dem österreichischen Kaiser Maximilian I. Die genauen Lebensdaten von Cäcilia Spanowsky sind bisher unbekannt.

Susanna ist es zu verdanken, dass die Rezepturen der Cäcilia Spanowsky nicht verloren gingen und einem vielleicht noch größeren Schutzengel im Winter des Jahres 1697 die Rettung ihres Manuskriptes, als die Burg der königlichen Familie in Stockholm fast vollständig abbrannte und damit auch 80 % der Bücher und Manuskripte: darunter auch die im 30jährigen Krieg aus Böhmen als Kriegsbeute mitgenommenen Bücher, was die schwedischen Soldaten auf Geheiß ihrer Königin Christine taten: sie waren im Jahre

1648 mit den böhmischen Büchern (u. a. auch dem „Arzneybuch" der Susanna von To-bar) im Gewahrsam 1500 km durch unruhige Gebiete wieder nach Hause, nach Stock-holm, gezogen. Darunter war auch das größte Manuskript der Menschheit, der Codex Gigas, die sogenannte „Teufelsbibel", die heute ebenfalls noch in der schwedischen Na-tionalbibliothek zu sehen ist und die zur gleichen Zeit von den schwedischen Truppen aus einem böhmischen Benediktiner-Kloster mitgenommen wurde – und im Gegensatz zum böhmischen „Arzneybuch" den Bibliotheksbrand von 1697 nicht ganz, aber weitgehend unversehrt überlebt hat." Günther Spahn weiter: „Da lag also im Jahre 2011 das Manu-skript von 1565 vor mir, welches einige Jahre (bis 1648) in Familienbesitz war, zuletzt seit 1609 in der böhmischen Bibliothek der Familie Ursini-Rosenberg (einem anderen Familienzweig der sogenannten böhmischen Rosengeschlechter, zu denen auch die Spa-nowskys gehörten) und nun dank den Bibliothekaren der schwedischen Nationalbiblio-thek sehr gut erhalten war.

Ich öffnete die erste Seite des Folianten, irgendwo in der Mitte des ledergebundenen Werkes aus dem Jahre 1565. Ich traute meinen Augen kaum, als ich las: „Für denn Krebs ann der Brust". Das Weitere war zunächst nicht zu entziffern. Verwundert las ich bei vielen anderen Rezepturen von Zimt, Muskatnuss, Galgant und Ingwer – exotische Gewürze und Heilmittel dieser Zeit, die im 16. Jhdt. sehr kostspielig waren, kamen sie doch über Syrien und Ägypten nach Venedig und dann erst über die Alpen.

Fast 450 Jahre nach deren Niederschrift, wohl 500 Jahre nach der Sammlung der Re-zepturen durch Cäcilia Spanowsky, erfuhr ich, dass meine Vorfahrin die Brustkrebserkran-kung kannte und auch ein Heilmittel hierfür notiert hatte.

Ich hatte mich gerade auf dem Europäischen Kongress für Medizinische Onkologie (ESMO) in Stockholm mit den neuesten Erkenntnissen zu dieser Erkrankung aus dem Jahr 2011 vertraut gemacht. Nun war ich in der schwedischen Nationalbibliothek ein halbes Jahrtausend zurückgegangen – zu meiner Vorfahrin und las, was sie als medizinischer Laie in ihrer Zeit zu Brustkrebs schrieb. Es war ein sehr bewegender Moment für mich.

Am 28.03.2019 habe ich das Manuskript wieder in Stockholm in Händen halten dürfen, mit wochenlanger Vorfreude auf diesen Moment. Die altdeutschen Texte, die Rezepturen werden mich sicher – kritisch wie dankbar – in den nächsten Monaten und Jahren inspirieren.

Was mich an dieser Geschichte auch bewegt, ist die Tatsache, dass Frauen aus einem europäischen Netzwerk (mit Herkunft aus Böhmen/Tschechien, Tirol/Österreich, Sach-sen/ Deutschland und Spanien) an der Entstehung dieses Buches im 16. Jahrhundert mit-gewirkt haben. Und dass es im Jahre 2019 immer noch in Schweden aufbewahrt wird und auch ein deutscher Leser die Möglichkeit hat, es zu studieren. Ein Kulturschatz Europas, eine Geschichte von heilkundigen Frauen."[3]

---

[3] www.drspahn.de, zugriff.

2.4 Die ersten Ärztinnen

So waren Frauen über Jahrhunderte ausschließlich *außerhalb* der Hochschulen in der Heilkunde tätig. Die Zulassung zum Medizinstudium war ihnen verwehrt, andere medizinische Berufe gab es nicht. In der Stadt etablierten sich mehr und mehr medizinische Hochschulen, von Zeit zu Zeit zogen Bader und fahrende Heiler vorbei. Doch im Alltag waren es die Frauen, die einander halfen und berieten. Laienheilerinnen, die vor allem auf dem Land lebten und bei Krankheiten um Rat gefragt wurden, stellten dabei die wichtigsten medizinische Versorgung auf dem Land dar, wenn die Bevölkerung keinen Zugang zur modernen Medizin hatte. Die Frauen gaben ihr Wissen, geprägt von Erfahrung und Volksglauben, mündlich weiter. Einige Frauen jedoch gibt es, die ihr Wissen niederschrieben. Eindrucksvolle Beispiele sind die Hebammen Marie Louise Bourgeois, (1563–1636) oder Justina Siegemund (1648–1705), die beide international beachtete Lehrbücher schrieben und vermutlich eine umfangreiche Kenntnis im Bereich der Pflanzenheilkunde hatten.

Dorothea Erxleben (1715–1762), die erste promovierte Ärztin Deutschlands schließlich, war durch ihren Vater, einen Arzt, in die Medizin eingeführt worden. Auch sie wurde der illegalen Heilkunde angeklagt und konnte dann jedoch, durch ein Schreiben des Königs, in einer lateinisch formulierten Promotion und mündlichen Prüfung am 6. Mai 1754 ihr Wissen unter Beweis stellen. Geboren wurde Dorothea als Tochter des Arztes Christian Polykarp Leporin in Quedlinburg, der seine Tochter bereits von Kindheit an förderte, sie mit auf Hausbesuche nahm. Sie erhielt Privatunterricht in Latein und neuen Sprachen, außerdem in den „nützlichen Wissenschaften", die sonst den Jungen vorbehalten waren. In dieser Zeit hörte sie von Laura Bassi, der ersten Professorin Europas aus Bologna und die zu ihrem Vorbild wurde. Die Zulassung zur Universität für Frauen war aber zu dieser Zeit unmöglich. Dorothea Erxleben schrieb als 23jährige eine Schrift, in der sie alle Argumente, die gegen das Frauenstudium vorgebracht wurden, entkräftete. Der Vater schrieb ein Vorwort und ließ die Arbeit einige Jahre später drucken. Im November 1740 überreichte Dorothea Erxleben ein Bittegesucht an den preußischen König Friedrich II, gemeinsam mit ihrem Bruder Medizin studieren zu dürfen. Nachdem ihr Bruder jedoch nach Göttingen gegangen war, wollte sie – auch wenn das Gesuch positiv beantwortet wurde – nicht alleine studieren und nahm von ihrem Wunsch Abstand. Nach dem Tod ihrer Kusine heiratete Dorothea den fast zwanzig Jahre älteren Witwer und Diakon Johann Christian Erxleben und übernahm damit die Verantwortung für seine fünf Kinder und für den turbulenten und arbeitsintensiven Pastorenhaushalt. Vier eigene Kinder folgten in den Jahren 1744, 1746, 1750 und 1753, drei Jungen und ein Mädchen. Neben ihrer großen Familie kümmerte sich Dorothea auch mehr und mehr um die Kranken in der Gemeinde ihres Mannes, autodidaktisch bildete sie sich in der Medizin weiter. Der Patientenstamm wuchs, und nach dem Tod des Vaters 1747 betreute sie auch dessen Patienten weiter. 1753 wurde Dorothea Erxleben vom Stiftshauptmann wegen Kurpfuscherei angeklagt. Nun nutzte sie das königliche Schreiben, das zwölf Jahre in ihrer Schublade gelegen hatte, um die Zulassung zu Promotion und Prüfung zu erhalten. Das Angebot der Promotion samt mündlicher

Prüfung wurde angenommen – und als Frist der 15. April genannt. Einen Tag vor Ablauf dieser Frist gebar Dorothea ihren Sohn Johann Heinrich Christian. Sie bat um einen Aufschub und reichte nur neun Monate später die angekündigte Doktorarbeit ein. Darin setzte sie sich kritisch mit den Behandlungsmethoden vieler Ärzte auseinander: Das Verabreichen von zu starken Arzneimitteln und der zu häufige Einsatz von damals populären Ausleitungsverfahren – Aderlass, blutiges Schröpfen, Brech- und Abführmittel. Diese Methoden, so ihre Überzeugung, würden nicht selten aus finanziellen Interessen verordnet. Sie führten zwar häufig zu einer schnellen Besserung der Symptome, jedoch nicht, gerade bei langwierigen Krankheiten, zu einer grundlegenden Heilung. Dorotheas Arbeit war klug und zeugte von einer Kenntnis der Möglichkeiten aber auch der Grenzen gängiger Therapien. Bereits nach wenigen Wochen wurde die Schrift anerkannt und nach der bestandenen mündlichen Prüfung durfte sie nun unbeschadet und ohne Einschränkungen praktizieren.

Dorothea Erxleben blieb ein Einzelfall. Ihre Strategie, das gesamte Studium im Alleingang zu absolvieren, war in späteren Jahren aufgrund zunehmender bürokratischer Hürden und weitaus höherer Anforderungen so nicht mehr möglich, wenngleich die Geschichte zeigte, dass sich immer wieder Frauen bei formaler Ablehnung alleine auf Prüfungen vorbereiteten und dann durch Kompetenz und Wissen Zugang zu Bereichen erhielten, die ihnen ansonsten verschlossen geblieben wären.

Für am Medizinstudium interessierten Frauen sollte sich ihr Status im Abseits der Hochschulmedizin erst mit dem Jahre 1865 ändern, als die Russin Nadeschda Prokofjewna Suslowa (1843–1918) in der Schweiz Medizin zunächst als Gasthörerin das komplette Studium absolvierte, sich dann für die Prüfung anmeldete, diese bestand und rückwirkend immatrikuliert wurde. Hunderte folgten ihr nach, darunter große Ärztinnen wie Anna Fischer-Dückelmann (1856–1917), die den Ratger *Die Frau als Hausärztin* schrieb oder die Begründerin der anthroposophischen Medizin und Misteltherapie Ita Wegman (1876–1943). In Deutschland nahmen 1876 die ersten Frauen als Gasthörerinnen am Medizinstudium teil, offiziell zugelassen wurde das Frauenstudium erst 1899.

Möchte man die Rolle von Frauen in der Naturheilkunde und auch die im Hauptteil vorgestellten Porträts mit all ihren Verweisen auf Therapieverfahren, Orte oder Personen besser verstehen, so ist es sinnvoll, sich einen Eindruck der Umbruchsituation in der Medizin in dieser Zeit zu machen und vor allem auch die Strömungen der Naturheilkunde zu kennen. Von einer einheitlichen Entwicklung konnte dabei keine Rede sein. Mit der Aufklärung im 18. und 19. Jahrhundert entwickelte sich ein neues, eher mechanistisch geprägtes Weltbild, das vor allem auf den exakten Naturwissenschaften basierte. Der technische Fortschritt machte die weitere Entdeckung des Menschen möglich, erlaubte den Blick in das Körperinnere. Nach und nach wurden Krankheitserreger entdeckt, mit ihnen Heilmittel, die sich gezielt gegen diese Erreger richteten. „Das Lager der gelehrten Ärzte," so Robert Jütte, war „heillos zerstritten." (Jütte 1996, S. 20). Manche von ihnen vertraten immer noch die bereits seit der römischen Antike bestehende Humoralpathologie oder die „heroische Medizin" mit Aderlass, Brech- und Abführmitteln, andere sprachen sich für eine neue, naturwissenschaftliche Medizin aus, dritte kritisierten die eigene Zunft. Wichtige Verfahren waren die Allopathie oder Schulmedizin, die Naturheilkunde, Homöopathie und Biochemie, Elektrotherapie und Mesmerismus, Volksmedizin und Pflanzenheilkunde. Deutlich wird dies auf einem 1878 erschienenen Plakat, das in Jüttes *Geschichte der Alternativen Medizin* abgebildet wird und unter dem Titel „Das Heil der Menschen" das Spektrum der Medizin in Form von personifizierten Berufsgruppen und damit einen Eindruck von der Vielfalt der Strömungen präsentiert (Jütte 1996, S. 33). Dargestellt sind der Allopath, der Homöopath, in weiteren Personifikationen die Balneologie, die Elektrotherapie, die Kaltwassertherapie, der Vegetarismus, das religiöse Heilwunder, die Naturheilkunde und schließlich die Volksmedizin, letztere personifiziert in Form eines Kräuterweibs, einer „Doktorbäuerin".

© Springer-Verlag GmbH Deutschland, ein Teil von Springer Nature 2020   23
A. Kerckhoff, *Wichtige Frauen in der Naturheilkunde*,
https://doi.org/10.1007/978-3-662-60459-5_3

3.1   Die Naturheilkunde

Einen besonders großen Raum in der „alternativen Medizin" des 19. Jahrhunderts nahm die Naturheilkunde ein. Als Naturheilkunde bezeichnete Rothschuh in seinem historischen Abriss über die Naturheilkunde eine „zugrunde liegende Lehre oder Doktrin, mit einem eigenen Konzept für Gesundheit und Krankheit" (Rothschuh 1983, S. 9), welche bestimmte, naturgemäße Heilanwendungen (die „Naturheilverfahren") zum Einsatz brachte und weiterentwickelte. Die Naturheilkunde basierte auf der weltanschaulichen Grundlage des **Naturismus**, ihre Vertreter hatten einen Naturbegriff, der stark von dem französischen Zivilisations- und Wissenschaftskritiker Jean-Jacques Rousseau (1712–1878) geprägt war. Der Wissenschaft stand Rousseau kritisch gegenüber. Die Naturisten gingen von einem Naturinstinkt aus, der den Mensch zur Gesundheit führte; viele von ihnen lehnten einen naturfremden Lebensstil ebenso ab wie Arzneimittel oder die Verfahren der wissenschaftlichen Medizin. Eine naturnahe Lebensweise dagegen, so glaubten sie, würde den Menschen gesund machen und insbesondere die durch die wachsende Industrialisierung und die Zivilisation bedingten Krankheiten heilen. Ein stark von Rousseau geprägter, bekannter Vertreter der Naturheilkunde war Adolf Just. Er äußerte 1896 in seinem Hauptwerk *Kehrt zur Natur zurück*: „Wir zivilisierten Menschen des Abendlandes haben von Kindern und Tieren zu lernen. Beugen wir uns hier und legen wir unseren Hochmut ab, dann erkennen wir die Ordnung der Natur." (Just 1896, S. 11) An anderer Stelle: „Natur und Wissenschaft aber sind Gegensätze, die sich zum Segen der Menschen nicht miteinander verbinden lassen." (Just 1896, S. 17)

Krankheit stellte man sich in diesem naturalistischen Konzept als schlechtes Agens vor, dass es auszuscheiden galt. Der Laienheiler Prießnitz schrieb: „Wenn die Natur gekräftigt wird, bleibt man nicht krank und der schlechte Stoff, den die Natur vernachlässigt hat, wird ausgeschieden, abgestoßen, und man wird auf diese Art bald wieder gesund." (Prießnitz 1847). Diese Sichtweise erklärt, warum auch die Verschlechterung des Befindens nach den bisweilen radikalen Therapiemaßnahmen als „Heilkrisen" und Zeichen des Ausscheidungsprozesses positiv bewertet wurden.

Neben dem Naturismus war es vor allem der **Vitalismus** als Weltanschauung, der die Naturheilkunde beeinflusste. Zentrale Rolle spielte hier die Annahme einer Lebenskraft, die für das Leben an sich wie auch die Erhaltung der Gesundheit verantwortlich war. Krankheit stellte entsprechend in erster Linie eine Störung der Lebenskraft dar. Das vitalistische Konzept war nicht auf die Naturheilkunde beschränkt. Bereits Samuel Hahnemann (1755–1843), Begründer der Homöopathie, sah Krankheit als eine „Verstimmung der Lebenskraft" an (Hahnemann 1812, S. 70). Und auch für den Arzt Christoph Wilhelm Hufeland (1762–1832), einen Zeitgenossen Hahnemanns, stand die Lebenskraft an zentrale Stelle seines medizinischen Weltbildes (vgl. Kerckhoff 2010b, S. 119 ff.). Krankheit, so seine Überzeugung, werde durch eine Verringerung der Lebenskraft verursacht, diese wiederum durch „Feinde des Lebens" oder „Verkürzungsmittel". (vgl. Hufeland 1796). Das vielleicht wichtigste Werk Hufelands, die *Makrobiotik* (1796), befasst sich im Gegenzug ausführlich mit Maßnahmen zur Vermehrung der Lebenskraft. Schließlich lassen sich in naturheilkundlichen Konzepten auch Elemente des im 18. Jahrhundert von dem schottischen Arzt John Brown (1735–1788) entwickelten **Brownianismus** entdecken. Brown stellte die Fähigkeit des Menschen, auf Reize zu reagieren, ins Zentrum seines Konzeptes. Das von den Vertretern der Naturheilkunde propagierte einfache, reizarme Leben in natürlicher Umgebung wurde vor dem Hintergrund des Brownianismus als wirksame Therapie all jener Krankheiten betrachtet, welche erst durch das Großstadtleben entstanden.

Zu den eingesetzten Therapieverfahren: Ihren Anfang nahm die Naturheilkunde mit der Wasserheilkunde oder **Hydrotherapie**, dabei zunächst mit der Anwendung von kaltem Wasser. Erste Ansätze der Kaltwasseranwendung stammen aus dem England des 18. Jahrhunderts. In Deutschland waren es Johann Siegmund Hahn (1664–1742) und seine Söhnen, die Kaltwasseranwendungen propagierten. Die Schrift *Unterricht von Kraft und Wirkung des frischen Wassers* von Johann Sigmund Hahn (1696–1773) sollte nicht nur Christian Oertel, sondern über hundert Jahre später Sebastian Kneipp (1821–1897) entscheidend beeinflussen. Das große öffentliche Aufsehen von Kaltwasseranwendungen war jedoch zunächst vor allem dem Laienheiler Vincenz Prießnitz (1799–1851) und dem Gymnasiallehrer Christian Oertel (1765–1851) zu verdanken. Prießnitz heilte sich nach einem Arbeitsunfall durch Kaltwasserumschläge mit frischem Quellwasser selbst, eröffnete 1826 einen Kurbetrieb, erhielt 1831 eine Erlaubnis zum Betreiben einer (ärztlich überwachten) Badeanstalt, in der er mit großem Einfallsreichtum kaltes Wasser in 56 verschiedenen Anwendungen einsetzte. Daneben standen Bewegung, einfache Landmannskost und Sonnenbäder auf seinem Kurprogramm. Der Gymnasiallehrer Oertel war vor allem schriftstellerisch aktiv, er gab ältere Schriften heraus, publizierte zudem eine regelmäßige Quartalsschrift (vgl. Oertel 1829–37). Oertel, der durch Polemiken und scharfe Kritik an der Ärzteschaft auf sich aufmerksam machte, gründete 1832 den „Hydropathischen Gesundheitsverein für ganz Deutschland" – den ersten Selbsthilfe- und Gesundheitsverein. Ein weiterer Schriftsteller und Theoretiker war der Forstmann J. H. Rausse (alias H. F. Franke), ein glühender Vertreter des Naturalismus. Rausse führte seine Begeisterung für die unverdorbene Natur zu den Indianern Nordamerikas, bei denen er eine Weile lebte. Eine Gelbsucht, die er sich auf dieser Expedition einhandelte, konnte er erfolgreich bei Prießnitz auf dem Gräfenberg auskurieren – was seine Begeisterung für die Maßnahmen der Natur weiter untermauerte. Nicht weniger bekannt als Prießnitz ist der gut zwanzig Jahre jüngere Sebastian Kneipp (1821–1897), der ebenfalls aufgrund eigener Krankheitserfahrung den Weg zur Wasserheilkunde fand (vgl. Kerckhoff 2010, S. 136 f.). Kneipp kurierte erfolgreich eine eigene Tuberkulose mit kurzen Bädern in der Donau und nachfolgend aktiver Erwärmung. Seine Erfahrungen gab er zunächst als katholischer Pfarrer an die Ordensschwestern und Gemeindemitglieder weiter. Sein Ruhm wuchs mit der Zeit über die Grenzen der Gemeinde hinaus, so dass sich Bad Wörishofen, seine Wirkungsstätte, zu einem gut besuchten Kurort entwickelte. Die Tatsache übrigens, dass Pastoren und Pfarrer medizinisch tätig waren, war offenbar so verbreitet, dass bereits 1794 von J. Krause ein Artikel mit dem Titel *Der medizinische Landpfarrer, oder kurzgefaßte medizinische Abhandlung und Heilart derjenigen Krankheiten, welche am meißten auf* *dem Lande vorkommen. Allen Herren Seelsorgern und Wundärzten in den Orten, in welchen keine Aerzte wohnen, u ihrem Gebrauche und Wiedergenesung der Kranken redlichst gewidmet von J. Kraus, der Weltweisheit und Arzneikunde Doctor, kurpälzischer Oberamtsarzt zu Neustadt an der* Hardt veröffentlicht wurde. Und auch Frauen von Pastoren oder Pfarrern, imponieren in der Geschichte der Medizin als heilkundig: Dorothea Erxleben die erste Ärztin Deutschlands und Magdalene Madaus, die als „Frau Pastor Madaus" in die Geschichte einging.

Das von Kneipp entwickelte Konzept wird heute als Kneipp-Verfahren mit 5 Säulen beschrieben (Wasseranwendungen, Heilpflanzen, Ernährung, Bewegung und Ordnung). Als letzter Laienheiler sei Theodor Hahn (1824–1883) erwähnt, ebenfalls mit eigener Krankheitsgeschichte (Asthma bronchiale, Impfallergie). Er verband eine moderate Wasserheilkunde mit den neuen Ansätzen des Vegetarismus und gab die Gesundheitszeitschriften *Der Naturarzt, Der Hausarzt* und *Der Vegetarier* heraus.

Neben den Laienheilern engagierten sich auch Ärzte in der Hydrotherapie. Zu ihren bekanntesten Vertretern gehört der Münchner Arzt Lorenz Gleich (1798–1865), dem die erstmalige Nennung des Begriffs „Naturheilkunde" zugeschrieben wird (Gleich 1860). Er betrieb in München eine Wasserheilanstalt betrieb, wir verdanken ihm, im Kontext dieser Dissertation, eine ausführliche Schrift über Amalie Hohenester (Gleich 1858). Neben Gleich zu nennen ist Wilhelm Winternitz (1835–1917), der sich 1861 bei Prießnitz aufhielt und, von den Wasseranwendungen überzeugte, 1865 über die Hydrotherapie habilitierte, 1891 Extraordinarius und 1899 ordentlicher Professor in Wien wurde. Durch ihn erhielt die Wasserheilkunde Einzug in die Universität. Deutlich grenzten sich die Hydropathen von den Vertretern der **Balneologie** ab, die das Baden in Thermalquellen, schwefelhaltigen Quellen oder warmen Bädern mit Zusätzen propagierten. Die Einbeziehung von Licht in die naturheilkundliche Therapie ist vor allem dem Schweizer Färbereibesitzer Arnold Rikli (1823–1906) zu verdanken, einem großen Befürworter von Sonnenbädern (vgl. Rikli 1857, 1869). Die **Lichttherapie** verbreitete sich erfolgreich, nicht zuletzt als Behandlungsmethode gegen Tuberkulose. So errichtete auch die erste Ärztin Deutschlands, Hope Bridges Adams (1855–1916), 1891 in Nordrach im Schwarzwald gemeinsam mit ihrem Mann ein Sanatorium für Tuberkulosekranke, nachdem sie selbst durch einen Aufenthalt in den Bergen von der Tuberkulose genesen war (vgl. Krauss 2009, S. 59 ff.). Der Berliner Chirurgieprofessor August Bier setzte sich für die Sonnentherapie im Flachland ein, Franz Schönenberger, ein naturheilkundlicher interessierter Arzt, promovierte zum Thema Licht (Schönenberger 1898).

Die Nutzung von **Lehm und Erde** in der Heilkunde geht zwar auf eine jahrtausendealte Geschichte zurück, im 19. Jahrhundert war es jedoch maßgeblich der Buchhändler Adolf Just (1859–1936), der sie wieder populär machte (vgl. Kerckhoff und Elies 2011). Er eröffnete im Harz 1896 den „Jungborn", eine Heilanstalt mit Lichtlufthütten. Der Jungborn wurde von dem Bruder und dem Sohn Justs weitergeführt. 1945 musste der Betrieb kriegsbedingt eingestellt werden, es überlebte lediglich die Firma Luvos. Sonnenbaden, Erdumschläge, Bewegung und naturgemäße Ernährung waren Bausteine der Kur, hinzu kam später die Einnahme von Heilerde. Just gründete 1918 die (Luvos-Heilerde-

Gesellschaft). Auch Emanuel Felke (1856–1926), der den Jungborn Justs besuchte und daraufhin eine eigene Kuranstalt gründete, war ein derartig überzeugter Vertreter von Lehmbädern, dass er sogar als „Lehmpastor" bezeichnet wurde. Felke war es, der – im Zusammenhang dieser Arbeit – die Laienheilerin Magdalene Madaus heilte und sie für die Naturheilkunde und die ebenfalls von ihm praktizierte Augendiagnose und homöopathische Komplexmittel begeisterte, die sie weiterentwickelte. Felke hatte bereits als Pfarrer an Diphterie erkrankte Gemeindemitglieder mit homöopathischen Mitteln behandelt, sein Jungborn war durch vegetarische Ernährung, Gymnastik, Sport, Licht- und Luftanwendungen, dem Schlafen auf einem Strohsack auf der Erde, Singen etc. gekennzeichnet. Besonders erwähnenswert ist Felke im Hinblick auf die Versuche der Ärzteschaft, gegen die Laienheiler vorzugehen, auf die an anderer Stelle noch eingegangen wird.

Eine naturnahe, einfache **Ernährung** war weiterer, wesentlicher Bestandteil der Naturheilkunde, später dann auch das **Fasten** (vgl. auch Rampp und Kerckhoff 2010). Der **Vegetarismus** wurde von verschiedenen Laien propagiert, so erstmals von Eduard Baltzer (1814–1887), einem politisch aktiven Theologen, der 1867 den ersten deutschen Vegetarier-Verein gründete. Doch auch Ärzte waren von der vegetarischen Ernährung überzeugt. Zu ihnen zählte im 19. Jahrhundert Heinrich Lahmann (1860–1905), der das Sanatorium zum Weißen Hirschen bei Dresden eröffnete, später dann der Schweizer Arzt Max Oskar Bircher-Benner (1867–1939) wie auch der Rostocker Hygiene-Professor Werner Kollath (1892–1970). Die Frau Kollaths, Elisabeth Kollath, war ebenfalls in der Ernährungslehre engagiert, sie engagierte sich schriftstellerisch, indem sie eine Biographie ihres Mannes schrieb (Kollath 1989). Bircher-Benner vertrat die Vorstellung der „Sonnenlichtnahrung," d. h. der Speicherung von Sonnenlicht als Energieträger in der Nahrung. Er propagierte, nicht nur die Kalorien in der Nahrung zu messen, sondern das „Lichtmaß". Entsprechend stellte pflanzliche Nahrung für ihn ein besonders energiereiches Lebensmittel dar.

3.2 Elektrotherapie und Mesmerismus

Äußerst beliebt im 19. Jahrhundert waren therapeutische Verfahren, die von der Heilkraft elektrischer Kräfte ausgingen und diese zu nutzen versuchen. Hierbei handelte es sich zunächst um die Elektrotherapie (d. h. die Anwendung der Elektrizität zu Heilzwecken), die auf den italienischen Arzt Galvani zurückging und in Form von „Elektrisierapparaten", „faradische Massage", elektrischen Bädern, Kurzwellenapparaten, „elektrischem Messer" zum Einsatz kam (vgl. Brechmann 1938, S. 27 ff.)· Sie entwickelten sich aufgrund der zunehmenden Technisierung und basierten auf den Arbeiten u. a. des Schweizer Arztes Albrecht von Haller (1708–1777), der einen Zusammenhang zwischen der elektrischen Anspannung im Körper, dem Nervensystem und Krankheitszuständen annahm. Mehr und mehr erschienen schwachstrombetriebene Massagehilfen der verschiedensten Machart auf dem Markt: Massagestäbe, Vibrationskissen, Massagepolster. Unter den hier beschriebenen Frauen ist es Klara Muche, die einen 1901 im *Naturarzt* einen Artikel über die

Vibrationstherapie schrieb.[1] Der Heilmagnetismus geht auf Franz Anton Mesmer (1734–1815) zurück. Mesmer war von der Existenz eines Fluidums überzeugt, dessen Fluss entscheidend für Gesundheit war. Durch das Handauflegen, so Mesmer, war es dem Magnetiseur möglich, dieses Fluidum zu lenken und dadurch den Heilungsprozess zu beeinflussen (vgl. Pschyrembel Naturheilkunde 2006). Die **Magnetopathie** war im 19. und beginnenden 20. Jahrhundert außerordentlich populär.[2] Zahlreiche Laienheiler bezeichneten sich als Magnetopathen. Dabei darf die Bezeichnung nicht missverstanden werden: aus heutiger Sicht würde man den Begriff erweitern und von energetischem, aber auch medialem oder geistigem Heilen sprechen.[3]

3.3   Homöopathie und Biochemie

Auch auf die Entwicklung der Homöopathie (und Biochemie) sei an dieser Stelle eingegangen, da unter den porträtierten Frauen insbesondere Frau Pastor Madaus die Homöopathie vertrat und weiterentwickelte. Die Homöopathie wurde von dem Arzt und Apotheker

---

[1] Muche drückt zunächst ihre Skepsis gegenüber den technischen Errungenschaften ihrer Zeit aus. Sie habe sich „trotz einer gewissen Abneigung" mit der Anwendung eines Vibrationsapparates „besonders befreundet, da mir der Wert desselben infolge so mancher bedeutsamen Erfolge vor Augen trat." Sie selber arbeite seit vier Jahren mit dem Erlanger Concussor, mittlerweile mit dem Bihlmaierschen Vibrationsapparat (Braunschweig), dessen äußerliche Anwendung sie beschreibt. Die erreichte Vibration, so Muche, „ersetzt und übertrifft an Kraft und Wirkung die Handmassage, soweit dieselbe mechanisch, nicht magnetisch wirkt." Sie „dringe" bis „in die Tiefen der Leibeshöhlen." Die Geräte, so Heyll, bestanden aus einer Kurbelwelle, die durch einen Motor oder ein Fußpedal in Drehung versetzt wurde und mit verschiedenen Aufsatzstücken versehen werden konnte. Spezielle Aufsätze konnten wie eine Sonde in Körperöffnungen eingeführt werden. (Muche 1901, zitiert in Heyll 2006, S. 82). Fraglich blieb mir, ob es sich um die Vibrationsmaschine handelt, die auf die Aktivitäten Robert Ziegenspecks, einem Verfechter der Thure-Brandt-Massage, zurückgehen und in dem pikanten Verdacht der Masturbation durch den Arzt stehen (vgl. Mildenberger 2009).

[2] Die Ärzte sahen den Magnetismus mit großer Skepsis. Brechmann schätzt ihn als denkbare Behandlungsmethode bei nervösen Störungen oder chronischen Nervenleidung, besonders bei „Krämpfen und Lähmungen von hysterischem Charakter" ein. Er schreibt: „Der Magnetiseur betreibt seine Kuren ohne jeden Apparat einfach in der Weise, dass er an einzelnen Körperteilen oder am gesamten Körper der Patienten sanfte Streichungen mit seinen Händen vornimmt. Bei den Erfolgen mit dieser Methode hängt selbstverständlich alles von der Persönlichkeit und der Überzeugungskraft des Hypnotiseurs ab. Am leichtesten und einfachsten wird man bei primitiven ungebildeten Kranken, die unter nervösen Störungen leiden, zum Ziele kommen. Es ist daher verständlich, dass sich besonders in den Arbeitervierteln der Großstädte einerseits und in kleinen Landstädten andererseits immer wieder Heilkundige niederlassen, die ausnahmslos nach dieser Methode ihre Kranken behandeln." (Brechmann 1938, S. 41).

[3] Ausführlich geht Ursula Kress, eine Heilpraktikerin, die „heilende Hände" besaß auf den Vergleich zwischen Magnetopathie und geistigem Heilen ein. Ursula Kress wurde mir von Prof. Walach für diese Arbeit empfohlen, entpuppte sich jedoch nach Rücksprache mit ihrem Sohn, dessen Nummer ich über den örtlichen schweizerischen Tourismusverband erhielt, als Heilpraktikerin. (Vgl Kress 1986, S. 48 ff.).

Samuel Hahnemann (1755–1843) bereits Ende des 18. Jahrhunderts entwickelt (vgl. Kerckhoff 2010, S. 107 f.). Abgeschreckt von den medizinischen Praktiken, die ihm im Medizinstudium vermittelt wurden, wandte er sich von der Heilkunde ab und arbeitete zunächst als Übersetzer wissenschaftlicher Bücher. Aufgrund von Ausführungen des schottischen Apothekers William Cullen zur Chinarinde führte Hahnemann Selbstversuche durch, die ihn veranlassten, eine Therapie nach dem „Ähnlichkeitsgesetz" zu entwickeln. Dieses Ähnlichkeitsgesetz ist die Grundlage der Homöopathie (homoion – ähnlich, pathos – leiden).[4] Es basiert auf der Vorstellung, dass im Krankheitsfall diejenige Arznei heilt, die beim Gesunden ähnliche Krankheitssymptome hervorrufen würde („similia similibus curentur"). 1796 publizierte Hahnemann zum ersten Mal zu seinem neuen Arzneiprinzip, 1812 verfasste er sein Hauptwerk, das *Organon* (Hahnemann 1812). Traf bereits das Therapieprinzip der Ähnlichkeit auf Unverständnis seitens der Schulmedizin, so tat es das von Hahnemann in späteren Jahren entwickelte Verfahren der Potenzierung oder Dynamisierung in noch weit größerem Maße.[5]

Aus der Homöopathie entwickelte sich die Biochemie, die zur Gründung großer Laienverbände führte (vgl. auch Elies und Kerckhoff 2008). Dr. Wilhelm Heinrich Schüßler (1821–1898) war ein homöopathischer Arzt aus Oldenburg. Über 15 Jahre arbeitete er homöopathisch, suchte jedoch nach einer Alternative mit überschaubarer Mittelanzahl. Angeregt durch die Arbeiten aus dem Bereich der Physiologie entwickelte Schüßler das Therapiesystem der 24 Schüßler-Salze, auch als „Biochemie nach Schüßler" bezeichnet, potenzierte Mineralsalze des menschlichen Organismus. Auch wenn Schüßler Arzneimittel verwendete, die ebenfalls in der Homöopathie zum Einsatz kommen, grenzte er sich doch von dieser ab, da sein Verfahren nicht auf dem Ähnlichkeitsprinzip beruhe.

3.4 Volksmedizin und Pflanzenheilkunde

Die „Doktorbäuerin" als Personifikation der Volksmedizin hatte ebenfalls einen festen Stand im Spektrum der Therapien des ausgehenden 19. Jahrhunderts. Doktorbäuerinnen waren Frauen, die bevorzugt auf dem Lande lebten und hier für die medizinische Versorgung der Bevölkerung zuständig waren, insbesondere wenn sich diese einen Besuch bei

---

[4] Das Ähnlichkeitsgesetz weicht als Behandlungsprinzip grundsätzlich von den konzeptionellen Grundsätzen der Humoralpathologie, aber auch der Allopathie (allos – anders, pathos – Leiden) ab, welche beide durch Ausgleich therapieren. So wird beispielsweise bei Fieber gekühlt. Die Homöopathie würde bei Fieber eine Substanz verordnen, die selbst beim Gesunden Fieber erzeugen würde.

[5] Hahnemann beabsichtigte, schädliche Nebenwirkungen möglichst gering zu halten und auch Giftstoffe als Arzneien vermehrt nutzen zu können. So entwickelte er ein Verfahren, bei dem die Ausgangssubstanz in einem Lösungsmittel stufenweise verdünnt und rhythmisch verschüttelt wird – ein Verfahren also, das von einer reinen Verdünnung deutlich abweicht. Vorstellung Hahnemanns war, dass sich die „Dynamis" des Arzneimittels durch die Verschüttelung auf das Lösungsmittel überträgt. Heute versuchen Vertreter der Homöopathie, das Wirkprinzip in ähnlicher Weise mit der Vorstellung einer Arzneiinformation, die auf das Lösungsmittel übergeht, zu begründen.

den Medizinern in der Stadt nicht leisten konnten (vgl. dazu Braun 2010). Sie empfingen ihr Wissen in aller Regel mündlich und gaben es auch mündlich weiter. Die Menschen der Umgebung wussten von ihren Kenntnissen und suchten im Krankheitsfall Rat bei diesen Frauen. Oft nahmen sie ihre Rezepte mit ins Grab, so dass nur in den meisten Fällen keine schriftlichen Dokumente hinterlassen wurden. Die Anzahl dieser Frauen, die oft fernab der großen Öffentlichkeit wirkten, ist unüberschaubar. Die wohl prominenteste Doktorbäuerin in diesem Buch ist Amalie Hohenester.

Wichtige Heilmittel der Volksmedizin stammten aus der Pflanzenheilkunde. Zu bedenken ist hier, dass sich die Entwicklung der naturwissenschaftlichen Medizin im 19. Jahrhundert auch auf die Pflanzenheilkunde auswirkte. Die Vertreter der aufkommenden „rationalen Phytotherapie" versuchten, die zuvor herrschende traditionelle Pflanzenheilkunde abzulösen. Sie strebten danach, die Inhaltsstoffe und Wirkprinzipien der Pflanze genau zu erforschen und standardisierte Arzneimittel zu produzieren. 1805 isolierte der Apotheker Sertürner das Morphium aus dem Schlafmohn. Dies gilt als Beginn der wissenschaftlichen Phytotherapie, die später in Phytopharmakologie und Phytochemie mündet. Die traditionelle Sicht – so wie sie sich in der Naturheilkunde zeigte – war dagegen von dem Erfahrungswissen und dem Menschenbild der Humoralpathologie geprägt. Sie wurde im 19. Jahrhundert maßgeblich von den Laienheilern und Laienheilerinnen praktiziert und ist auch heute noch bei Heilpraktikern gang und gäbe (vgl. Garvelmann 2000). Dieses unterschiedliche Verständnis erklärt die oft scharfe Ablehnung von Ärzten und Pharmakologen an Kräuterbüchern und traditionell überlieferten Rezepten. Auch hier repräsentieren die traditionellen Anwendungen und Rezepturen ein Denken, das die moderne Phytopharmakologie überwinden wollte.

3.5 Lebensreformbewegung

Die Naturheilkunde war nicht nur eine Strömung der Heilkunde, sondern eine ganze Weltanschauung, ein Weltbild, ein Lebenskonzept. Unter den an der Naturheilkunde interessierten Patienten fanden sich zahlreiche Kritiker der zunehmenden Industrialisierung, Urbanisierung und Technisierung. Sie waren Vertreter einer Geisteshaltung, deren Anfänge sich in der zweiten Hälfte des 19. Jahrhunderts formierten und die in die Lebensreformbewegung münden sollte. Diese ging weit über die Naturheilkunde hinaus und hatte politische, aber auch spirituelle Inhalte, so z. B. die Theosophie oder das Interesse an fernöstlichen Meditationspraktiken. Sie umfasste neben der Gesundheitskultur und naturgemäßen Lebensweise auch die Körper- und Nacktkultur, die Kleiderreform, die Bodenreform, den Vegetarismus, die Tierschutzbewegung, die Reformpädagogik, die Jugend- und Frauenbewegung, die Friedensbewegung und Kriegsdienstverweigerung, die Wohnungsreform, die Lichtbewegung, die Gartenstadtwegen, den Anti-Alkoholismus, den Naturschutz, die Reformpädagogik. später dann auch völkische Idee, Rassismus und Antisemitismus. Die Frauenbewegung beispielsweise zielte darauf ab, die Frau aus der ihr insbesondere durch das Großbürgertum zuvor zugedachte Rolle zu befreien. Symbolisch für diese Emanzipationsbewegung war die Befreiung der Frau vom eng geschnürten Mieder und die Forderung nach einer Kleidung, die Frauen mehr Bewegungsfreiheit ermöglichte – in dieser Arbeit finden sich entsprechende Textbeispiele von Ida Hofmann, einer überzeugten Vertreterin der Lebensreformbewegung.

Von großer Bedeutung ist auch die Jugendkultur, die sich vor allem in der „Wandervogelbewegung" ausdrückte. Naturverbundenheit, Körperkultur, Gemeinschaftssinn und soziale Gleichheit in der Gruppe, Pflege des Volkstums in Form von Liedern oder Tänzen, Spiel und Sport, Hinwendung zu einem gesunden Lebensstil, Ablehnung von Zigaretten und Alkohol prägten ihre Aktivitäten. Sie zog junge Menschen an, die sich gegen die Lebensweise des Großbürgertums wandten und einen Gegenentwurf lebten. So zogen die Menschen aus der Stadt hinaus, suchten einen neuen Kontakt und ein neues Verhältnis zur Natur, ebenso strebten sie danach, auch untereinander ein gemeinschaftliches Verhältnis zu pflegen anstatt Kampf und Konkurrenz zu üben (vgl. Rothschuh 1983, S. 107 ff.).

Die reformerischen Ideen führten um die Jahrhundertwende zu der Konzeption und Entwicklung ganzer Siedlungen, die das erstrebte Lebenskonzept in allen Bereichen in die Praxis umsetzen wollte. Zu den profiliertesten unter ihnen zählt die Gemeinnützige Obstbau-Siedlung Eden bei Oranienburg, die 1893 gegründet wurde und die 1933 950 Siedler und 230 Häuser umfassen sollte (Bartes 1933, S. 106–107), dann die Siedlung Hellerau, außerdem die 1902 gegründete Vegetarierkolonie auf dem Monte Verità bei Ascona. Ihre Gründer Henri Oedenkoven und Ida Hofmann, die sich 1899 in der Naturheilanstalt Riklis in Velden erstmalig begegnet waren, hatten sich entschieden vom konventionell-bürgerlichen Leben abgewandt. Sie meinten damit nicht nur ein gesundes, naturverbundenes Leben, sondern auch eine anti-bürgerliche, freie Liebesbeziehung ohne Trauschein (Rothschuh 1983, S. 116). Befasst man sich mit den Berichten und Bildern aus diesen Siedlungen, so weisen ihre Beschreibungen – friedliches Miteinander, unkonventionelles Auftreten, Leben im Einklang mit der Natur, ständige Geldsorgen – bereits verblüffend deutliche Parallelen mit den Aussteigerbewegungen und Hippie-Kommunen der zweiten Hälfte des 20. Jahrhunderts auf.

Ebenfalls im Zuge der Lebensreform entstanden Künstlerkolonien wie die Künstlerkolonie Worpswede.

Auch die bereits beschriebenen Anlagen von „Jungbornen", Bädern und Kuranlagen, wie sie von Laienheilern oder auch Ärzten gegründet wurden, sind im Zuge der Reformidee zu verstehen. Es verwundert nicht, dass dies nicht immer ohne Aufsehen, öffentliche Kritik und juristische Konsequenzen blieb, beispielsweise, was die propagierte Nacktkultur anbelangte. Auch wenn in den Jungbornen nicht, wie beispielsweise in der Siedlung am Monte Veritá einzelne Individuen prinzipiell und programmatisch gänzlich unbekleidet zu leben und arbeiten pflegten, so war doch auch in den naturheilkundlichen Kuranlagen die Nutzung von Licht und Luft au unbekleideter Haut ein wichtiges Therapieelement, das die umgebenden Bürger irritierte und nicht zuletzt zu Anzeigen oder hohen Mauern um die Kuranlagen führte.[6] Führender Kopf der Lebensreformbewegung war in ihren Anfängen Eduard Baltzer, der auch als erster Vertreter des Vegetarismus beschrieben wird. Baltzer war Pfarrer und Theoretiker, auch er konnte eigene gesundheitliche Probleme durch eine naturnahe Lebensweise und vegetarische Ernährung lösen. 1867 hatte Baltzer einen „Verein für natürliche Lebensweise" gegründet, aus dem Impulse für die Lebensreform hervorgingen (vgl. Rothschuh 1983, S. 113).

Die Lebensreformbewegung wurde vielfach von Laienheilern und Laienheilerinnen getragen, aber auch von Ärzten und Ärztinnen unterstützt, unter ihnen Anna Fischer-Dückelmann (1856–1917), die in späteren Jahren selbst auf den Monte Verità nach Ascona zog. Der Arzt Heinrich Lahmann (1860–1905) war ein in seinen Tätigkeiten breit angelegter Vertreter der Naturheilkunde, Gründer des Sanatoriums „Weißer Hirsch" und nicht zuletzt erfolgreicher Geschäftsmann. So bestritt Lahmann einen Teil seiner Einnahmen durch den Verkauf seiner „Reformwäsche."

3.6   Biologische Medizin und Neue Deutsche Heilkunde

Man kann keine Arbeit über die Geschichte der Naturheilkunde – und wichtige Figuren in dieser Bewegung – schreiben, ohne die allmähliche Vereinnahmung der naturheilkundlichen Ideen durch die Nationalsozialisten zu thematisieren. Die Lebensreformbewegung hatte zwar wesentliche Impulse aus der Naturheilkundebewegung übernommen, sie war jedoch auch, wie der Arzt und Medizinhistoriker Dr. Uwe Heyll mit Nachdruck betont, eine politische Bewegung: sie wollte einen neuen Menschen, eine neue Gesellschaft, wobei anarchistische, sozialistische und völkisch-nationale Bestrebungen herrschten (Heyll 2006, S. 201). Nach und nach veränderten sich diese Zielvorstellungen. Mit Bezug auf Darwins Evolutionstheorie wurden zunächst Programme der „Rassenpflege" und „Zuchtauswahl" immer stärker propagierten. Parallel dazu entwickelte sich Anfang des 20. Jahrhunderts die so genannte biologische Medizin, die von naturheilkundlichen Ärzten vertreten wurde und sich zum einen von der grassierenden Laienbewegung, zum anderen aber auch von der sich immer weiter entwickelnden naturwissenschaftlichen Medizin ohne naturheilkundliche Aspekte abgrenzte. Sie strebte danach, die Naturheilkunde und die medizinische Wissenschaft zu verbinden. 1905 wurde der erste ärztliche Zusammenschluss, die „Freie Initiative biologisch denkender Ärzte" unter Leitung von Franz Bachmann gegründet, die 1908 in „Medizinisch-Biologische Gesellschaft" umbenannt wurde. Die biologische Medizin als medizinisches Konzept strebte die Ganzheit der Behandlung an, besann sich auf den Hippokratismus,[7] aber auch auf die Humoralpathologie, was zu einer Wiederbelebung der

---

[6]Auch wenn zahlreiche Aspekte der Lebensreformbewegung zunächst in mit der völkischen Idee verbunden wurden, dann vom Nationalsozialismus aufgegriffen wurden – bei der Nacktkultur war diesbezüglich Schluss. Sie wurde verboten und trat dann als Freikörperkultur erst wieder nach dem zweiten Weltkrieg auf.
[7]In Folge dieser Bewegung wurde 1925 der Hippokrates-Verlag gegründet.

klassischen Ausleitungsverfahren führte. Der Wiener Gynäkologie Bernhard Aschner „mit Sympathie für die Biolgische Medizin" (Heyll) veröffentlichte 1933 *das Lehrbuch der Konstitutionsmedizin*, das bis heute aufgelegt wird. Seine Popularität war so groß, dass die Ausleitungsverfahren als Aschner-Verfahren bezeichnet wurden. Aufgrund seiner jüdischen Herkunft emigrierte er jedoch später in die USA. Auch gegenüber der Homöopathie und anderen Verfahren zeigten die biologischen Ärzte große Offenheit.

Nach und nach wurde die biologische Medizin mit deutsch-nationalen Tendenzen durchfärbt (Heyll 2006, S. 228). Als „Krise der Medizin" bezeichneten die Vertreter der biologischen Medizin die bestehende Spaltung der wissenschaftlichen Medizin und der Naturheilkunde. Sie galt es zu überwinden. So ordnete 1930 der Reichsärzteführer an: „Jeder Arzt wird verpflichtet sein, neben den schulmedizinischen Heilverfahren auch diejenigen anzuwenden, die sich der Kräfte und Heilmittel der Natur bedienen (…). "(zitiert in Jütte 1996, S. 49) Die enge Verbindung zum Nationalsozialismus macht die nur wenige Jahre später gemachte Äußerung des Arztes Karl Kötschau, Leiter der 1935 u. a. von Alfred Brauchle mit gegründeten „Reichsarbeitsgemeinschaft für eine Neue Deutsche Heilkunde" im Jahr 1936 deutlich: „Nationalsozialistisch denken und biologisch denken aber sind eins. Wir finden in der biologischen Medizin wieder die Natur- und Volksverbundenheit des Nationalsozialismus, ebenso finden wir in beiden das ganzheitliche Denken und die Ablehnung mechanistischer Erklärungen und Zerstückelungen." (zitiert in Heyll 2006, S. 229)

Die Reichsarbeitsgemeinschaft stand Impulsen aus der Laienbewegung offen gegenüber und versuchte, diese in die eigene Bewegung zu integrieren. Interessant im Zusammenhang dieser Arbeit ist, dass beispielsweise das von der österreichischen Laienheilerin Maria Schlenz entwickelte Überwärmungsbad oder Schlenzbad in dem Organ der biologischen Mediziner, dem *Hippokrates*, mehrfach positiv besprochen wurde, wobei die Erfahrung der Anwender, nicht aber die wissenschaftliche Prüfung, als wesentliches Kriterium für die positive Einschätzung galt (Heyll 2006, S. 239 f.).Gezielt wandten sich die Vertreter der biologischen Medizin an die Bevölkerung, so in einem über 1100 Seiten starker Ratgeber von 1936 mit dem bezeichnenden Titel: *Neuer Hausschatz der Heilkunde. Eine unparteiische Gegenüberstellung der Heilanwendungen sämtlicher bewährter Methoden (Allopathie, Homöopathie, Biochemie, Naturheilkunde (Bilz, Platen, Kneipp, Lahmann), Elektrotherapie, Baunscheidtismus) nebst den vielgebräuchlichen Hausmitteln und den Heilmitteln der medizinischen Industrie, mit einer Darstellung der Hilfsmittel zur Erkennung der Krankheiten (Diagnostik)* (Brechmann 1938, S. 9). Im Anhang des Ratgebers, der eindringlich vor der Behandlung durch Nicht-Ärzte warnt, befinden sich die Gesetze zur „Sicherung der Volksgesundheit" wie auch Ausführungen über die „Partei im Dienste der Volksgesundheit."

Nicht ohne Bedeutung für die vorliegende Arbeit ist das große Interesse der biologischen Ärzte und Vertreter der Neuen Deutschen Heilkunde an der (traditionellen) Pflanzenheilkunde, welche durch die Nationalsozialisten einen enormen Aufschwung erhielt. Sie wurde von staatlicher Seite finanziell gefördert, 1935 wurde die „Reichsarbeitsgemeinschaft für Heilpflanzenkunde und Heilpflanzenbeschaffung" gegründet, deren Vereinsorgan

Die Heilpflanze bis 1945 erschien. Das Programm gipfelte in dem Heilpflanzenprogramm der SS, u. a. dem Heilpflanzenanbau in der Umgebung von Dachau, in dem bis zu 1400 Gefangene zeitgleich arbeiteten (Heyll 2006, S. 255).[8]

Der Versuch, Schulmedizin und Naturheilkunde unter Aufsicht biologischer Ärzte zu verbinden, führte auch zu Krankenhausmodellen wie dem Dresdner Modell im „Rudolf-Heß-Krankenhaus" unter der Leitung von Dr. Alfred Brauchle. Die angestrebte Synthese jedoch scheiterte, die traditionell etablierten Gegensätze ließen sich im ärztlichen Bereich nicht überwinden (vgl. Jütte 1996, S. 53). Die Skepsis vieler Schulmediziner gegenüber der Naturheilkunde blieb ebenso erhalten wie die Ablehnung der Vertreter der „Neuen Deutschen Heilkunde" gegenüber den naturwissenschaftlichen orientierten Medizinern und Forschern. Mehr noch: unter Hitler wurden gerade die vielen prominenten jüdischen Wissenschaftler zum Feindbild der naturheilkundlich ausgerichteten Ärzte.

3.7 Nachkriegszeit und „Regulationsmedizin"

Nach dem zweiten Weltkrieg entwickelte sich die schulmedizinisch, wissenschaftlich-technisch orientierte Medizin kontinuierlich weiter: mit Bakteriologie und Serologie, mit bildgebenden, elektrographischen und schalldiagnostischen Verfahren, mit Labordiagnostik, genetischen Tests, Pharmakotherapie und chirurgischen Verfahren, Transplantationsmedizin und Stammzellforschung. Mehr und mehr wurde die Medizin in Fachdisziplinen unterteilt, von denen es heute mehr als 50 gibt. Damit entwickelte sich eine Medizin, die durch zunehmende Technisierung und hohes Spezialistentum gekennzeichnet war.

Im Gegensatz zu dieser kontinuierlichen Weiterentwicklung schien es zunächst so, als ob die Naturheilkunde aufgrund der Vereinnahmung durch die nationalsozialistische Idee für immer zerstört sein würde. Dies galt jedoch, wie sich bald zeigte, nicht für die ärztliche Naturheilkunde. Sie stieg nach 1950, so Jütte, „wie ein Phönix aus der Asche" des Krieges empor (Jütte 1996, S. 55). Die Begriffe „Biologische Medizin" und „Neue Deutsche Heilkunde" konnten in der Nachkriegszeit aus verständlichen Gründen nicht erhalten bleiben. So sprach man zunächst von „Naturheilverfahren" und von „Physikalischer Therapie" oder „Rehabilitation." Später dann wurde, um das erweiterte Spektrum der einbezogenen Verfahren auszudrücken, der Begriff „Regulationsmedizin" eingeführt, ein Begriff, der auf theoretische Überlegungen von Louis Ruyter Radcliffe Grote, einem Mitarbeiter Brauchles am Rudolf-Heß-Krankenhaus, zurückgeht. Dieser Begriff wurde auch 2001 vom größten Ärzteverband im Bereich der Naturheilkunde, dem Zentralverband der Ärzte für Naturheilverfahren, aufgegriffen: der Verband änderte seinen Namen in den „Zentralverband der Ärzte für Naturheilverfahren und Regulationsmedizin."

---

[8]Ergänzt wurde die Anlage, die 1941 über 180.000 Reichsmark Gewinn brachte, durch groß angelegte Laboratorien, Dolmetscher für die mittelalterlichen Kräuterbücher und ein „Kommando der botanischen Maler".

Anders als bei den Ärzten, herrschte, was die Laienheilbewegung – und die Heilpraktiker – anging, in den 1950er-Jahren eine desolate Situation. Sie ergab sich aus der Auflösung der Laienverbände und dem zunächst geltenden Ausbildungsverbot für Heilpraktiker. Parallel dazu entwickelte sich jedoch im außermedizinischen Bereich erneut langsam und über Jahre hinweg eine breite, kritische Bewegung. Immer lauter wurde die Kritik an der Schulmedizin und ihren Verfahren, an der zunehmenden Technisierung, der „Apparatemedizin." Der Contergan-Skandal, der 1961 aufgedeckt wurde, legte die Risiken der Pharmakotherapie auf tragische Weise offen. Im alternativmedizinischen Spektrum tat sich eine wachsende Zahl neuer Verfahren auf: Bereits in den 1950er-Jahren hielt die Akupunktur Einzug in Deutschland, Ayurveda, Shiatsu, Tibetische Medizin zogen nach. Dank der neuen technischen Möglichkeiten wurden auch im Bereich der alternativen Medizin neue, wenn auch umstrittene Verfahren entwickelt, so 1958 die Elektroakupunktur, ebenfalls in den 1950er-Jahren die Kirlian-Fotografie, 1977 die Bioresonanztherapie.

Die Bevölkerung wandte sich in ihrer Unzufriedenheit diesen neuen, oft ungeprüften Verfahren zu, ebenso traditionellen Verfahren samt arzneilichen Produkten, die eine Renaissance erlebten. Ein Beispiel ist die in den 1970er-Jahren plötzlich neu aufkommende Begeisterung für die Anwendungen von Hildegard von Bingen (1098–1179). Der Schweizer Arzt Gottfried Herzka (1913–1997) kommerzialisierte die Empfehlungen der bis dato eher in Vergessenheit geratenen Äbtissin vom Rhein. Sein Büchlein *So heilt Gott* (1970), in dem er Behandlungserfolge der an die Schriften der Heiligen Hildegard angelehnten Behandlungsverfahren dokumentierte, verkaufte sich angeblich über 250.000 mal (www.hildegard.de/hertzka, Stand vom 05.02.2012).

3.8 Die 1980er-Jahre – Alternativbewegung und New Age

Die 1980er-Jahre, mit denen dieser historische Abriss schließen soll, waren geprägt von starken politischen Auseinandersetzungen – man denke nur an die 1970 gegründete RAF (Rote Armee Fraktion), die Friedensbewegung, die Frauenbewegung, die New-Age-Bewegung, die Hausbesetzer. 1980 formierten sich die Grünen als Bundespartei, die sich für eine Abrüstungspolitik, Anti-Antomkraftpolitik, Umweltschutz und die Entwicklung nachhaltiger Energien aussprach. 1984 wurden AIDS und der HI-Virus entdeckt, 1986 kam es zu der Reaktor-Katastrophe in Tschernobyl, die eine Hinwendung zu neuen Energieformen förderte, nur wenige Monate später zu dem Chemie-Unfall der Firma Sandoz, bei dem 20 Tonnen hochgiftiges Insektenvernichtungsmittel in den Rhein gelangten. 1985 wurde der Glykol-Skandal mit gepanschtem Wein bekannt. (www.achtziger.de, Stand vom 23.03.2012). Das Vertrauen vieler Bürger in die Obrigkeit, den Staat, die Industrie und die Technologie war erschüttert. Im medizinischen Bereich kam es durch den wachsenden Umfang an technischem Aufwand zu einer Kostenexplosion, damit zu wachsender Kritik am Gesundheitssystem. 1983 erschien der umfangreiche Band *Bittere Pillen*, der die Patienten über Nebenwirkungen von 10.000 Arzneimitteln aufklärte und diese bewertete (Kurt et al. 1983) – 1995 wurde er durch den Band *Bittere Naturmedizin*, ebenfalls bei Kiepenheuer & Witsch, ergänzt (Bettschaft et al. 1995). Erwähnenswert auf Patientenseite ist zudem die Formierung von Selbsthilfegruppen nach amerikanischem Vorbild, so z. B. die Anonymen Alkoholiker. In großem Umfang wurden freiverkäufliche Produkte zur Verbesserung des Wohlbefindens und der körperlichen und sexuellen Leistungsfähigkeit angeboten, gegen die juristisch nur in beschränktem Umfang und mit großem Aufwand vorgegangen werden konnte.

So können die 1980er-Jahre als erneuter Höhepunkt der Grabenkämpfe zwischen Schulmedizin und Alternativmedizin beschrieben werden, deren Vertreter zu diesem Zeitpunkt unversöhnliche Auseinandersetzungen führten. Als Beispiel seien Berichte aus den ersten Jahren der gesundheitspolitischen Aktivitäten von Frau Dr. med. Veronica Carstens angeführt. Gemeinsam mit ihrem Mann hatte sie 1981 die Karl und Veronica Carstens-Stiftung gegründet, die sich den „Brückenschlag zwischen Schulmedizin und Naturheilkunde" zum Satzungsziel gemacht hatte, die wissenschaftliche Durchdringung der Naturheilkunde. Das Echo in der Öffentlichkeit war unerwartet groß, so dass 1983 die Fördergemeinschaft Natur und Medizin e.V. gegründet wurde.[9] Frau Dr. Carstens war nunmehr prominente Fürsprecherin der Alternativmedizin. Dennoch blieben auch bei ihren öffentlichen Auftritten Kontroversen nicht aus. Beispielhaft ist ein Fernsehauftritt Anfang der 1990er-Jahre, in dem Carstens vor laufender Kamera von einem scharfen Kritiker der Homöopathie polemisch angegriffen und fast geohrfeigt worden wäre (Betancourt 2009). Der Auftritt blieb nicht ohne Resonanz und führte zu 600 Neuzugängen bei Natur und Medizin e.V. am nächsten Tag.[10]

Die Kritik an der Schulmedizin einte dabei zwei ganz unterschiedliche, geradezu diametral entgegen gesetzte Gruppen: zum einen national-konservative und katholische Teile der Gesellschaft, daneben aber auch die sich entwickelnde links-alternative Szene. Ersteres macht die Rede des Präsidenten des Bayerischen Landtags auf der 26. Tagung für Naturheilkunde in München im Jahre 1981 deutlich, in der er – ein hochrangiger Politiker – die wissenschaftlich orientierte Medizin als Apparatemedizin kritisiert und anprangert: „Die ständig zunehmende Spezialisierung, ja Parzellierung der Medizin und der vermehrte Einsatz hochwertiger Geräte hat das uralte und für die Heilung entscheidende Vertrauensverhältnis zwischen Arzt und Kranken erschüttert. Aus dem personalen Verhältnis ist ein funktionales geworden" (Heubl 1981). Die christilich-konservativen Kreise be-

---

[9] Dank der politischen Position von Carstens konnte neben dem Ehepaar Carstens selbst Dr. med. Gebhard, Vorsitzender des Deutschen Zentralvereins Homöopathischer Ärzte e.V. Wilfried Guth, Aufsichtsratsvorsitzender Deutsche Bank AG, Dr. Hartkopf, Staatssekretär a.D., Gerhard Kienbaum, Staatsminister a.D., Reinhard Mohn, Vorsitzender des Aufsichtsrates der Bertelsmann AG, Horst Niemeyer, Generalsekretär des Stifterverbandes für die Deutsche Wissenschaft, Adolf Schmidt, ehemaliger Vorsitzender der IG Bergbau und Energie und Prof. Spaemann, Ordinarius für Philosophie an der Ludwig-Maximilians-Universität München gewonnen werden. (vgl. Carstens 1988).

[10] Albrecht, mündlich, Gedenkfeier für Veronica Carstens, 13.02.2012.

sannen sich auf die Naturheilkunde, nicht zuletzt in der Tradition der Lebensreformbewegung und der neuen deutschen Heilkunde. Die Kräutermedizin sprach aber auch die Frauen aus dem „linken Lager" an, traf auf das Bedürfnis vieler emanzipierter junger Frauen nach Selbstbestimmung und Selbsterfahrung, sie vermittelten die in der damaligen Frauenbewegung erstrebte Rückbesinnung auf ureigene weibliche Kompetenzen.

Offen wandte sich die Alternativbewegung Natur- und Pflanzenheilkunde, aber auch anderen unkonventionellen Verfahren zu, wobei gerade die spirituellen Ansätze viele in besonderem Maße interessierten.[11] Verschiedene Autoren ziehen deutliche Parallelen zwischen der Lebensreformbewegung und den weltanschaulich-politischen Strömungen der 1980er-Jahre.[12] Mit großem Verständnis kommentiert insbesondere Karl Rothschuh, dessen Titel *Naturheilbewegung. Reformbewegung. Alternativbewegung.* bereits auf die von ihm herausgearbeiteten Analogien verweist, die neue Entwicklung:„Damals wie heute steht letztlich die Frag nach einer vernünftigen, sinnvollen, wahrhaftigen Lebensgestaltung als Triebfeder, als Motiv hinter dem Teil der Jugend, der Alternativen sucht ... Die Gründe für das Aufbegehren sind heute vielleicht noch vielschichtiger, weltumfassender und verzahnt mit moderner Ökologie und Ökonomie." (Rothschuh 1983, S. 135 f.)

Bezeichnend sind schließlich auch die Worte, mit denen Rothschuh sein Buch, das 1983 – also genau zu Beginn der Alternativbewegung erschien -, schließt: „Was all diese Aktivitäten mit der Naturheilbewegung zu tun haben, ist vor allem die verstärkte Initiative von Laien auf medizinischem Gebiet wie bei den Selbsthilfegruppen, aber auch die Ökologiebewegung, die Wendung weg von der technischen Welt und hin zur Natur. Das ist im Grunde wieder der Naturismus des 19. Jahrhunderts mit etwas anders motivierten Zielsetzungen. So zeigt sich auch heute wie in allen früheren Zeiten, dass die Medizin mehr der Kulturgeschichte als der Naturwissenschaft zuzurechnen ist. Mir scheint, dass der wissenschaftlichen Medizin durch die Selbsthilfegruppen Hilfestellung geleistet werden kann und umgekehrt." (Rothschuh 1983, S. 140)

---

[11] 1988 fand das New-Age-Festival statt, unter anderem mit 70 Veranstaltungen und 2000 Besuchern (darunter ich selbst) im Berliner Tempodrom, wo prominente Redner Visionen für das nun beginnende „Wassermann-Zeitalter" vorstellten und ein „Paradigmenwechsel in Kultur, Wissenschaft und Politik" vorangetrieben werden sollte (o. A., Nachrichtenmagazin Der Spiegel 1988).

[12] In einem Artikel mit dem bemerkenswerten Titel *Die „New Age"-Bewegung und Pastor Felke. Versuch eines Brückenschlages* versucht Christoph Krämer, Querverbindungen herzustellen. Er kommt nach längeren Ausführungen zu dem Schluss, dass Felke der heutigen „New Age"-Bewegung um ein halbes Jahrhundert voraus gewesen sei, sein Gedankengut und Impetus den gleichen Bedürfnissen oder Traditionen wie der „New Age"-Bewegung entstamme, geradezu ein Teil derselben sei und bei deren Anhängern auf bereitwillige Anerkennung stoßen müsse (Krämer 1989, S. 338).

Ärzteschaft versus Laienheilkunde – der juristische Kampf gegen die „Pfuscher"

Beschäftigt man sich mit Figuren in der Geschichte der Heilkunde im 19. und 20. Jahrhundert, so wird immer auch die Frage des beruflichen Status berührt. Dies gilt insbesondere für Frauen, das sie, wie beschrieben, quasi gezwungen waren, ohne offizielle Erlaubnis tätig zu sein, solange ihnen der Zugang zur Hochschule verwehrt war.

Noch nicht nur dieser Aspekt, diese Genderfrage sind hochinteressant. Ein Blick in die geschichtliche Entwicklung zeigt, wie stark die naturheilkundlichen Laienbewegungen waren, wie schwierig es war, sie „unter Kontrolle" zu bekommen. Deutlich wird, dass die Entstehung des heute noch gültigen Heilpraktikergesetzes quasi „aus Versehen" erfolgte und erst durch das Grundgesetz die Bedeutung bekommen konnte, die ihm heute zukommt. Es ist eine weltweit einmalige Erlaubnis zur Ausübung der Heilkunde, die nur durch eine einizige, aus zwei Teilen bestehende Prüfung, bewilligt wird.

Es ist anzunehmen, dass dieser außergewöhnliche Zustand sich nicht auf Dauer hält, sondern auch Heilpraktiker in einem weit höheren Maß als bisher Berufsbefähigung, Ausbildung, Fortbildungen, Praktika etc. nachweisen müssen. In der Geschichte jedoch war dies anders und diverse Frauenporträts aus der jüngeren Geschichte zeigen, wie es den Heilerinnen und Heilern mit der Einführung dieses Gesetzes erging. Die Geschichte des Heilpraktikergesetzes nimmt jedoch noch viel früher ihren Anfang, nämlich mit einer zunächst unbedeutend scheinenden Änderung der Gewerbeordnung von 1869.

4.1 Das preußische Medizinalrecht

In der ersten Hälfte des 19. Jahrhunderts waren die Verhältnisse noch klar geregelt und eine medizinische Behandlung durch Nicht-Ärzte verboten. Es galt das „Organische Edikt über das Medizinalwesen Im Königreiche" vom 08.09.1808. Dieses besagte, dass ärztlich nur tätig sein konnte, wer eine polizeiliche Bewilligung hatte. Diese aber wurde aber nur

© Springer-Verlag GmbH Deutschland, ein Teil von Springer Nature 2020
A. Kerckhoff, *Wichtige Frauen in der Naturheilkunde,*
https://doi.org/10.1007/978-3-662-60459-5_4

demjenigen erteilt, der „den Teil der Wissenschaften, den er auszuüben gedenke, nach den dafür bestehenden Vorschriften gelernt habe, von den ermächtigten Stellen geprüft und mittelst förmlich ausgestelltem Zeugnis als tauglich anerkannt worden sei." (Koerting 1971) – im Klartext: den universitär ausgebildeten Ärzten. Als Kurpfuscher wurde entsprechend bezeichnet, wer (gewerblich) Kranke behandelte, ohne universitär ausgebildet zu sein oder über die ärztliche Approbation zu verfügen.

Wie im letzten Kapitel bereits beschrieben, entwickelte sich im 19. Jahrhundert außerhalb der Universität eine naturheilkundliche Strömung, deren Pioniere nicht Ärzte, sondern vor allem Laien waren: Vinzenz Prießnitz (1799–1855), Johannes Schroth (1798–1856), Christian Oertel (1765–1850), J.H. Rausse (1805–1848), Sebastian Kneipp (1821–1897), Arnold Rikli (1823–1906), Adolf Just (1859–1936) und Emanuel Felke (1856–1926).[1] Nicht wenige unter ihnen hatten sich der Naturheilkunde aufgrund einer eigener Erkrankung zugewandt.[2] Die erfolgreiche Selbstbehandlung mit Mitteln der Natur hatte ihren Lebensweg geprägt: sie gaben das Wissen zunächst an Ratsuchende im privaten Umfeld weiter, eröffneten dann jedoch, aufgrund ihrer wachsenden Popularität, Heiloder Kuranstalten. Diese Kuranlagen stellten eine elegante Lösung dar, die Naturheilkunde zu praktizieren, ohne im engeren Sinne ärztlich tätig zu sein. Dennoch blieben Anzeigen für die genannten Laienheiler nicht aus: Prießnitz wurde mehrfach wegen Kurpfuscherei angeklagt, ebenso Kneipp 1853/1854 und 1866. Dieser griff später zu einer Maßnahme, wie sie auch in anderen Naturheil- oder Badeanstalten, z. B. von Amalie Hohenester, gewählt wurde: Die Nicht-Ärzte stellten einen Arzt ein, der formal die Patienten behandelte oder die Behandlung der Heiler formal überwachte. Dadurch ließen sich Angriffe seitens der Ärzteschaft vermeiden.

Es ist nicht verwunderlich, dass den Ärzten die wachsende Beliebtheit der NichtMediziner, Laienheiler und Naturheilkundigen nicht gefiel. Bereits Mitte des 19. Jahrhunderts begannen sie, sich mehr und mehr zu professionalisieren: 1852 wurde in Preußen ein Gesetz verabschiedet, das eine einheitliche universitäre Ausbildung der praktischen Ärzte, Wundärzte und Geburtshelfer vorschrieb. Daneben begannen die Ärzte, sich in Verbänden zu organisieren: „Vom Staat privilegiert, befand sich der ärztliche Stand auf dem Weg zur Monopolstellung für die medizinische Versorgung der Bevölkerung, während die Laienheilkundigen durch „Kurpfuscherverbote" immer stärker zurückgedrängt werden sollten." schreibt Faltin (Faltin 2000, S. 206).

Von Regierungsseite aus wurde die Approbation als Voraussetzung für die Behandlung Kranker durch Nicht-Ärzte befürwortet. Es gab aber auch – schon in dieser Situation – Skeptiker, die den Erfolg derartiger Regelungen bezweifelten. Zu ihnen gehörte interessanterweise Rudolf Virchow (1821–1901), einer der wichtigsten Vertreter der naturwis-

---

[1] Prießnitz war Landwirt, Schroth Fuhrmann, Oertel Gymnasiallehrer, Rausse Forstwirt und Schriftsteller, Rikli Färbereibesitzer, Just Buchhändler, Kneipp Pfarrer, Felke Pastor (vgl. Rothschuh 1983).
[2] Kneipp hatte Tuberkulose, Prießnitz und Schroth erlitten Arbeitsunfälle, Just hatte ein Nervenleiden, Rausse kam von einem Aufenthalt bei Indianern mit einer schweren Gelbsucht zurück.

senschaftlichen Medizin und Begründer der Zellularpathologie. Er war „zeit seines Lebens skeptisch, dass man dem weit verbreiteten medizinischen „Aberglauben" mit gesetzgeberischen Mitteln beikommen könne." (Jütte 1996, S. 37).

4.2　Kurierfreiheit

Entscheidender Wendepunkt für die Gesetzeslage sollte die Reichstagssitzung des Norddeutschen Bundes am 25. Mai 1869 werden. In ihr wurde unter Otto von Bismarck (1815–1898) eine Neufassung des Paragraphen 29 der Gewerbeneuordnung des Norddeutschen Bundes erlassen, die die Gewerbefreiheit – zunächst im Bundesgebiet – gesetzlich erlaubte. Diese Gewerbeordnung wurde 1871 als Reichsgesetz auf das Deutsche Reich übernommen. Wohl niemand ahnte, welchen Einfluss besagte Gesetzesänderung, die sich ja zunächst nur mit der allgemeinen Gewerbeordnung befasste, auf die Heilkunde haben sollte. Denn von nun an galt die Gewerbefreiheit auch für das Heilgewerbe: der Ausübung der Heilkunde von Laien war jetzt Tor und Tür geöffnet, allein, sie durften sich nicht „Arzt" nennen oder medizinische Titel führen. So nahm der Strom derer, die zu den Laienheilern und ihren naturheilkundlichen Kuranstalten strömten weiter zu. Die Mediziner beobachteten diesen Trend mit großer Sorge. Als die Laienheiler 1895 sogar in manchen Orten Deutschlands die Kassenzulassung erhielten, spitzte sich der Streit zu. Mehr und mehr Ärzte forderten ein erneutes Kurpfuscherei-Verbot und polemsierten gegen die „Pfuscher".[3]

Auch in der nun folgenden Zeit versuchten die Ärzte, die Laienheiler in ihrem Wirken einzudämmen und sie, so gut es eben möglich war, juristisch zu verfolgen. Eindrucksvoll ist hier das Beispiel von „Lehmpastor" Emanuel Felke (der in diesem Buch insbesondere für die Entwicklung von Magdalene Madaus von großer Bedeutung ist und erwähnt wird): 1897 hatte Felke nach dem Vorbild Justs einen Jungborn mit 50 Lichtlufthütten eröffnet, 1898 sein Heilungskonzept vor angeblich mehr als tausend Zuhörern vorgestellt. Die Ärzteschaft ließ nicht lange mit einer Reaktion auf sich warten: ein Jahr später wurde sein Jungborn wegen Gefährdung der Sittlichkeit vorübergehend geschlossen. Dies entmutigte die Anhänger Felkes jedoch nicht im mindesten, sondern stachelte ihren Widerstand noch mehr an: ein Buch über seine Methode erschien, erste Felke-Verein bildeten sich, 1904 wurde die „Felke-Zeitschrift" gegründet, eine Ausbildung in den Felke-Methoden vom Verband angeboten, 1908 dann auf einer Fläche von 30.000 m² ein weiterer Jungborn in Kettwig mit vier Badeparks eingerichtet, dank der finanziellen Unterstützung eines geheil-

---

[3] Sie selbst verstanden unter „Kurpfuscherei" die Ausübung der Heilkunde ohne eine formale Legitimation durch eine Approbation. Der Begriff „Kurpfuscherei" wurde jedoch darüber hinaus als Schmähbegriff verwendet, der nicht auf Heiler ohne Approbation beschränkt war. So wurden in diversen „Kurpfuscher-Ausstellungen" auch Werke von Ärzten und Ärztinnen, die die Naturheilkunde vertraten, ausgestellt, beispielsweise der Gesundheitsratgeber *Die Frau als Hausärztin* der Dresdner Ärztin Dr. med. Anna Fischer-Dückelmann. Als „Kurpfuscher" bezeichneten aber auch die Vertreter der Naturheilkunde solche Schulmediziner, die ihre Patienten nicht erfolgreich behandelten.

ten Patienten. Den Ärzten war dies ein Dorn im Auge. Am 14.01.1909 stand Felke vor Gericht wegen fahrlässiger Tötung eines jungen Mannes, der an einer Blinddarmentzündung gestorben war. Er wurde zunächst freigesprochen, doch die Staatsanwaltschaft meldete Revision an. Vom 27.10. bis 03.11.1909 dann fand eine achttägige Gerichtsverhandlung in Krefeld statt: der legendär gewordene „Felke-Prozess". Gegenstand war die von Felke praktiziere Augendiagnose. 21 Gutachter sagten aus. Felke sollte in diesem Prozess seine Fähigkeiten unter Beweis stellen. 20 Kranke wurden ihm vorgestellt, mit vermummtem Kopf und verhüllter Gestalt. Allein durch die Augendiagnose sollte Felke vorliegende Krankheiten erkennen. Dies gelang Felke zwar nicht, er wurde jedoch aufgrund mildernder Umstände freigesprochen.

Bis Ende der 1930er-Jahre gelang es der Ärzteschaft nicht, die Kurierfreiheit gesetzlich zu verbieten und damit den Laienheilern Einhalt zu gebieten. Gleichwohl konnten einige Teilerfolge erzielt werden (Jütte 1996, S. 41): Seit Ende der 1870er-Jahre durften Badeanstalten und Privatkrankenhäuser, wie Laienheiler sie immer wieder betrieben, nicht ohne Konzession eröffnet werden (ein wichtiges Gesetz nicht nur für Felke, sondern auch für die zeitgleich wirkende Amalie Hohenester). 1883 wurde Heilkundigen verboten, ihr Gewerbe im Umherziehen ausüben. 1901 wurde vom preußischen Justizministerium ein Erlass herausgegeben, in dem ausdrücklich auf die Möglichkeiten der strafrechtlichen Verfolgung von „Kurpfuschern" hingewiesen wurde. 1927 dann konnte von der Ärzteschaft das Verbot für Laienheiler, Geschlechtskrankheiten zu behandeln, erwirkt werden.

Da juristisch so wenig gegen die Laienheiler ausgerichtet werden konnte, wurde von staatlicher Seite, unterstützt von der Ärzteschaft, ein anderer Weg eingeschlagen, um die wachsende Schar an Laienheilern zu verfolgen oder ihnen zumindest das Leben schwer zu machen: 1903 wurde die „Gesellschaft zur Bekämpfung des Kurpfuschertums" gegründet, die sich für die Aufhebung der Kurierfreiheit einsetzte, vor allem aber die Laientherapeuten mit Strafanzeigen und Rechtsklagen verfolgte. Auch wenn die Laienheiler gesetzlich berechtigt waren, Kranke zu behandeln, so versuchte man doch, durch die Aufdeckung von Behandlungsfehlern, Betrug oder formalen Fehlern, z. B. arztähnliche Namen eine Angriffsfläche zu finden, um ihrem Wirken ein Ende zu setzen.[4]

Die Zahl derer, die Anfang des 20. Jahrhunderts ohne ärztliche Approbation im Bereich der Heilkunde arbeiteten, ist rückblickend schwer abzuschätzen. Die Grauzone war außerordentlich groß, die unter dem Begriff „Heilkunde" gefassten Tätigkeiten konnten vielfältig sein.

Im Laufe des ersten Quartals des 20. Jahrhunderts entwickelte sich die Laienbewegung zu einem breiten Strom. Die Laienverbände, die sich in der Anhängerschaft großer Laienheiler gebildet hatten, nahmen zahlenmäßig enorm zu: Nach Schätzungen im Jahre 1936 hatte der „Biochemische Bund Deutschlands" zu dieser Zeit 180.000 Mitglieder, der „Ver-

---

[4]Es durfte kein arztähnlicher Titel wie „Naturarzt", „geprüfter Naturheilkundiger", „Magnetopath" oder „Homöopath" geführt werden. Die Situation war so prekär, dass selbst approbierte Ärzte, die sich „Arzt für Naturheilverfahren" nannten, mit Schwierigkeiten rechnen mussten (vgl. Jütte 1996, S. 40).

ein für naturgemäße Lebens- und Heilweisen" oder auch „ Prießnitz-Bund" genannt 120.000 Mitglieder, der „Reichsbund für Homöopathie und Gesundheitspflege" (Hahnemann-Bund) 48.000 Mitglieder, der „Kneipp-Bund" ebenfalls 48.000 Mitglieder, der „Schüssler-Bund" 32.000 Mitglieder, der „Bund der Felke-Vereine" 4000 Mitglieder. Die Zahl der Sympathisanten und Anhänger übertraf diese Zahlen um ein Vielfaches (Jütte 1996, S. 49).

Der vergebliche Kampf der Ärzte gegen die unliebsamen Konkurrenten gewann mit diesen Zahlen neuen Aufwind, wobei nun naturheilkundlich bzw. biologisch arbeitende deutsch-arische Ärzte von den Nationalsozialisten unterstützt wurden. 1935 wurde eine „Reichsarbeitsgemeinschaft für eine Neue Deutsche Heilkunde" als Dachorganisation der biologisch ausgerichteten Mediziner gegründet.[5] Es handelte sich um einen „Zusammenschluß unterschiedlicher außenseiterischer Ärzteverbände, Natur- und Kneippärzte, homöopathische und anthroposophische Ärzte, Balneologie und sogenannte Deutsche Psychotherapie." Die Laienverbände wurden als politisches Machtinstrument erkannt. 1941 wurde der Zusammenschluss der Laienverbände als Dachverband der Laienverbände aufgelöst und durch den „Deutschen Volksgesundheitsbund" ersetzt. Alle Naturheilverbände wurden in diesem Schritt aufgelöst.

Die ärztlichen Vertreter der Neuen Deutschen Heilkunde versuchten, die Sympathien der Bevölkerung für sich zu gewinnen. Eindringlich warnten sie die Bevölkerung vor dem Besuch bei nicht-ärztlichen Behandlern. Eindrucksvoll wird dies in einem Ratgeber von 1938 deutlich, in dem es in der Einleitung heißt: „In Deutschland besteht im Gegensatz zu vielen anderen Ländern die Kurierfreiheit, d. h. es braucht nicht jeder, der kranke Menschen berät und behandelt, approbierter Arzt zu sein, er kann sich aus als sogenannter Heilkundiger niederlassen. ... [*es folgt ein Verweis auf das Behandlungsverbot der Geschlechtskrankheiten*] ... In den Jahren nach dem Kriege hat leider die Behandlung aller Krankheiten durch Laienbehandler immer größeren Umfang angenommen. Weil offenbar ganz gut dabei verdient wurde, hat sich eine große Reihe von Heilkundigen niedergelassen, die weder die wissenschaftliche noch die moralische Reife für die Ausübung dieses Berufes mitbrachte. Die vielen Gerichtsprozesse gerade der Nachkriegsjahre, in denen es immer wieder zur Verurteilung von Heilschwindlern und Kurpfuschern kam, sind noch in aller Erinnerung." (Brechmann 1938, S. 2 f.)

Im weiteren Verlauf des Textes bahnt sich deutlich die Entwicklung des Heilpraktikergesetzes an: „Seit der Machtübernahme durch den Nationalsozialismus ist bereits eine sichtliche Besserung eingetreten. Ganz konnte das Unwesen jedoch noch nicht ausgerottet werden, das beweisen zur Genüge die jüngsten Gerichtsprozesse. Es geht jedoch das Streben der jetzigen Regierung dahin, die Gilde der Laienbehandler von allen nicht für diesen Beruf geeigneten Kräften zu säubern .... Die Vorbedingung ist natürlich die restlose Entfernung

---

[5] Die Reichsarbeitsgemeinschaft für eine Neue Deutsche Heilkunde wurde 1936 zwar aufgelöst, ihre Aktivitäten hatten jedoch bereits deutlich gemacht, dass es das Ziel des nationalsozialistischen Regimes war, Verfahren der Naturheilkunde zu fördern, zu vereinnahmen und zu kontrollieren, damit auch die Vertreter der Laienheilkunde.

aller ungeeigneten Elemente, die lediglich die Not kranker Menschen für ihre persönlichen, gewinnsüchtigen Zwecke auszubeuten versuchen. Sicher wird es unserer Regierung gelingen, hier völlig klare Bahn zu schaffen, damit endlich der uralte Streit zwischen Ärzten und Heilkundigen zu Grabe getragen werden kann." (Brechmann 1938, S. 3)

4.3   Das Heilpraktikergesetz

Da es trotz verschiedenster Bemühungen nicht möglich war, die Kurierfreiheit auf gesetzlichem Wege abzuschaffen, hatte die 1903 gegründete „Deutsche Gesellschaft zur Bekämpfung des Kurpfuschertums" Anfang der 1930er-Jahre den Vorschlag gemacht, eine „kleine Approbation" einzuführen, für deren Erhalt heilkundige Personen ihr Wissen in einer Prüfung unter Beweis stellten und damit das Recht zur „Ausübung der Heilkunde ohne Bestallung" erhielten (vgl. dazu auch Kerckhoff 2010b, S. 21). Am 17. Februar 1939 wurde dieser Vorschlag in Form des „Gesetzes zur berufsmäßigen Ausübung der Heilkunde ohne Bestallung" („Heilpraktiker-Gesetz") umgesetzt. Der rechtliche Status der Laienheiler änderte sich damit entscheidend: von nun an waren sie verpflichtet, die Heilpraktikerprüfung abzulegen, um legal arbeiten zu können. Heiler ohne Arbeitserlaubnis zur Ausübung der Heilkunde ohne Bestallung dagegen konnten nunmehr gerichtlich verfolgt werden.

Der Erlass des Heilpraktikergesetzes jedoch war nicht die einzige einschneidende Veränderung: Gleichzeitig wurden alle existierenden Heilpraktikerverbände per Verfügung aufgelöst und in dem „Heilpraktikerbund" Deutschlands vereint, vor allem aber auch Neuzugänge und Ausbildungsstätten verboten. Gesetzlich war nun die Möglichkeit der Prüfung zum Heilpraktiker für die zu diesem Zeitpunkt aktiven Laienheiler gegeben. Allerdings konnte jedoch kein Nachwuchs nachrücken, da die Ausbildung nicht erlaubt war. Durch diese Situation war es möglich, die bestehende Laienheilerschaft zu kontrollieren, das Nachrücken neuer Heilpraktiker zu unterbinden.

Was sich jedoch nur schwer kontrollieren ließ, war das sich mehrende Angebot an freiverkäuflichen, nicht-erstattungsfähigen und vielversprechenden Produkten für Gesundheit, Schönheit und sexuelle Antriebskraft. 1951/1952 wurde die „Zentralstelle zur Bekämpfung der Unlauterkeit im Heilgewerbe" (ZBUH) gegründet, um Scharlatane, Geschäftemacher und die Vertreiber angeblicher Wundemittel aufzuspüren. (vgl. Mildenberger 2011)

4.4   Von 1954 bis heute

Ein letzter wichtiger Meilenstein in der Geschichte war eine Entscheidung des Bundesverwaltungsgerichtes von 1954. Auf Grundlage des 1949 in Kraft getretenen Grundgesetzes der Bundesrepublik Deutschlands wurden die 1939 erlassenen Verbote von Neuzugängen und Ausbildungsstätten für Heilpraktiker für gesetzeswidrig erklärt. Von nun an besaß

jeder Bewerber, der die durch das Gesetz vorgeschriebenen Voraussetzungen zur Prü-
fungszulassung erfüllte und die Prüfung bestand, einen Rechtsanspruch auf die Erteilung
der Berufserlaubnis.[6] Die Voraussetzungen für eine Zulassung zu der Prüfung haben sich
bis heute nur unwesentlich geändert: sie bestehen lediglich aus der Vollendung des 25.
Lebensjahres, einem Hauptschulabschluss, der Vorlage von polizeilichem Führungs- und
Gesundheitszeugnis, bei ausländischen Mitbürgern Vorlage einer gültigen Aufenthaltser-
laubnis.

Wie die Prüfung abzulaufen hatte, welches Niveau sie hatte, welche Fragen gestellt
wurden, war jedoch über lange Zeit nicht geregelt. So berichtet die Laienheilerin Elly
Heinemann, sie habe lediglich eine Heilpraktikprüfung für Leber- und Gallekrankheiten
abgelegt, da sie nur in diesem Bereich arbeiten wollte (Hüttenmeister 1981, S. 58). Auch
Erfahrungsberichte von Heilpraktikern, die ihre Überprüfung noch in den 1980er-Jahren
ablegten, zeugen von Uneinheitlichkeit des Prüfungsniveaus und Willkür der Amtsärzte,
die diese Prüfung abnahmen. Heute besteht die Heilpraktiküberprüfung aus einem
schriftlichen Teil, der in Muliple-Choice-Form aus Fragen eines bundesweiten Fragen-
pools besteht. Bei Bestehen der schriftlichen Prüfung (45 richtige Antworten bei 60 Fragen) folgt eine mündliche Überprüfung durch den Amtsarzt oder die Amtsärztin am
Wohnort des Prüflings.

---

[6] Im Heilpraktikergesetz heißt es in § 1: „Wer die Heilkunde, ohne als Arzt bestallt zu sein, ausüben
will, bedarf dazu der Erlaubnis." § 2 definiert den Begriff Heilkunde: „Im Sinne dieses Gesetzes ist
Heilkunde jede berufs- oder gewerbsmäßig vorgenommene Tätigkeit zur Feststellung, Heilung oder
Linderung von Krankheiten, Leiden oder Körperschäden beim Menschen, auch wenn sie im Dienste
von anderen ausgeübt wird."

Naturheilkundige Frauen im Porträt

Das folgende Porträt beruht auf den Informationen aus website und Büchern. Besonders dankbar bin ich Robert Aschenbrenner für zwei intensive Gespräche über seine Mutter im Oktober und November 2019.

5.1 Bedeutung für die Naturheilkunde

Eva Aschenbrenner, die „Kräuterfrau vom Kochelsee", ist die wohl prominenteste Kräuterkundige der letzten Jahrzehnte. Die Mischung aus Lebenserfahrung, Engagement, Fachkenntnis zu einheimischen Heilpflanzen und der Freude, ihr Wissen weiterzugeben, führte zu großer Bekanntheit und Beliebtheit, die noch verstärkt wurde dadurch, dass sie über Jahrzehnte Menschen unentgeldlich geholfen und nie etwas dafür verlangt hat.

5.2 Leben

Eva Aschenbrenner wurde am 2. Februar 1924 in Kochel am See geboren. Ihre Mutter war Köchin, ihr Vater war Wagner (er baute Wagenräder aus Holz. Als die Stahlfelgen auf den Markt kamen, sattelte er um auf Schreiner/Zimmerer). Sie wuchs unter schwierigsten Bedingungen in einem kleinen Zuhäusl in Kochel auf. Mit neun Jahren musste sie bereits vor und nach der Schule bei einem Bäcker helfen und wurde dafür mit Kost entlohnt. Sie lernte Hauswirtschafterin, war während des Zweiten Weltkriegs in einem Ferienheim für ausgebombte Kinder in Bad Wiessee tätig. Danach war sie kriegsdienstverpflichtet als Briefträgerin. In dieser Aufgabe musste sie so manche schlechte Nachricht überbringen. Dadurch war sie im engen Kontakt mit ihren Mitmenschen, auch in schweren Momenten. Bereits zu dieser Zeit entwickelte sie, wie sie es selber nennt, einen gewissen „Helferdrang" und konnte durch ihre liebevolle Zuneigung Trost spenden. Das einfache und entbehrungs-

© Springer-Verlag GmbH Deutschland, ein Teil von Springer Nature 2020
A. Kerckhoff, *Wichtige Frauen in der Naturheilkunde*,
https://doi.org/10.1007/978-3-662-60459-5_5

reiche Leben prägte sie. „Wir haben verzichtet, gedarbt, gespart – das Land aufgebaut. Wir haben schwerste Arbeit geleistet, auch schwerste Kinderarbeit, mit 9 Jahren musste ich daheim weg vom Essen." So gab es einen Esser weniger zuhause. Später war sie im Arbeitsdienst und im Kriegshilfsdienst. Zwischen den Ruinen lernte sie nach dem Krieg die Schneiderei (Abb. 5.1).

1954 heiratete sie ihren Mann Hans Aschenbrenner. Hans war studierter Musiker, er spielte Waldhorn und Knopfakkordeon, hatte bereits mit 15 am Konservatorium studiert und ein absolutes Gehör. Gemeinsam haben sie einen Sohn, Robert. Als ihr Mann 1979 an den Komplikationen einer früheren Kriegsverletzung schwer erkrankte, wandte sie sich 1980 der Pflanzenheilkunde zu, bildete sich autodidaktisch weiter und konnte ihren Mann erfolgreich behandeln. Eva Aschenbrenner beschäftigte sich vorrangig mit volkstümlicher Heilkunde, lernte über Naturheilverfahren und probierte eine Vielzahl von Pflanzen und „Unkräutern" der Natur aus Wald und Flur. Im Rückblick interpretiert sie die Krankheit ihres Mannes als Botschaft und zitierte gerne sinngemäß Hildegard von Bingen, die gesagt haben soll: „Wenn du etwas kannst und du begreifst es nicht, schicke ich dir eine Krankheit, dass du drauf kommst." Ungefähr zeitgleich begann Eva Aschenbrenner, in Kochel für das Verkehrsamt Kräutergänge anzubieten. Auf diesen Kräuterführungen wurde sie immer wieder darauf angesprochen, ihr Wissen niederzuschreiben bzw. ob „man das nachlesen könne". Daraufhin entwickelte sich die Idee, ein Buch zu schreiben. Sie schrieb dieses erste Buch, den „Wildkräutergang mit Eva Aschenbrenner durch's Jahr" intuitiv

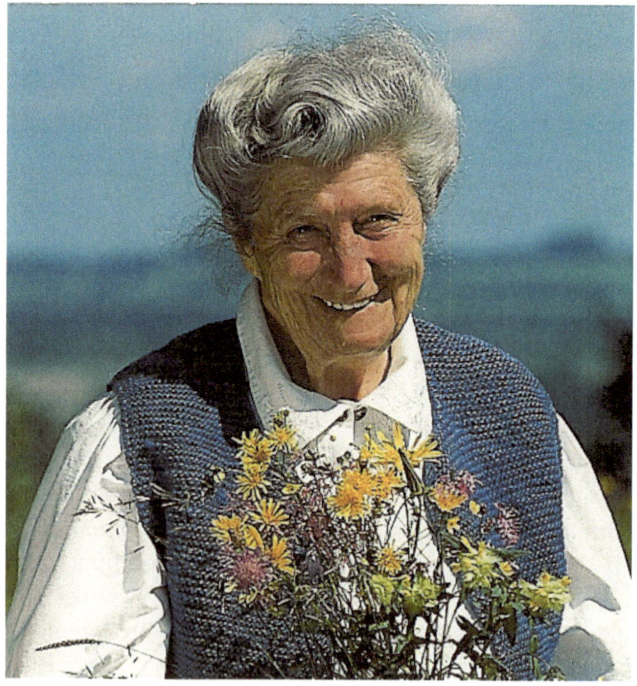

Abb. 5.1 Eva Aschenbrenner, fotografiert von ihrem Sohn Robert

und handschriftlich. Das Buch wurde 1995 im Verlag des Sohnes Robert Aschenbrenner herausgebracht.

Die „Aschenbrennerin" konzentrierte sich auf die Anwendung von einheimischen und wildwachsenden Kräutern. Sie hielt zahlreiche Vorträge und Seminare, Viele Jahre gab es Kräutergänge mit Frau Aschenbrenner in ihrer Heimatgemeinde Kochel, die von Interessenten und Gästen so sehr gefragt waren, dass daraus „Seminare mit Eva Aschenbrenner" entstanden. Die Seminare wurden jährlich in der Vor- und Nachsaison in ihrem Heimatort Kochel abgehalten, mit Teilnehmern aus der ganzen Bundesrepublik und den angrenzenden Nachbarländern. Eva Aschenbrenner war eine gefragte Rednerin, weil sie in der Lage war, „ihre Zuhörer zu verzaubern" (Robert Aschenbrenner, mündlich). Die Spannbreite der Veranstalter reichte dabei von Vereinen und Verbänden unterschiedlicher Richtungen, Kommunen und privaten Veranstaltungen, über Bildungseinrichtungen, kirchliche, soziale Institutionen und Messe-Auftritte in größeren Orten und Städten. Immer wieder stellte sie ihr Wissen im Bayerischen Rundfunk unter Beweis. Sie war bei Funk und Fernsehen zu hören und zu sehen, wie z. B. in der Sendung WIB, „Wir in Bayern" des Bayerischen Fernsehens, beim BR-Hörfunk, beim SFW, z. B. in der Sendung „Menschen" bei Frank Elstner, regelmäßig bei Pfarrer Fliege, wo sie „angewandte Kräuterkunde" und viele Wild- und Heilkräuter zur Sammlung und Anwendung im Hausgebrauch vorstellte.

Eva Aschenbrenner war bis einige Wochen vor ihrem Tod noch aktiv. Sie starb im Alter von 89 Jahren 2013 in ihrem Heimatort Kochel. Ihr Ehemann Hans war im Jahr 2001 vestorben.

5.3 Heilkunde

Eva Aschenbrenner kombinierte eine reiche Lebenserfahrung mit einem intuitiven Wissen über einheimische Heilpflanzen und Wildkräuter. Sie motivierte die Menschen, sich auch dem so genannten Unkraut zuzuwenden und klärte beispielsweise Frank Elsner in seiner Fernsehsendung über die Heilwirkung von Gänseblümchen, Brennessel, Weißdorn, Bärlauch auf, außerdem über das volksmedizinsche Rezept, bei Eisenmangel 10 eiserne Nägel in einen Apfel zu stecken und diesen am nächsten Tag (ohne Nägel) zu essen.

Eva Aschenbrenner entwickelte zahlreiche eigene Teemischungen, so z. B. den 6er®-Tee, den 5er-Kräutertee® und den Kaltwetter-Tee®, außerdem einen Tee, der nur Pflanzenteile aus Bäumen enthält („Kraft der Bäume®"). Sie empfahl Kräuter als Badezusätze für Voll- und Sitzbäder, auch Dampfsitzbäder, daneben Kräuterkissen.

Ihr Anliegen war Gesundheit und Wohlbefinden für ihre Mitmenschen, wobei sie auch immer auf den Hausarzt und die medizinischen Einrichtungen hinwies. Gleichwohl wollte sie die Menschen befähigen, die Heilkräfte der sie umgebenden Natur und der Wildkräuter zu entdecken und zu nutzen, als Salate, Suppen, Speisen, Aufstriche, Honige, Tees, Tinkturen, Bäder, Salben etc.

Neben ihren Führungen und dem Schreiben der Bücher hat Eva Aschenbrenner umfangreich beraten. Sie wurde meistens angeschrieben mit Angabe der Telefonnummer und rief dann zurück. „Im Laufe des Gesprächs erkannte sie intuitiv, was die Anrufer brauchten, um zu gesunden. Manchmal war sie den ganzen Tag am Telefon. Sie hat nie etwas dafür verlangt. Nicht selten waren die Anrufer verzweifelt, weil sie keine Hilfe fanden und Eva Aschenbrenner für sie ‚der letzte Strohhalm' war. Sie hat sich die Zeit genommen und naturheilkundliche Empfehlungen, insbesondere einheimische Kräuter. Die Mutter hatte nur 7 Jahre Volksschule", so der Sohn Robert Aschenbrenner, „aber wenn sie sich vor die Leute stellte und anfing zu reden, waren alle begeistert. Ich bin sicher, dass sie von oben geführt wurde. Es gibt Menschen, die sagen, meine Mutter sei die Re-Inkarnation von Hildegard von Bingen. Sie hat darauf geantwortet, dass sie sie sehr geschätzt hat. Sie hat sich nichts darauf eingebildet." (Robert Aschenbrenner mündlich, November 2019)

Zu ihrem 80. Geburtstag bat sie um Geldspenden, mit denen sie Exiltibeter im Flüchtlingscamp Mundgod unterstützte.

5.4   Schriften

Nachdem Eva Aschenbrenner sich zunächst privat mit der Kräuterheilkunde beschäftigt hatte, wurde sie immer bekannter, nicht zuletzt durch Funk und Fernsehen. Auf Grund der großen Nachfrage entschloss sie sich, ihr Wissen in Büchern zu sammeln. Ihr erstes Buch war „Der Wildkräutergang – mit Eva Aschenbrenner durchs Jahr". Sie schrieb es auf Aufforderung einer Teilnehmerin ihrer Kurse. Ebenso wurde ihr angeraten, ihr Wissen als Patent eintragen zu lassen. Massive Änderungswünsche eines Verlages führten dazu, dass sie das Manuskript zunächst zurückzog. Durch den damaligen Verkaufsleiter von Retterspitz erfuhr sie von einem anderen Verlag, der sie beim ersten Buch beriet, allerdings wurden die gesamten Druck- und Produktionskosten von Aschenbrenners mithilfe eines Kredits finanziert – Auflage 15.000 Stück! Der Unternehmergeist sollte belohnt werden: die Bücher verkauften sich restlos. Mittlerweile sind über 10 Bücher von Eva Aschenbrenner erschienen.

Insgesamt wurde die Bücher von Eva Aschenbrenner bis heute über 430.000 mal verkauft.

Eva Aschenbrenner verlegte auch zahlreiche Jahrbücher.

- *Aschenbrenner E (2002): Der Wildkräutergang – mit Eva Aschenbrenner durch's Jahr. Franckh-Kosmos.*
- Aschenbrenner E (2002): *Schmankerl- und Kräuterrezepte der vegetarischen Küche – nach Eva Aschenbrenner. Franckh-Kosmos.*
- *Aschenbrenner E (2002); Gesund durchs Jahr mit Eva Aschenbrenner,* eine Produktion
- *Aschenbrenner E (2003): Die Kräuterapotheke Gottes – Sammeln und anwenden.* Franck-Kosmos.
- *Aschenbrenner E (2005): Mit Eva Aschenbrenner durchs Wildkräuterjahr. Aschenbrenner-Verlag.*
- *Aschenbrenner E (2005): Rezepte für die Gesundheit,* Franckh-Kosmos.

- *Aschenbrenner E (2006): Die Kräuterapotheke Gottes. Band 2–40 weitere Heilpflanzen. Franckh-Kosmos.*
- *Aschenbrenner E (2012): Meine Kräuterküche. Franckh-Kosmos.*
- *Aschenbrenner E (2012): Gesund und zufrieden älter werden. Franckh-Kosmos.*
- *Aschenbrenner E (2013): Mein Jahreszeiten Kochbuch. Franckh-Kosmos.*

5.5 Infos für heute

Es gibt zahlreiche Publikationen von Eva Aschenbrenner selbst und die von ihr entwickelten Produkte (6er-Tee Mischung, 6er-Tee, Aufgussbeutel, Winter- oder 5er-Tee, Kaltwettertee, Alletagetee, 3-fach-Salbe nach Eva Aschenbrenner, Kräuterkissen), alle zu finden auf: www.eva-aschenbrenner.de.

6.1　Bedeutung für die Naturheilkunde

Die aus Hannover stammende Anita Backhaus eröffnete in Kolumbien ein diätetisches Institut, das großes Ansehen fand. Sie arbeitete eng mit Ärzten und Ministerien zusammen. Backhaus verfasste einen Gesundheitsratgeber, der heute leider nur noch antiquarisch erhältlich ist, aber nichts an seiner Aktualität eingebüßt hat.

6.2　Leben

Anita Backhaus, geb. Bräuer, wurde am 04.01.1898 in Hannover geboren (vgl. Kerckhoff 2001, 2010a, S. 114 f.). Sie hatte drei Brüder und zwei Schwestern. Der Vater war Gymnasiallehrer für Mathematik, Physik und Chemie. Die Kindheit wird als hart beschrieben, die Mutter als brutal und lieblos. Von einem misslungenen Selbstmordversuch Anitas im Alter von 12 Jahren wird berichtet. Ihren Berufswunsch, Sängerin zu werden, gestatteten die Eltern jedoch nicht, so dass Anita nach dem Lyzeum (Höhere Töchterschule) das Oberlyzeum (Lehrerinnenseminar) besuchte. In diese Zeit fällt der Selbstmord der jüngeren Schwester Irma, die sich erschoss. Backhaus ging 1921 nach Bukarest, wo sie als Musiklehrerin, Hauslehrerin und in einer Firma arbeitete. Sie blieb für 2½ Jahre in Rumänien. Zurückgekehrt, lernte sie einen Freund ihres Bruders aus französischer Gefangenschaft kennen, Werner Backhaus. Dieser war nach Kolumbien gereist, um dort als Kaufmann bei einer Seifen- und Kerzenfabrik zu arbeiten und wollte als Soldat nach Deutschland zurückkehren, als der 1. Weltkrieg ausbrach. Bevor das Schiff jedoch seinen Heimathafen erreichte, geriet Werner Backhaus in französische Gefangenschaft und verbrachte 4 Jahre auf der Gefangeneninsel Ile Longue. Nach Kriegsende nahm ihn ein Freund mit

© Springer-Verlag GmbH Deutschland, ein Teil von Springer Nature 2020　　55
A. Kerckhoff, *Wichtige Frauen in der Naturheilkunde*,
https://doi.org/10.1007/978-3-662-60459-5_6

nach Hannover, wo er sich in dessen Schwester Anita verliebte, bevor er zurück nach Kolumbien fuhr. Nach monatelangem Briefwechsel nahm Anita seinen Heiratsantrag an und folgte ihm nach. Das Klima in Barraquilla, einer Hafenstadt am Karibischen Meer, bekam ihr jedoch schlecht, sie litt an Tropenkrankheiten und hatte zwei Fehlgeburten. 1935 wurde ihr erstes Kind, Gert Backhaus, geboren. Der Gesundheitszustand der jungen Mutter verschlechterte sich weiter, ihr wurde eine schlechte Prognose bescheinigt. So kehrte sie nach Deutschland zurück und begab sich für 8 Monate in die Behandlung des naturheilkundlichen Arztes Dr. Hans Malten. Malten war ein renommierter Vertreter der Naturheilkunde und Preisträger der Hufeland-Medaille.[1] Er behandelte seine Patienten im Rahmen von Kurbehandlungen, die durch eine naturnahe Lebensweise gekennzeichnet waren. Die Therapie hatte Erfolg: Anita Backhaus wurde wieder gesund. Dieser positive Verlauf prägte sie entscheidend und hatte Einfluss auf den weiteren Lebensweg von Anita Backhaus. Besonders beeindruckte sie der Umstand, dass die Heilung durch eine Änderung des Lebensstils – vegetarische Ernährung mit hohem Frischkostanteil, Bewegung, Wasseranwendungen – sowie naturheilkundliche Selbsthilfemaßnahmen und Hausmittel, die einfach durchzuführen sind, bewirkt wurde. Wieder in Kolumbien, befasste sich Anita Backhaus im Selbststudium mit den Werken von Kneipp, Schroth, Prießnitz, Bircher-Benner, Gerson, Kuhne u. a. und besuchte Weiterbildungsveranstaltungen, z. B. in der Kneipp-Therapie. Sie begann, selber Vorträge über eine naturnahe Ernährung zu halten und Kranken Ratschläge zu geben. Bei der Geburt ihres zweiten Kindes kam es zu einer schweren Darmlähmung, und wieder konnte Anita Backhaus ihre Gesundheit mit der Naturheilkunde stabilisieren. Im zweiten Weltkrieg wurden die deutschen Familien aus Barraquilla umgesiedelt, zwangsenteignet und in Lager gebracht. Hier wurde Anita Backhaus therapeutisch aktiv, als es zu gesundheitlichen Problemen der Lagerinsassen kam, da eine „ärztliche Versorgung im Lager so gut wie nicht vorhanden war." (Backhaus 1961). Sie empfahl einfache naturheilkundliche Maßnahmen wie z. B. Abhärtung durch kaltes Wasser, die Einnahme von Sauerkraut, das sie selber herstellte, und Ähnliches. 1947 konnte die Familie Backhaus wieder in ihr Haus zurückkehren. Anita Backhaus gründete das Instituto Dietético y Fisioterápico Thuringia, zu dessen Eröffnung sie Würdenträger und alle Ärzte Barranquillas einlud. Die Einrichtung gewann unter Kolumbianern wie unter Deutschen an Popularität. Anita Backhaus war so anerkannt, dass sie vom kolumbianischen Gesundheitsministerium gebeten wurde, Vorträge über gesunde Ernährung an städtischen Krankenhäusern zu halten. Ihr Wissen verbreitete sich über Südamerika hinaus. Als

---

[1] In der Badischen Zeitung vom 04.09.1959 findet sich ein Nachruf auf Malten, der am 03.09.1959 starb. Hier heißt es: „Dr. Hans Malten hat sich als Begründer der naturwissenschaftlichen Methode im Naturheilverfahren durch seine Praxis, sein Wirken als ärztlicher Forscher und Publizist weit über Deutschland hinaus Ruf und Ansehen erworben." Quelle: Schrift zum 18. Kongreß des Zentralverbandes der Ärzte für Naturheilverfahren vom Jahr 1959, in: http://zaen.medienartig.com/pdf/1959/1959-01.pdf, Stand vom 27.10.2011.

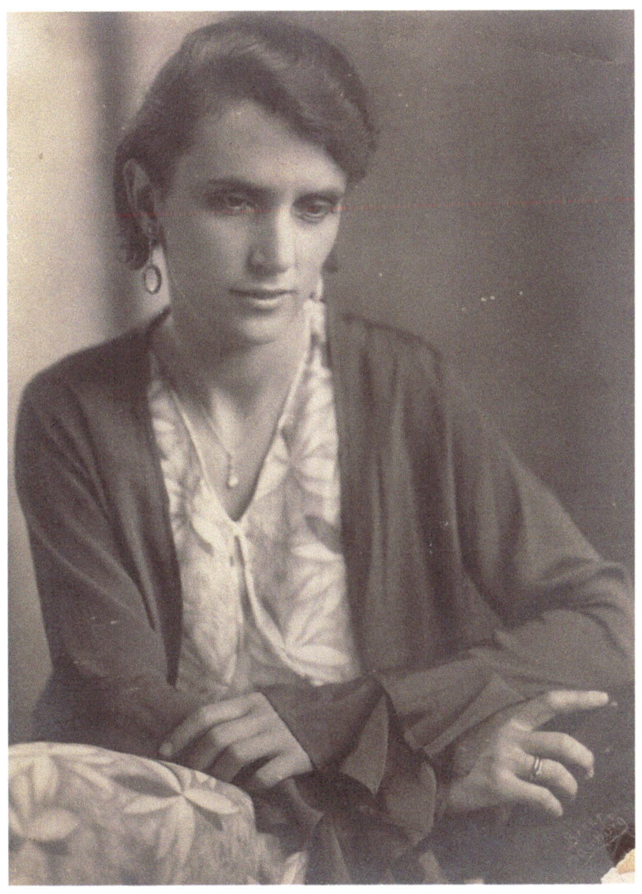

Abb. 6.1 Anita Backhaus als junge Frau

Anerkennung erhielt sie vom Naturopathic Institute of America einen Doctor honoris causa,[2] außerdem im Juni 1948 von der Emerson University Los Angeles den Titel einer „Profesora de Dietetica" (Abb. 6.1 und 6.2).

1969 wurde Anita Backhaus in Hannover von einer Straßenbahn erfasst und erlitt einen schweren Schädelbruch. Zwei Jahre später starb sie an den Folgen des Unfalls.

6.3 Heilkunde

Von speziellen Diagnoseverfahren wird nicht berichtet, Anita Backhaus führte zu Beginn ein längeres Gespräch mit dem neuen Patienten durch, eine intuitive Begabung scheint ihr dabei geholfen zu haben, die Ursache der Erkrankung mit herauszufinden. Gert Backhaus

---

[2] Der Hinweis auf den Ehrentitel wurde in dem Bericht des Sohnes erwähnt. Möglicherweise handelt es sich hier um die American School of Naturopathy, von der auch Magdalene Madaus ihren Ehrendoktor erhielt.

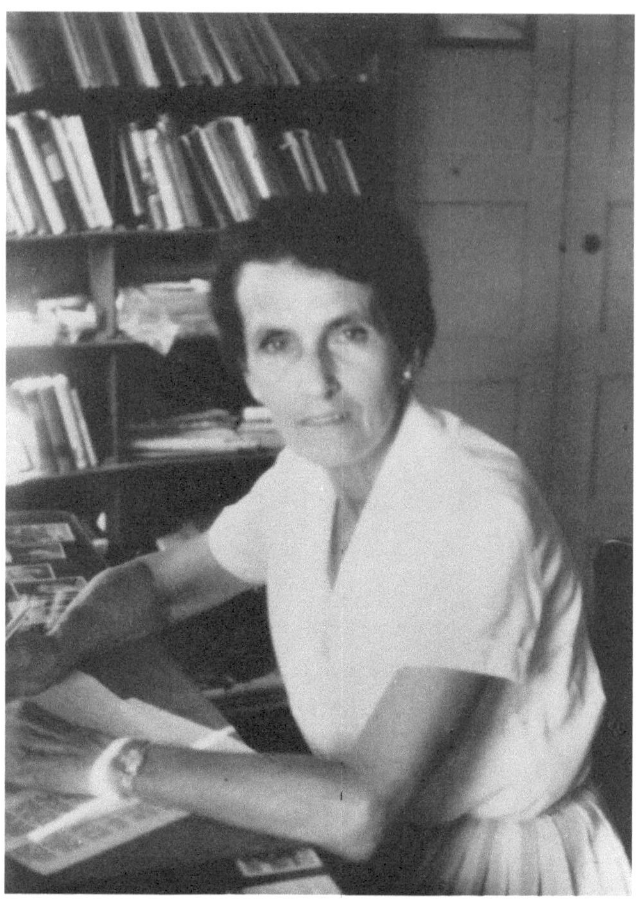

Abb. 6.2 Anita Backhaus am Schreibtisch

schreibt dazu: „Ein neuer Patient wurde erst einmal gründlich untersucht und seine Krankheitsgeschichte aufgenommen (Anamnese). Dann folgte eine ausführliche Beratung, wobei ihm die Grundlagen naturgemäßer, vegetarischer Ernährung und gesunder Lebensweise (Bewegung, Sonne) erläutert wurde. Sie machte jedem Patienten klar, dass er/sie die angegebenen Ernährungsrichtlinien getreu befolgen sollte, anderenfalls würde die Behandlung umgehend abgebrochen. Ihr kam es darauf an, die Menschen wirklich zu heilen und nicht nur ihre Krankheitssymptome kurzzeitig zu beseitigen" (Backhaus 2009, S. 5) (Abb. 6.3).

Die Therapie in dem Institut umfasste die Ernährungsumstellung, Bewegung, Sonnenlichtbäder, Gymnastik, Hydrotherapie, Balneotherapie. In dem Institut war eine Kaltwassereinrichtung (durchaus aufwändig in den Tropen) vorhanden, ein Dampfbad (im Lichtkasten), ein Massageraum, eine Vorrichtung für Darmbäder, ein Bad für Reibesitzbäder (nach Louis Kuhne), ein Raum für Höhensonnenbestrahlungen, eine Terrasse mit Turngeräten (Reck, schwedische Sprossenleiter, schiefes Brett, Rudergerät, Fahrrad). Anita Backhaus erwartete strikte Einhaltung der Empfehlung und brach in verschiedenen Fällen bei Nicht-Einhaltung die Therapie ab.

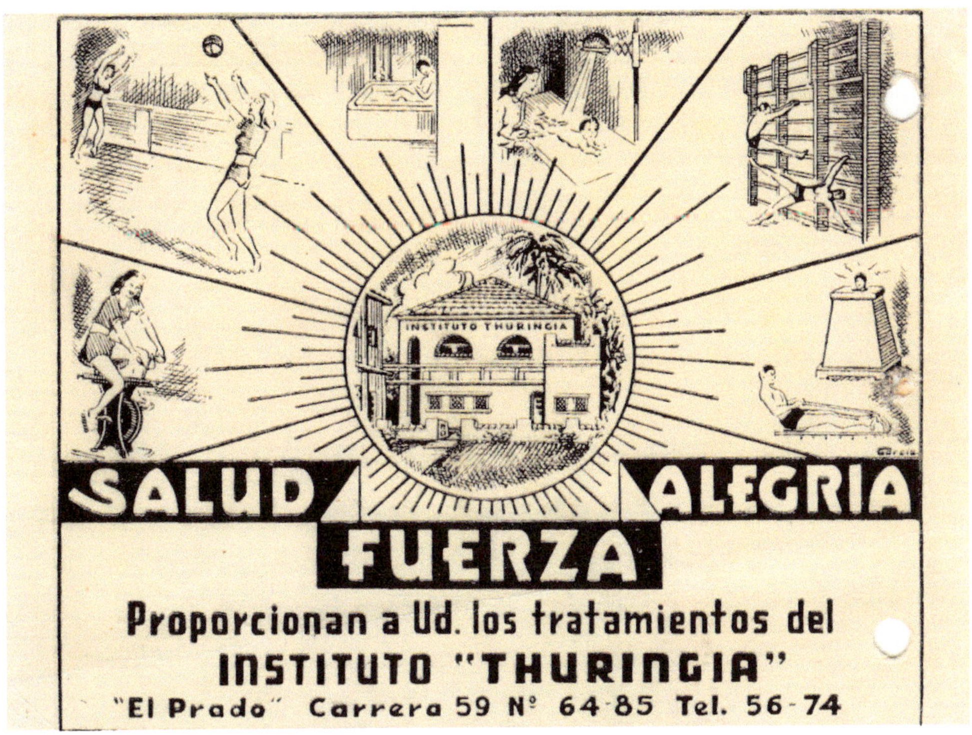

Abb. 6.3 Das Instituto Thuringia war mit Bewegung, Ballspiel, Bädern, Duschen, Gymnastik und Heimsauna

In ihrem Ratgeber informierte sie über die Grundlagen der Gesundheit, gab praktische Anweisungen zur Ernährung, wobei sie insbesondere Rohkost, frisch gepresste Säfte, Sauermilchprodukte, Sauerkraut und den Verzicht auf Fleisch, Fisch, Eier, Weißes Mehl, Kaffee, Alkohol, Zucker empfahl, zudem Ausscheidungsmaßnahmen wie Trockenmassagen, Wechselduschen, das Reibesitzbad, Umschläge, Einläufe, daneben Atem- und Yogaübungen etc. Im Indikationsteil finden sich zahlreiche Hausmittel.

Neben den naturnahen Lebensweisen, die sie propagierte, machte Anita Backhaus die Anwendung der Luffa purgans (einer verwandten Art des bekannten Luffaschwamms welcher zu Massage und Peeling in der Körperpflege verwendet wird) als Ausleitungsmittel über die Nase bei Nasennebenhöhlenentzündung bekannt. Es handelte sich dabei um ein altes Hausmittel der Indios, dessen Anwendung sie einem alten erfahrenen indianischen Botaniker entlocken konnte, dem sie des Öfteren Heilkräuter abkaufte. Er würde ihr das Mittel zubereiten, sie könne es anwenden, aber er weigerte sich, ihr den Namen der Pflanze bekanntzugeben, das sei sein Geheimnis! Durch eine geschickte Strategie gelang es Anita Backhaus schließlich, dass der Indio den Namen und die Zubereitung preisgab und ihr sogar einige kleine Früchte der Luffa purgans gab, mit denen sie glücklich nach Hause ging.

Zur Information: Durch das „Aufschnupfen" durch die Nase des aus diesem Heilmittel gewonnenen Extraktes entsteht eine Reizung der Nasenschleimhaut, die bei chronischen Nasennebenhöhlenentzündungen zu einer Lösung des Schleims führen kann. Im Selbstversuch überzeugte sie sich von der befreienden Wirkung des so ausgelösten Heilschnupfens auf die Nase, Nebenhöhlen und den Kopf. Die Patienten waren Privatpatienten, eine Krankenversicherung gab es nach Aussage von Gert Backhaus nicht. Jeder zahlte, was er konnte. Anita Backhaus richtete sich nach den Möglichkeiten der Patienten, oft behandelte sie auch unentgeltlich.

6.4   Schriften

- Vereinzelt veröffentlichte Anita Backhaus in der deutschen Zeitschrift *Drei-Eichen-Blätter, den Monatsheften für moderne Lebensgestaltung und weltweites Wissen*.
- Backhaus A (1961): *Heilen ohne Pillen und Spritzen* (Hermann Bauer Verlag, später ECON-Verlag). 2001 wurde der Ratgeber von Natur und Medizin e.V., der Fördergemeinschaft der Carstens-Stiftung wieder neu aufgelegt (Abb. 6.4).

Abb. 6.4   Heilen ohne Pillen und Spritzen, Ausgabe von 1965

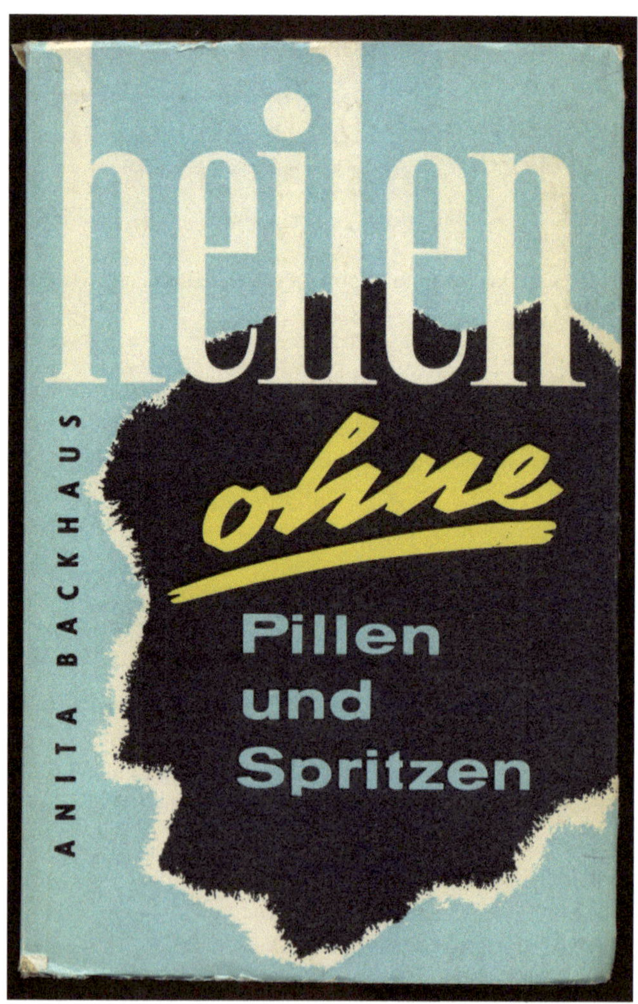

6.5 Infos für heute

Das Buch *Heilen ohne Pillen und Spritzen* ist antiquarisch erhältlich. Die Enkeltochter von Anita Backhaus ist in die Fußstapfen ihrer Großmutter getreten, sie ist Allgemeinärztin mit Zusatzbezeichnungen Homöopathie, Akupunktur und Naturheilverfahren.

7.1 Bedeutung für die Naturheilkunde

Schwester Bernardine, eine Franziskanerschwester, ist eine prominente Autorin mehrerer Bücher über Hausmittel und Heilpflanzen. Mehrfach trat sie in der Sendung „Mosaik" auf und lieferte dort Informationen und Tipps zu Heilpflanzen. Zu nennen sind hier 5 Beiträge, die sich im Archiv des ZDF finden aus den Jahren 1980 und 1982, u. a. zu Kräutern, Frühlingsrezepten, Beerenwein und Schweren Beinen.

7.2 Leben

Der Lebensweg der Schwester Bernardine, aufgezeichnet nach einem Gespräch im November 1981 mit Ingeborg Thomé, Leiterin der ZDF-Sendereihe „Mosaik":

Geboren wurde Schwester Bernardine als Elisabeth Rieffel am 15.01.1902 in Colmar.[1] Die ersten drei Lebensjahre verbrachte sie bei einer Tante mütterlicherseits, dann kam sie zu Mutter und Stiefvater. Die Mutter starb, als Elisabeth acht Jahre alt war. Nun wurde sie von ihrem Großvater, der mit seinen beiden unverheirateten Söhnen als Witwer zusammen lebte, in ländlicher Umgebung aufgenommen. Bernardine führte den Haushalt, aufgrund der ärmlichen Umstände wurde „die Natur zu ihrem Spielplatz" Sonntags, so die Erinnerung, ging der Großvater mit ihr in die Natur und erklärte ihr Pflanzen und ihre Heilwirkungen. Sie begann, Heilkräuter zu pflanzen, beschäftigte sich mit Rezepturen. Mit der Zeit wurde sie auch von Nachbarn um Rat gefragt, begann, Kranke zu besuchen. Als ihre beiden Onkel heirateten und Ehefrauen mit ins Haus brachten, ging Elisabeth zunächst in

---

[1] Wichtigste Quelle für den Lebensabriss sind Aufzeichnungen nach einem Gespräch von Ingeborg Thomé, Leiterin der ZDF-Sendereihe „Mosaik" von 1981, zu finden in *Schwester Bernardines Hausmittel* (1982).

© Springer-Verlag GmbH Deutschland, ein Teil von Springer Nature 2020

A. Kerckhoff, *Wichtige Frauen in der Naturheilkunde*,

https://doi.org/10.1007/978-3-662-60459-5_7

die Stadt „in Stellung", entschied sich dann für ein Leben im Kloster. Am 3. März 1923 trat sie in ein Franziskanerinnenkloster ein, wurde ein Jahr später in den Orden aufgenommen. Seit 1925 wirkte sie als Gemeindeschwester in Buxweiler, Rohr, Türningen, Niederbergheim, Hohengöft, Börsch und (seit 1964) in Wingen im Elsass, wo sie sich intensiv den Kranken widmete.

7.3   Heilkunde

Schwester Bernardine gibt pflanzenheilkundliche, wassertherapeutische und volksmedizinische Anwendungen weiter. Ausdrücklich weist sie darauf hin, nicht den Arzt ersetzen zu wollen. In einem Fernsehbeitrag empfiehlt sie eine Frühjahrsteekur, ein Kamillenkopfdampfbad, ein Gesichtswasser mit Kamillenblüten, Salbei und Lindenblüten, einen Kamillenumschlag (Mosaik vom 06.04.1982). Bemerkt werden muss, dass manche der Empfehlungen (z. B. Holunderblätter innerlich) heute nicht nicht mehr empfohlen werden.

7.4   Schriften

- Schwester Bernardine (1982): *Schwester Bernardines Hausmittelbuch* (Bearbeitung Renate Zeltner),
- Schwester Bernardine (1988): *Schwester Bernardines Heilkräuterbuch*
- Schwester Bernardine (1982): *Schwester Bernardines Naturapotheke*
- Schwester Bernardine (1988): *Schwester Bernardines Heilkräuter- und Hausmittelbuch,*
- Schwester Bernardine (1982): *Schwester Bernardines große Naturapotheke*

Bei verschiedenen Titeln waren Co-Autoren und Bearbeiter aktiv. Im Vorwort der *großen Naturapotheke* wird erwähnt, dass mehrere Ärzte und Wissenschaftler an dem Buch mitgearbeitet haben, deren Ziel es war, die Rezepturen und empfohlenen Anwendungen wissenschaftlich zu überprüfen.

7.5   Infos für heute

Die Bücher von Schwester Bernardine sind antiquarisch erhältlich.

8.1 Bedeutung für die Naturheilkunde

Frau Dr. Johanna Budwig, die „Flaxseed Lady" aus Freudenstadt im Schwarzwald (flaxseed – Leinsamen) war eine Pionierin der Fettforschung. Sie wird beschrieben als eine resolute Persönlichkeit mit kämpferischem Temperament, die vehement über Jahrzehnte für ihre Überzeugungen eintrat. Von ihren Anhängern verehrt und weltweit zu Kongressen eingeladen, fand sie an Universitäten keine Anerkennung (Abb. 8.1 und 8.2).

8.2 Leben

Johanna Budwig wurde 1908 in Essen an der Ruhr geboren, sie starb 2003 in Freudenstadt im Alter von 94 Jahren an den Folgen eines Oberschenkelhalsbruches. 1908 ist ein auch in anderer Hinsicht bemerkenswertes Jahr: In diesem Jahr wurde das Frauenstudium in Deutschland gestattet. Mit 16 Jahren trat sie dem Diakonissenorden in Kaiserswerth bei. Sie absolvierte das Abitur und studiert Pharmazie in Königsberg und Münster. Hier begegnete sie Prof. Hans Kaufmann, ihren späteren Mentor. Kaufmann war der Gründer des Deutschen Instituts für Fettforschung. Budwig arbeitete hier als wissenschaftliche Mitarbeiterin. Ihre Promotion schloss sie 1939 ab und erhielt den Doktortitel.

In den Kriegsjahren leitete sie die Anstaltsapotheke der Diakonissen in Kaiserswerth. Differenzen mit der Leitung führten zu ihrem Austritt aus dem Orden. Sie ging zurück zu Prof. Kaufmann ins chemische Landesuntersuchungsamt NRW. Budwig entwickelte ein Verfahren, mittels der Papierchromatographie unterschiedliche Fettsäuren zu bestimmen – und zwar auch in kleinsten Mengen.

1950 stellten Prof. Kaufmann und Dr. Budwig auf dem internationalen Fett-Kongress ihre Erkenntnisse über „Neue Wege in der Fettanalyse" vor.

© Springer-Verlag GmbH Deutschland, ein Teil von Springer Nature 2020
A. Kerckhoff, *Wichtige Frauen in der Naturheilkunde*,
https://doi.org/10.1007/978-3-662-60459-5_8

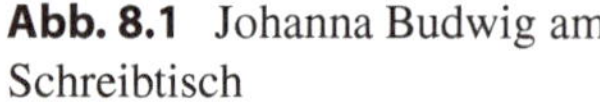

Abb. 8.1 Johanna Budwig am Schreibtisch

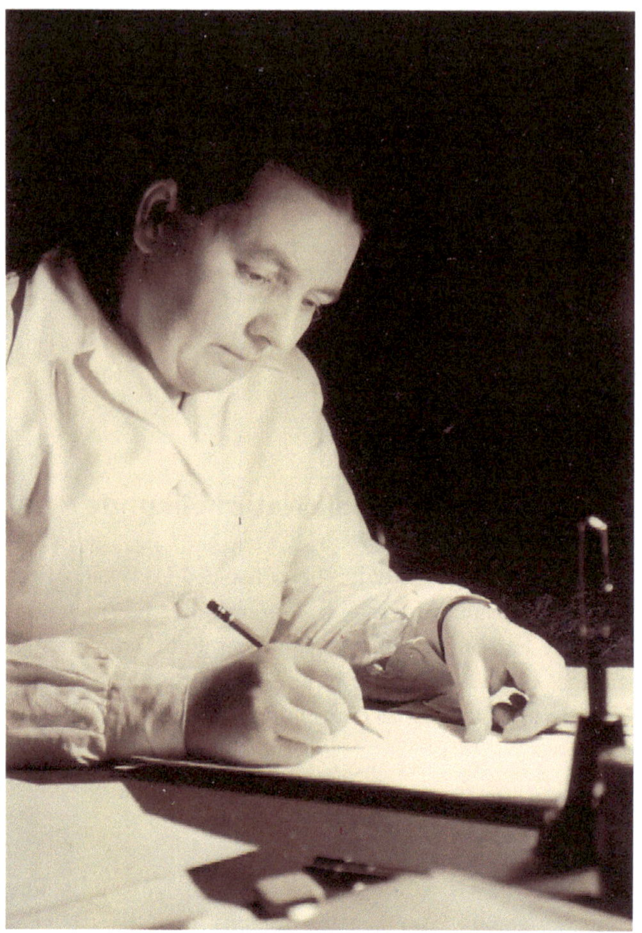

Die Forschungsergebnisse lieferten Erkenntnisse über Gesundheitsschädigungen durch hoch erhitzte und chemisch veränderte Fette, die vor allem in Margarine vorhanden waren. Budwig äußerte diese Bedenken in ihren Publikationen und Vorträgen. Sie arbeitete seit 1951 als Obergutachterin für Arzneimittel und Fette im Bundesinstitut für Fettforschung. Diese Stelle musste sie nach kritischen Äußerungen über Transfettsäuren aufgeben.

Als Heilpraktikerin behandelte sie Patienten.

8.3 Heilkunde

Johanna Budwig war der festen Überzeugung, dass der Verzehr von gehärteten, industriell bearbeiteten Fetten die Gesundheit massiv belastet und Krankheiten verursacht. Im Gegenzug sah sie in mehrfach ungesättigten Fettsäuren einen wichtigen Schutz für die Gesundheit, v. a. einen Schutz vor Herz-Kreislauf-Erkrankungen und Krebs. Ihre Forschungen

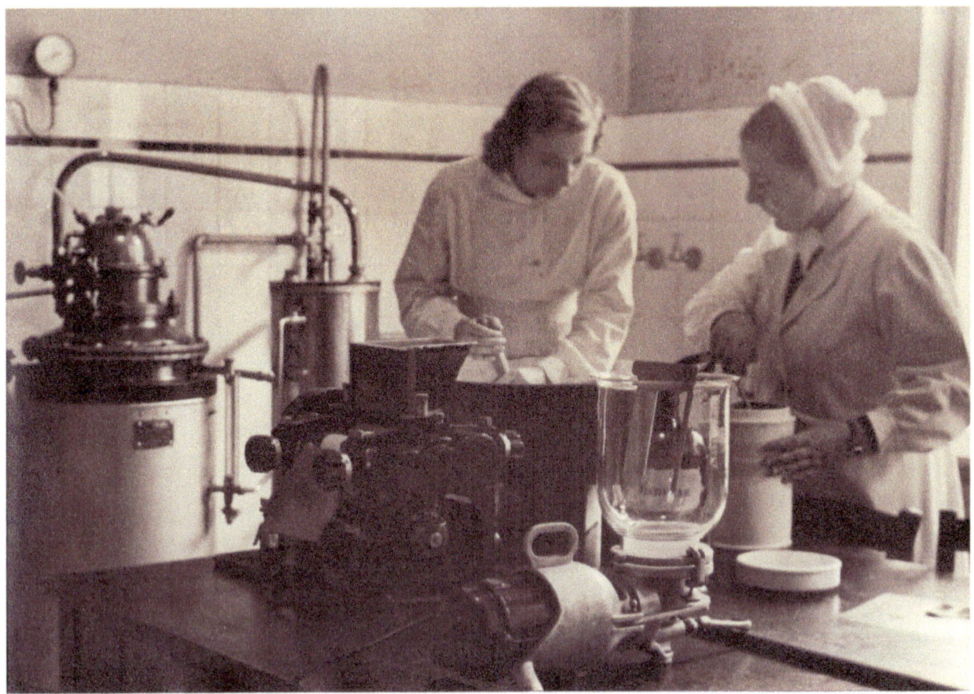

Abb. 8.2 Johanna Budwig in ihrem Labor

stützten sich dabei auf die Arbeiten von Dr. Otto Warburg, der 1931 den Nobelpreis für Medizin für seine Arbeiten zur Aufklärung der Zellatmung bekam. Warburg hatte die Hypothese aufgestellt, dass bei der Erkrankung Krebs die Zelle „anaerob" (= ohne Sauerstoff) atmet und nicht ausreichend Sauerstoff aufnimmt bzw. verstoffwechselt. Dass es einen Zusammenhang zwischen dem Krebswachstum und der Zellatmung, d. h. dem Energiestoffwechsel der Zelle gibt, konnte jedoch letztes Jahr wissenschaftlich bestätigt werden.

Warburg erschien es aufgrund seiner Forschungen plausibel, als Gegenmaßnahme gegen Krebs die Zellatmung mit Sauerstoff gezielt anzuregen. Bereits um 1900 war vermutet worden, dass dies u. a. durch schwefelhaltige Eiweiße geschieht, die Eiweiße jedoch nicht die einzige Komponente seien. Johanna Budwig gelangte durch ihre Forschung zu der Überzeugung, dass die zweite Komponente zur Verbesserung der Sauerstoffaufnahme ungesättigte Fettsäuren seien. Eine besondere Rolle kam hier ihrer Meinung nach dem Leinöl zu, das die ungesättigte Fettsäure Alpha-Linolensäure, eine essentielle Omega-3-Fettsäure, enthält. Sie entwickelte daraufhin ein umfassendes Kostsystem, in dem schwefelhaltige Eiweiße in Form von Magerquark oder Hüttenkäse und ungesättigte Fettsäuren in Form von Leinöl einen hohen Stellenwert einnehmen. Am bekanntesten ist ihre „Budwig-Creme" für die Milch, Leinöl und Magerquark so lange verrührt werden, bis kein Öl am Schüsselrand mehr zu sehen ist. Die Creme kann süß oder herzhaft gereicht werden, sinnvoll ist die Kombination mit Zwiebeln, Lauch, Schnittlauch, Bärlauch oder Knoblauch, da diese Pflanzen Eiweiße mit Schwefelanteil enthalten.

Die von Johanna Budwig entwickelte Budwig Creme ist Bestandteil einer vollwertigen Küche. Neben Leinöl und anderen kaltgepressten Pflanzenölen empfiehlt Budwig für die Ernährung Leinsamen, Quark und Hüttenkäse, viel Gemüse, als Rohkost, gedünstet und milchsauer vergoren, Sauerkrautsaft, Obst und frisch gepresste Säfte, Nüsse und Saaten, abgeraten wird von Fleisch, Fisch, Butter, Konserven, Margarine, Nudeln, Tiefkühlkost und Zucker.

8.4 Schriften

- Kaufmann HP, Budwig J (1952): *Zur Biologie der Fette V: Die Papier-Chromatographie der Blutlipoide, Geschwulstproblem und Fettforschung.* Chemischen Landes-Untersuchungsamt Nordrhein-Westfalen und dem Deutschen Institut für Fettforschung. Münster i. W., Artikel erschienen in *Fette und Seifen* Nr. 54, 1952, S. 156–165.
- Budwig J (1956): *Die elementare Funktion der Atmung in ihrer Beziehung zu autoxydablen Nahrungsstoffen.* Hyperion-Verlag, Freiburg i.B.
- Budwig J (1956): *Krebs – ein Fettproblem, richtige Wahl und Verwendung der Fette.* Hyperion-Verlag, Freiburg i.B.
- Budwig J (1959): *Das Fettsyndrom: Die fundamentale Bedeutung der Fette und anderer Lipide.* Eigenverlag.
- Budwig J (1956): *Die Auswirkungen des Fettstoffwechsels auf die Funktion der Sinnesorgane*; Textauszug aus: *Das Fettsyndrom.* Hyperion-Verlag, Freiburg i. Br.
- Budwig J (1965): *Öl-Eiweiß-Kost*, Hyperion-Verlag, Freiburg i.Br.
- Budwig J (1966): *Kosmische Kräfte gegen Krebs, Elektronen-Biologie.* Hyperion-Verlag, Freiburg i. Br.
- Budwig J (1968): *Laserstrahlen gegen Krebs, Resonanz-Phänomene als Anti-Entropie-Faktor des Lebens*, Hyperion-Verlag, Freiburg i.B.
- Budwig J (1977): *Der Tod des Tumors.* 2 Bände, Eigenverlag
- Budwig J (1979): *Fotoelemente des Lebens, auch zur Überwindung der Erkrankung an Krebs.* Resch, Innsbruck.
- Budwig J (2000): *Krebs, das Problem und die Lösung.* Sensei-Verlag, Kernen (Abb. 8.3).

8.5 Infos für heute

Hinweise auf Johanna Budwig finden sich unter www.budwig-stiftung.de. Es handelt sich um die website der Dr.Johanna Budwig Stiftung mit zahlreichen Informationen über Dr. Johanna Budwig. Die website www.dr-johanna-budwig.de verweist auf die Dr. Johanna Budwig GmbH & Co KG, die verschiedene Produkte vertreibt, Rezepte und Infos anbietet.

Abb. 8.3 Öl Eiweiß Kost von Johanna Budwig

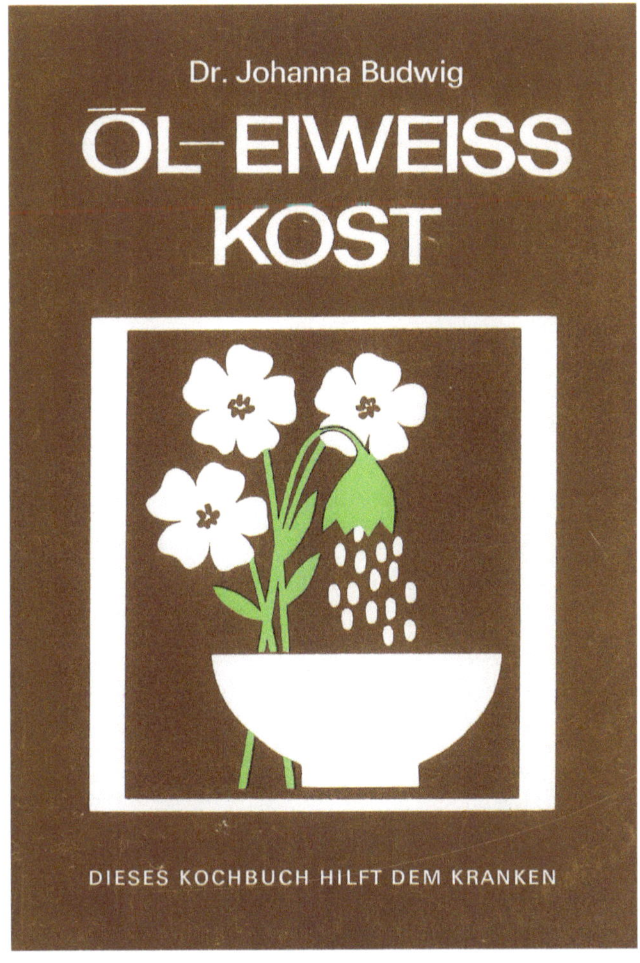

Dieses Porträt der „jüngsten" wichtigen Frau in der Naturheilkunde hat für mich eine besondere Bedeutung: Veronica Carstens hat mich maßgeblich geprägt, ich arbeite mittlerweile seit fast 30 Jahren für den Förderverein ihrer Stiftung. Sie war eine großartige, vorbildliche Frau: überzeugte Demokratin, unerschrocken, aufgeschlossen gegenüber allem Neuen und begeisterungsfähig. Trotz des hohen politischen Amtes, das ihr Mann bekleidete, blieb sie bescheiden. Ich bin stolz und glücklich, ihr Patenkind zu sein.

9.1 Bedeutung für die Naturheilkunde

Veronica Carstens (1923–2012) war promovierte Fachärztin für Innere Medizin und Ehefrau des Bundespräsidenten Prof.Dr. Karl Carstens. Während der gesamten Amtszeit ihres Mannes (1979–1984) und bis ins hohe Alter arbeitete sie als Ärztin.

Veronica Carstens hat sich den Brückenschlag von Schulmedizin und Naturheilkunde/ Homöopathie zur Lebensaufgabe gemacht. Sie war die Pionierin einer integrativen Medizin. Ihrem Einsatz ist wesentlich zu verdanken, dass Naturheilkunde und Komplementärmedizin Eingang in viele Bereiche der Medizin gefunden haben und Homöopathie wie Naturheilkunde heute mehr und mehr Anerkennung finden. Sie nutzte ihre Position als „first lady", um für eine integrative Medizin zu werben. Die von ihr und ihrem Mann Prof. Karl Carstens gegründete Karl und Veronica Carstens-Stiftung konnte bis heute seite ihrer Gründung 36 Millionen Euro für Wissenschaft und Forschung in über 1000 Projekten bereit stellen, darunter 150 Doktorarbeiten. Über 270 Ratgeber wurden in dem Verlag der Stiftung veröffentlicht. Der Förderverein zählte zu seinen besten Zeiten über 5000 Mitglieder. Die Carstens-Stiftung verfügte bis 2019 über eine umfangreiche Bibliothek und Datenbank im Bereich Naturheilkunde/Komplementärmedizin. Dass heute Studenten im Medizinstudium die Komplementärmedizin kennen lernen, geht wesentlich auf den

© Springer-Verlag GmbH Deutschland, ein Teil von Springer Nature 2020

71

A. Kerckhoff, *Wichtige Frauen in der Naturheilkunde*,
https://doi.org/10.1007/978-3-662-60459-5_9

unermüdlichen Einsatz von Veronica Carstens zurück, ebenso wie die Einrichtung von Arzneimittelkommissionen für „besondere Therapieverfahren" oder die Erstattung komplementärmedizinischer Verfahren durch die Krankenkassen. Der Förderverein Natur und Medizin e. V. hat 23.000 Mitglieder, die sich in verschiedenen Foren auch untereinander über ihre Erfahrungen austauschen können.

9.2 Leben

Veronica Carstens, geborene Prior, wurde am 18. Juni 1923 in Bielefeld geboren, wo sie als als jüngstes von vier Kindern auch aufwuchs. Ihre Leidenschaft galt der Musik – sie spielte Geige – und der Medizin. 1942 begann sie ein Medizinstudium in Freiburg und arbeitete nach dem Physikum 1944/1945 als Lazarettschwester für das Deutsche Rote Kreuz. 1944 heiratete sie den Juristen Karl Carstens, den sie ein Jahr zuvor auf der Hochzeit ihrer Schwester kennen gelernt hatte. Karl Carstens arbeitete nach dem Krieg zunächst als Rechtsanwalt, hatte seit 1960 verschiedene politische Ämter inne und war von 1979–1984 Bundespräsident der Bundesrepublik Deutschland. Bekannt wurde das Ehepaar Carstens nicht zuletzt durch seine Wanderungen in ganz Deutschland (Abb. 9.1 und 9.2).

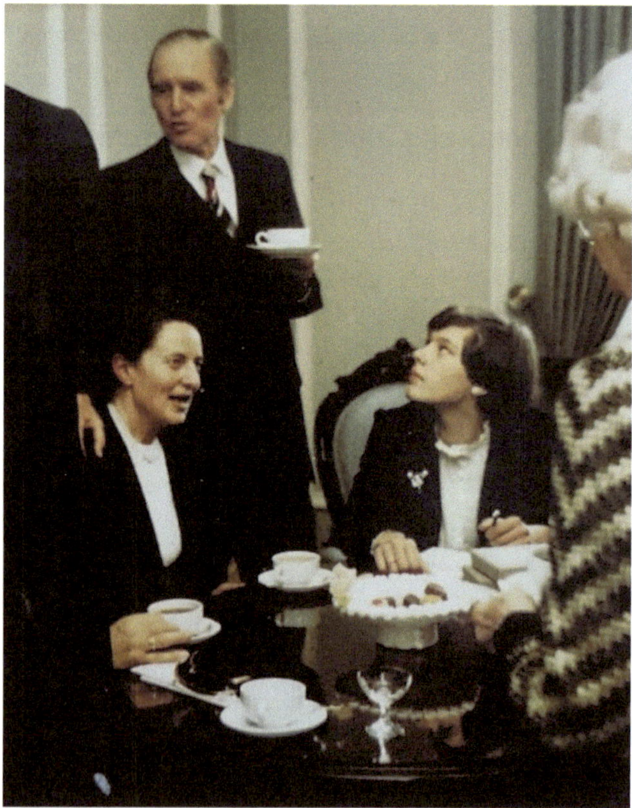

Abb. 9.1 Karl Carstens, Veronica Carstens und ich bei meiner Konfirmation, Foto privat

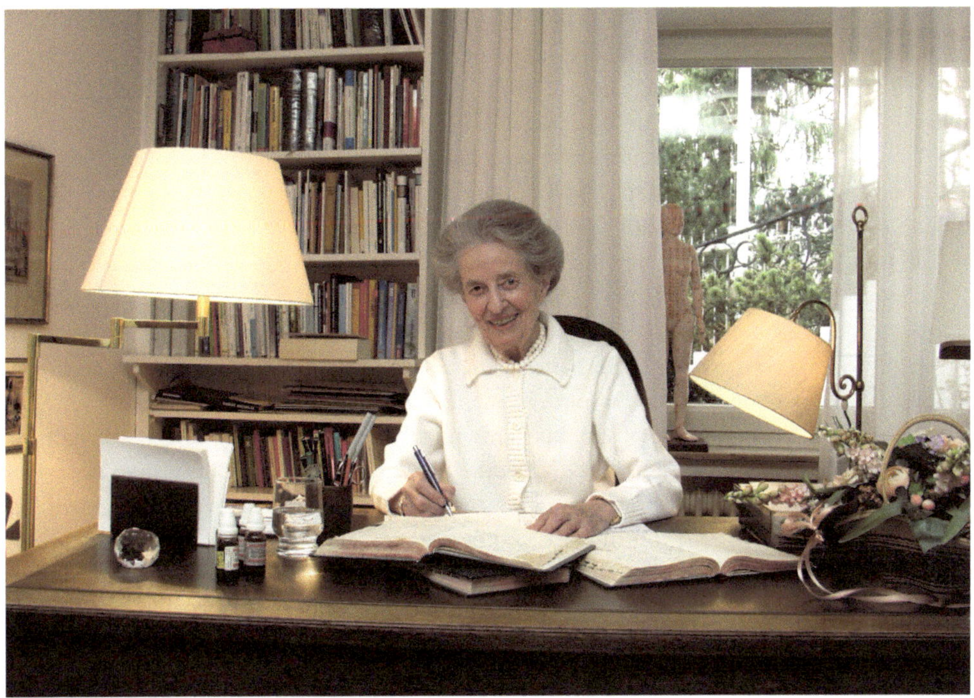

Abb. 9.2 Veronica Carstens. Mit freundlicher Genehmigung der Carstens-Stiftung

1956 nahm Veronica Carstens ihr Medizinstudium wieder auf. Sie promovierte 1960 und absolvierte anschließend eine Facharztausbildung zur Internistin. In Meckenheim bei Bonn eröffnete sie eine internistische Praxis, die sie auch während der Amtszeit ihres Mannes als Bundespräsident fortführte. Von 1979–1984 war sie Schirmherrin des Müttergenesungswerkes, von 1979–1989 die erste Schirmherrin der Deutschen Multiple Sklerose Gesellschaft.

9.3 Heilkunde

Die frühen 1980er-Jahre waren geprägt von erbitterten Kontroversen zwischen den Vertretern der so genannten „Schulmedizin" und der „Alternativmedizin". So interessant viele Ansätze aus dem alternativen Spektrum waren, so wenig geprüft waren sie weithin. Veronica Carstens beklagte bereits in den Anfangsjahren ihrer ärztlichen Tätigkeit den tiefen Graben zwischen Schulmedizin und Naturheilkunde. Nach ihrer Auffassung war der Hauptgrund dafür eine mangelnde wissenschaftliche Durchdringung der Naturheilkunde. Um diesen Zustand zu ändern, gründete sie 1982 gemeinsam mit ihrem Mann, dessen Idee die Stiftungsgründung war, die Karl und Veronica Carstens-Stiftung. Das Ziel der Stiftung war und ist bis heute, Naturheilkunde, Komplementärmedizin und Homöopathie wissenschaftlich zu erforschen, den Nachwuchs zu fördern und auf diesem Wege eine Integration der Naturheilkunde in Forschung und Lehre der Hochschule aber auch die ärztliche Praxis zu ermöglichen. Die Stiftung war zunächst als rein private Initiative zur Regelung des Nachlasses gedacht, da die Ehe kinderlos blieb.

Womit das Ehepaar Carstens nicht im mindesten gerechnet hatte: Als die Nachricht der Stiftungsgründung an die Öffentlichkeit drang, war die Resonanz so groß, dass viele Tausende dieses Anliegen unterstützen wollten. 1983 wurde dafür die Fördergemeinschaft Natur und Medizin e. V. gegründet. Die Menschen, die ihr beitraten, wollten einerseits die Idee einer integrativen Medizin mit dem „Besten von Beidem", wie Veronica Carstens es sagte, fördern. Daneben suchten viele von ihnen seriöse Antworten auf gesundheitliche Fragen: Was gibt es *noch* an Möglichkeiten, neben oder zusätzlich zur konventionellen Medizin? Was ist von dieser oder jener Therapie zu halten? Was kann ich selber tun? Die Tatsache, dass die Carstens-Stiftung bis heute unabhängig von Politik und Wirtschaft fördern kann, trägt sicherlich dazu bei, dass die Fördermitglieder Stiftung und Verein als verlässliche Ansprechpartner sehen und sich im Dschungel der komplementärmedizinischen Angebote hier gerne informieren und beraten lassen – gerade auch im Hinblick auf umstrittene Verfahren oder komplexe Krankheitsbilder. Dies geschieht durch die Mitgliederzeitschrift, regelmäßig erscheinende und zum Teil exklusive Ratgeber, Gesundheitstage, aber auch persönliche Beratung und individuelle Recherche.

Nicht zuletzt durch ihre öffentlichen Auftritte fand das Anliegen von Veronica Carstens ein für sie selbst unerwartet großes Echo in der Bevölkerung. Nur zwei Jahre später wurde 1983 der Förderverein Natur und Medizin e. V. gegründet, dem schnell über 50.000 Mitglieder beitraten. Dank der Mitgliederbeiträge und Spenden wurde die Carstens-Stiftung über die Jahre zum größten Geldgeber der Forschungsförderung im Bereich Komplementärmedizin in Europa. Bis heute hat sie über 37 Millionen Euro für die Forschungsfördern bereitgestellt, damit mehr Mittel als das Bundesforschungsministerium oder die Europäische Union. Zu den außergewöhnlichen Projekten gehören mehrere Hochschulambulanzen für Naturheilkunde, so an der Frauen-Universitätsklinik in Heidelberg, der Universitätsklinik Freiburg oder dem Klinikum Jena, außerdem die Bewilligung einer Stiftungsprofessur an der Charité zur Erforschung der Komplementärmedizin Die Stiftung verfügt heute über Europas größte Bibliothek und Datenbank im Bereich Komplementärmedizin, sie bietet Mitgliedern und Journalisten von Wirtschaft und Politik unabhängige Informationen.

Über Jahrzehnte setzte sich Veronica Carstens unermüdlich mit Vortragsreisen und öffentlichen Auftritten, zahlreichen Briefen und persönlichen Gesprächen für ein sinnvolles Miteinander von Schulmedizin und Naturheilkunde ein, auch wenn dies – insbesondere in den ersten Jahren – schärfste Angriffe mit sich mit sich brachte. Sie nutzte ihre Kontakte, um auf die Berechtigung der Naturheilkunde aufmerksam zu machen und politische Entscheidungen mit zu beeinflussen. In Gesprächen mit Politikern, unzähligen Petitionen und Korrespondenzen mit Entscheidungsträgern trat sie für die Anerkennung der Naturheilkunde ein. Auch die Mitglieder des Fördervereins rief die überzeugte Demokratin stets zu auf, die jedem Bürger gegebenen Möglichkeiten der politischen Arbeit zu nutzen. In besonderem Maße setzte sie sich nach der Maueröffnung für eine Verbreitung der Naturheilkunde in der Öffentlichkeit, aber auch in Lehre und Forschung in den neuen Bundesländern ein.

Neben der beruflichen und akademischen Förderung im Rahmen der Carstens-Stiftung legte Veronica Carstens großen Wert auf den persönlichen Kontakt und den gemeinsamen, offenen Austausch. Der Kreis der von der Stiftung geförderten Projektleiter und Doktoranden wie auch der Förderverein Natur und Medizin wurde für Veronica Carstens zur zweiten Familie. So verfolgte sie mit Interesse die Lebenswege der Einzelnen über Jahrzehnte und suchte immer wieder das persönliche Gespräch. Neuen und unkonventionellen Strömungen in der Medizin stand sie vorurteilsfrei und aufgeschlossen gegenüber. Neben der Praxistätigkeit beantwortete sie bis 2006 alle Anfragen von Mitgliedern des Fördervereins persönlich, widmete sich dieser umfangreichen Korrespondenz von jährlich mehreren hundert Briefen mit großer Hingabe. In ihrer Praxis aber auch im Rahmen ihrer Vortragsveranstaltungen nahm sie sich Zeit für jeden, der ihren Rat suchte. Insbesondere ihre Fähigkeit, zuzuhören, ihre ehrliche Anteilnahme am persönlichen Schicksal, ihre besondere Gabe, Hoffnung zu stiften und Mut zu machen und ihr tiefer Glaube halfen unzähligen Menschen über persönliche Krisen hinweg. Stets forderte sie die dazu auf, sich nicht dem Schicksal zu ergeben, sondern selbst aktiv zu werden.

Bis zum Ende ihres Lebens war Veronica Carstens eine passionierte Ärztin. Auch nach Aufgabe ihrer Praxis 2006 fühlte und dachte sie als Ärztin und war immer um das Wohlergehen ihrer Mitmenschen besorgt.

Veronica Carstens blieb trotz des hohen politischen Amtes, das ihr Mann bekleidete, stets bescheiden. Sie war der festen Überzeugung, dass jeder Mensch eine Aufgabe in sich trägt und wählte für ihre Autobiographie ganz bewusst den Titel „Dein Weg wird dich finden". Gerne zitierte sie Victor Frankl, der sagte: „der Mensch ist nicht auf Glück, sondern auf Sinn ausgelegt." Die überzeugte Christin war durch ein tiefes Gottvertrauen geprägt, das ihr bis zum Schluss Kraft und Zuversicht gab.

9.4 Schriften (Auswahl)

Carstens V (2003): Dein Ziel wird Dich finden. Lebenserinnerung. Natur und Medizin e. V., Essen.

Carstens V (2006): Ausgewählte Reden und Schriften. Natur und Medizin e. V., Essen.

Diese Bücher sind antiquarisch erhältlich. Andere Bücher und Broschüren von Veronica Carstens finden sich im shop bei www.naturundmedizin.de

9.5 Infos für heute

Der von Veronica Carstens gegründete Förderverein Natur und Medizin e. V. hat als satzungsgemäße Aufgabe die Unterstützung der Stiftungsarbeit, die vor über dreißig Jahren mit einer Vision begann: *„Der Arzt und die Ärztin der Zukunft sollen zwei Sprachen sprechen, die der Schulmedizin und die der Naturheilkunde und Homöopathie. Sie sollen im Einzelfall entscheiden können, welche Methode die besten Heilungschancen für den Patienten bietet. "* (Veronica Carstens) Er ist auch heute noch ein wichtiger Ansprechpartner für Naturheilkunde und Homöopathie. In einer regelmäßigen Mitgliederzeitschrift, Ratgebern und auf Gesundheitstagen informiert er über die Möglichkeiten und Grenzen von Homöopathie und Naturheilkunde im Sinne einer Integrativen Medizin – und zwar völlig unabhängig und mit einem großen Expertennetzwerk aus Wissenschaftlern und Ärzten zusammensetzt. Im Gegensatz zu anderen Einrichtungen in diesem Sektor wird hier über die komplette Spannbreite der Komplementärmedizin informiert und beraten. Hinzuweisen ist auf zwei eigene Buchreihen von mir und Kollegen im Verlag der Stiftung, dem KVC-Verlag. Zum einen handelt es sich um eine Reihe, die krankheitsbezogen konventionelle und komplementärmedizinische Strategien darstellt wie auch Selbsthilfemöglichkeiten. Die unterschiedlichsten Indikationen wurden hier bereits behandelt: von Bluthochdruck und Rheuma über Depressionen, Wechseljahresbeschwerden, Schmerzen allgemein, Schlafstörungen etc. Die andere wichtige Reihe behandelt „Naturheilkunde für Zuhause", mit Bänden zu Heilpflanzentees, Gewürzen, vollwertiger vegetarischer Ernährung, ayurvedischer Ernährung, Wickeln und Auflagen, Küchenkräutern, Hausmitteln aus aller Welt, Gymnastik für Senioren etc. Da Veronica Carstens und Natur und Medizin e. V. die Selbsthilfe auch bei schwachen finanziellen Ressourcen wichtig war, wurde vom Verein für die Fördermitglieder auch ein Bändchen mit gesundheitsfördernden Maßnahmen und Selbsthilfestrategien, die nichts oder wenig kosten und sich auch im Sinne der Nachhaltigkeit auf Ressourcen wie Atem, Körper, im Haushalt und in der Küche vorrätigen Utensilien etc. konzentrieren herausgegeben. (Gesundheit gut & günstig). Fördermitglieder können im Mitgliederbereich auf alle Mitgliederzeitschriften zurückgreifen und sich untereinander austauschen und vernetzen. Dieser Service wird bei den vielen Detailfragen, die es im Bereich der Integrativen Medizin als einem außerordentlich komplexen Thema gibt, gerne in Anspruch genommen.

Gerade in der heutigen Zeit, in der insbesondere die Homöopathie einer starken Kritik ausgesetzt ist, obwohl Studien die Wirksamkeit zweifelsfrei belegt haben und die Erfahrung vieler Ärzte zur Homöopathie als unterstützende Therapie bei schweren oder chronischen Erkrankungen positiv ist, ist eine Organisation wie die Carstens-Stiftung wichtiger denn je, so dass ich hiermit dazu auffordern möchte, dem Förderverein beizutreten.

10.1　Bedeutung für die Naturheilkunde

Renate Colliergilt als die Pionierin der Azidosetherapie (Therapie der Gewebsübersäuerung). Sie entwickelte die „manuelle Therapie bei latenter Azidose" wie auch Kuren zur Sanierung des übersäuerten Gewebes, die basische Wässer, Basenpulver, Basenbäder, Wickel und eine basenüberschüssige Kost beinhalteten. In besonderem Maße lagen ihr die Aufklärung von Patienten und die Selbsthilfe am Herzen. Im Laufe ihres Lebens strebte sie immer wieder neuen Lebens- und Arbeitsformen zu, die insbesondere durch ein soziales Miteinander und die Verbindung von Privat- und Arbeitsleben gekennzeichnet waren.

Im Informationstext über Renate Collier für das Frauen-Gedenk-Labyrinth heißt es: „Dr. Renate Collier entwickelte mit ihrer Azidosetherapie eine Synthese wissenschaftlicher medizinischer Erkenntnisse mit den Methoden der Naturheilkunde. Aufgewachsen in großer Armut und Einsamkeit fühlte sie sich den sozial Schwachen stets verpflichtet. Ihr Anliegen war es, über Lernen, Vorbeugen, Heilen auch Laien dazu zu befähigen, sich und die eigene Familie gesund zu erhalten, sie von teurer Gerätemedizin unabhängig zu machen. Ihre Erfahrungen vermittelte sie in eigener Praxis, durch die Leitung eines Kurheimes für Naturheilverfahren und vor allem in Seminargruppen, die gemeinsam lernten und sich gegenseitig behandelten. Mit ihrem Leben gab sie selber ein Beispiel, wie Frauen auch in der heutigen Zeit sich in die Tradition der weisen Heilkundigen früherer Generationen stellen können."[1]

---

[1] http://www.frauen-gedenk-labyrinth.de/historifrauen.html#entry_R, 04.07.2018.

© Springer-Verlag GmbH Deutschland, ein Teil von Springer Nature 2020
A. Kerckhoff, *Wichtige Frauen in der Naturheilkunde*,
https://doi.org/10.1007/978-3-662-60459-5_10

Abb. 10.1 Renate Collier, mit
freundlicher Genehmigung von
Sylvia Collier

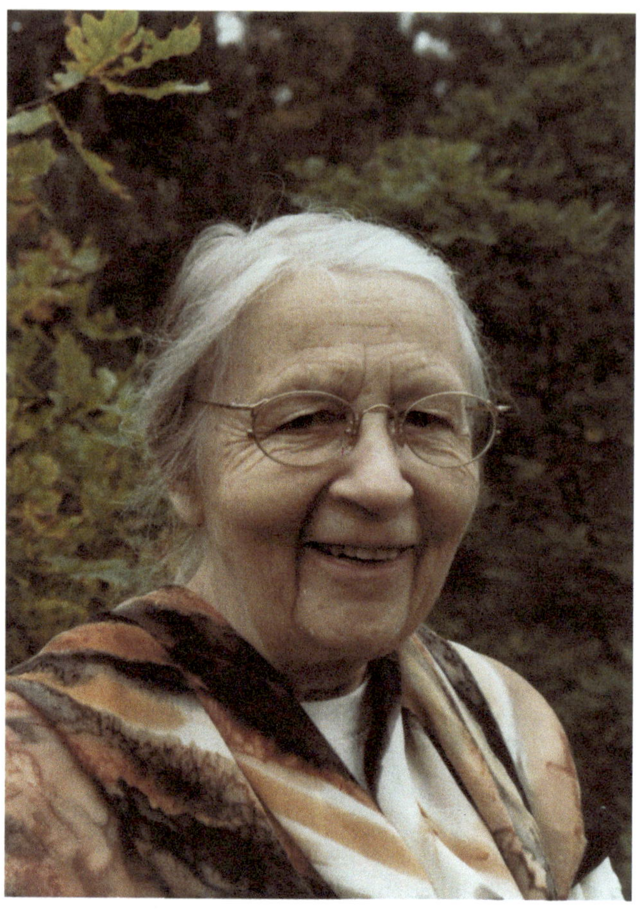

10.2 Leben

Renate Collier wurde am 07.02.1919 bei München geboren. Ihr Vater war als Wissenschaftler in der Mikrobiologie tätig. Die Eltern heirateten, die Ehe zwischen dem
weltreisenden Mikrobiologen und der heimatverbundenden Mutter wurde nach nur
einem Jahr geschieden, da die Mutter dem Vater nicht nach Venezuela folgen wollte.
Renate wuchs zunächst die ersten zwei Jahre bei der Familie ihres Vaters in Burg bei
Magdeburg auf. Nach der Scheidung war ihre Mutter zurück nach Ostpreußen gezogen und hatte den Kontakt zur Familie des Vaters abgebrochen. Renate wurde zunächst „herumgereicht", lebte dann bis zum 7. Lebensjahr in Ostpreußen bei der
Großmutter mütterlicherseits, einer Hebamme, auf der Kurischen Nehrung. Renate
Collier war von der Natur Ostpreußens geprägt und fühlte sich sehr zu den schönen
Künsten und der Literatur hingezogen. Sie wird als lern- und wissbegierig beschrie-
ben (Abb. 10.1).

Dank der finanziellen Unterstützung einer Patentante und später mit Hilfe eines Stipendiums konnte sie das Gymnasium in Königsberg besuchen, schrieb ihre Abiturarbeit über Paracelsus, studierte an der Albertus-Universität in Königsberg Medizin und promovierte.

Mit nur 24 Jahren arbeitete sie kriegsverpflichtet in Masuren, war hier verantwortlich für die Männerstation und die chirurgische Abteilung. Beim Einmarsch der Russen 1945 geriet sie in Gefangenschaft, erlebte Vergewaltigung und Verschleppung, arbeitete dann als Lagerärztin. Sie floh Ende 1945 über Berlin in den Westen. Ein psychischer Zusammenbruch folgte, den sie mit einer Psychotherapie und der Zuwendung zur naturnahen Lebensweise überwinden konnte und der sie veranlasste, sich beruflich neu zu orientieren. Ihre Tochter schreibt dazu: „Sie traf für sich die Entscheidung, dass sie leben wollte, damit die Menschen vernünftiger würden und besser mit sich und der Umwelt umgehen lernen sollten. Dieser innere Entschluss hat sie von da an geleitet, selbst wenn es immer wieder Zeiten der Kraftlosigkeit und Entmutigung gab." (Collier, S, ohne Jahresangabe b, S. 8). Collier wurde 1951/1952 Kneipp-Ärztin, befasste sich mit Lymphdrainage, Chirogymnastik, gesunder Ernährung, Massage und behandelte sich selbst mit diesen Methoden nach einem Wirbelbruch. 1958 wurde sie (die angeblich einzige) Schülerin von Dr. F.X. Mayr, gab 1960 ihre Kassenzulassung zurück, da sie von den Kassen keine Honorierung ihrer Behandlung erhielt, und gründete ein eigenes Kurheim in Pivitsheide bei Detmold, dem später andere Kurheime folgten. Engagiert widmete sie sich der Gesundheitsaufklärung in Kuren, Kursen und als Autorin. Der Versuch, dieses Konzept von den Krankenkassen finanzieren zu lassen, scheiterte. Damals, so die Tochter, gab es noch kein Präventionskonzept bei den Krankenkassen und auch noch keine IGEL-Leisutngen, die jetzt eine finanzielles Überleben von Ärzten, die alternative Behandlungsmethoden anbieten, gewährleisten können (Sylvia Collier, o. J., S. 12) 1968 erwarb sie eine alte Scheune in Morsum/Sylt, baute sie zum Wohnhaus aus, bot neben ihrer Arbeit in einem Kurheim in Morsum auch Kurse (u. a. Mayr-Bauchmassage) und Kuren für Ärzte, aber auch für Masseure, Heilpraktiker, Krankengymnasten und interessierte Laien an. Die Wissensvermittlung an Nicht-Ärzte durch das Buch „Wie neu geboren durch Darmreinigung" (GU) führte zu einem Zerwürfnis mit dem Verein der Mayr-Ärzte, da diese differenzierte Behandlung nur durch speziell ausgerichtete Ärzte angeboen werden sollte. 1974 trat sie aus dem Verein aus. 1972 musste sie ihr Haus verkaufen und eine Lebensversicherung auflösen, um die Schulden zu begleichen. Sie arbeitete zunächst am Bodensee, kehrte jedoch 1975 nach Sylt zurück und konnte dank der Unterstützung eines befreundeten Ehepaares das „Kurheim Friedrichsheim" in Westerland aufbauen. Hier führte sie Darmreinigungskuren durch, bildete Ärzte für Naturheilverfahren in diesem Bereich weiter aus. Sie stellte ihre Therapiemethode beim 1. Alternativen Gesundheitstag in Hamburg vor und wurde daraufhin gebeten, eine Gruppe von Interessierten bei einer ambulanten Kur zu unterstützen. Regelmäßige Besuche bei dieser Selbsthilfegruppe in Hamburg führten zu der Gründung des Vereins „Lernen-Vorbeugen-Heilen-Gesundheitskreis". Zahlreiche Vorträge und Seminare folgten. Mit 65 Jahren schrieb sie den Ratgeber „Wie neugeboren durch Darmreinigung" (GU), entwickelte einen festen Ausbildungsgang mit klar benannten Inhalten. Seit 1989 lebte sie im „Lebensgarten Steyerberg", einer alternativen Dorfgemeinschaft, an deren Gründung sie maßgeblich mit beteiligt war und die 2000 ein Expo-Projekt wurde. 82-jährig starb Renate Collier an einem Schlaganfall. Eine enge Beziehung bestand zu ihrer Tochter Syliva Collier, die als Ärztin für Psychosomatische Medizin und Psychotherapie arbeitet. Sylvia Collier schreibt über ihre Mutter: „Das Wichtigste, das sie uns hinterlassen hat, ist die Erkenntnis, dass wir die Verantwortung für unsere Gesundheit selber übernehmen müssen, dass dies auch ohne große Kosten aber mit Kenntnis der krankmachenden Faktoren geschehen kann und wir soldarisch an gesünderen Lebens- und Umgangsformen mitarbeiten sollten."

10.3 Heilkunde

Collier vertrat in hohem Maße die Vorstellung einer Gesundheitsaufklärung und Hinwendung zum naturnahen Lebensstil und naturheilkundlichen Selbsthilfe. Als Schlüsselerlebnis beschreibt sie die Auseinandersetzung mit einer Patientin: „Der Anlass für meine sicher etwas ungewöhnliche Laufbahn war eine 32 jährige Patientin, die mich bereits am achten Tage meiner Praxiseröffnung konsultierte, und die mich vor ein Rätsel stellte, welches mit zeitlebens in Atem halten sollte. – Ich selber war zu dieser Zeit ebenfalls 32 Jahre alt. Es dauerte etwa 10 Jahre, bis ich der Auflösung des Rätsels näher kam. Aber erst nach 30 Jahren konnte ich mir genau erklären, was sich damals vor meinen Augen abgespielt hatte, nämlich das Phänomen, das der Volksmund – aber auch die Naturmedizin – als „Entschlackung" bezeichnet. Die Schulmedizin weiß jedoch mit diesem Wort nichts anzufangen." (Collier, R., zitiert in Collier, S., ohne Jahresangabe b, S. 10). Es handelte sich um eine Patientin, die unter Müdigkeit, Schlafstörungen, schlechter Verdauung, Schwindelanfällen, unerträglichen Kopfschmerzen litt und schlecht aussah. Schulmedizinische Befunde ergaben kein krankhaftes Ergebnis. Collier behandelte sie mit Massagen, Kneipp-Güssen und -Wickeln und empfahl eine Ernährungsumstellung nach Bircher-Benner und Kneipp. „Mein Erstaunen ist kaum zu beschreiben, als sich innerhalb von vier Wochen vor meinen Augen an der ehedem verzweifelten Patientin eine wahre Metamorphose vollzog: nach einer Woche begann sie enorme Mengen Wasser auszuschwemmen, nach zwei Wochen waren die Kopfschmerzen verschwunden, nach vier Wochen hatte sie insgesamt 6 kg an Gewicht verloren, und nach sechs Wochen stand eine junge, schöne und gesunde Frau vor mir. Ich aber wusste nicht, wie das zustande gekommen war! Mir ging jedoch zum ersten Male auf: Gesundheit hat etwas mit Schönheit zu tun. War das immer so?" (Collier, R., zitiert in Collier, S., ohne Jahresangabe b, S. 11).

Der von Collier vertretene Kur- und Präventionsgedanke führte dazu, dass sich eine kassenärztliche Praxis nicht rechnete und sie die Kassenzulassung abgab. Von Reaktionen der konventionellen Ärzteschaft wird nicht berichtet. Interessant ist die Ablehnung des Verbands der Mayr-Ärzte, der Kritik daran äußerten, dass Collier die Methoden der Mayr-Kur für Nicht-Ärzte und Laien anbot. In späteren Jahren erhielt sie eine Weiterbildungsermächtigung für die Zusatzbezeichnung Naturheilkunde und leitete Seminare und Vorlesungen wie auch Vorträge auf Kongressen der Ernährungsmedizin. Als Anerkennung des Lebenswerkes erhielt Renate Collier im Jahr 2000 den Förderpreis der Continentale Krankenversicherung.

10.4 Schriften (Auswahl)

- Collier R (1977): *Bauchselbstmassage, Anleitung zur Selbstbehandlung.* Manuskript.
- Collier R (1981): *Natürliche Ernährung in der modernen Welt.* Band I. Eigenverlag: Hennef.
- Collier R (1982): *Natürliche Ernährung in der modernen Welt.* Band II. Eigenverlag: Hennef.
- Collier R (1988): *Gewebsübersäuerung und Allergien durch falsche Ernährung.* Vortragsmanuskript.
- Collier R (1996): *Die Azidose-Therapie nach Collier.* Vortragsmanuskript.
- Collier R (1998): *Wie neugeboren durch Darmreinigung.* München: GU.
- Collier R (2002): *Milchallergie, eine subjektive Bilanz.* (bearbeitet von S. Collier). Manuskript.
- Collier S (ohne Jahr a): Gedenktext für das Frauenlabyrinth über ihre Mutter, Manuskript.
- Collier, S (ohne Jahr b): Vortragsmanuskript über das Leben ihrer Mutter Renate Collier, Manuskript.

10.5 Infos für heute

Unter dem Stichwort „Renate Collier" finden sich im Internet zahlreiche Hinweise und Artikel, jedoch keine eigene website.

Der Titel *Wie neugeboren durch Darmreinigung* (GU) kann antiquarisch erworben werden.

Wer sich über die Azidosetherapie informieren will, dem sei die website: www.detox-individual-in-portugal.com von der Collier-Schülerin Doris Wroblewski empfohlen ebenso wie die Buchpublikationen von Doris Wroblewski, mit der ich selbst verschiedentlich zusammenarbeien durfte.

Weitere Informationen gibt es bei Barbara Simonsohn Azidosetherapie (www.barbara-simonsohn.de)

Die Teilnehmer an den von Renate Collier konzipierten Kurseminaren lernten aneinander und miteinander, sich selber zu behandeln, worin ein Ansatz gegeben ist, das Gesundheitssystem langfristig von Therapiekosten zu entlasten. Dies Arbeit wird von ihren Schülern und Schülerinnen bis heute fortgeführt und weiterentwickelt.

Hinzuweisen ist darauf, dass Renate Collier im Frauen-Gedenk-Labyrinth (www.frauen-gedenk-labyrinth.de) einen Gedenkstein hat. Ihre Tochter Sylvia Collier ist Patin und hat Lebenslauf und Erinnerungen für das Frauen-Gedenk-Labyrinth umfangreich aufgeschrieben.

Clara Ebert, so schreibt sie sich selbst als Autorin, ansonsten wird sie vielfach Klara Ebert geschrieben. (Vielfach auch Clara Ebert-Stockinger) war eine Vertreterin der biologischen Medizin im Dritten Reich. Als wichtige Autorin richtete sie sich an Hausfrauen und thematisierte vor allem eine gesunde, fleischlose Ernährung. Ihre Schriften sind nationalsozialistisch gefärbt, sie war eine Vertreterin der Rassenhygiene und eine überzeugte Nationalsozialistin. Sie begründete die so genannten „Mutterschaftskurse". „IhreArbeitsgebiet", so heißt es in einer Laudatio zu ihrem 70. Geburtstag „umfaßte außer diesen die wichtigsten Aufgaben ethisch-ästethischer Kultur im völkischen und heroisch-aristarchischen Geiste. Diese Arbeit war durchdrungen von der echt deutschem Wesen gemäßen Wertgläubigkeit und Schaffensfrömmigkeit, vom Verlangen nach Wahrheit, Gesundheit, Schönheit und Adel. Darum stand sie in den Bestrebungen für Innenkultur und Lebensreform in der vordersten Reihe der Kämpfer. Als Alkoholgegnerin erlangte sie den Weltlogengrad des Guttemplerordens: für die Ernährungsreform in ihrer Bedeutung für Volksgesundheit und -wirtschaft trat sie mit großem Eifer ein. …" (Dr. Gustav Rösler, in: Die Lebenskunst 1933 Nr. 5, S. 89, Auszug vom Bundesarchiv)

11.1 Leben

Clara Ebert-Stockinger, geb. Stockinger, wurde am 03.05.1863 in Wien geboren. Sie war das einzige Kind ihrer Eltern. Mit 20 Jahren wurde sie Waise, arbeitete dann als Lehrerin für Musik und Literatur. 1893 heiratete sie Adolf Eberl, Ingenieur. Ihr Mann starb 1925. Sie hatte eine Tochter: Anna Eberl, die später Ärztin wurde. 1932 beantragte sie die Mitgliedschaft in die NSDAP, zuvor war sie Mitglieder der NS-Frauenschaft (Recherche Bundesarchiv). Als Beruf wird „Schriftstellerin", als Wohnort München-Bogenhausen, Schneckenburgerstraße 14/4 angegeben. Sie selbst hatte als Beruf „Musik"! Angegeben in ihrem

© Springer-Verlag GmbH Deutschland, ein Teil von Springer Nature 2020
A. Kerckhoff, *Wichtige Frauen in der Naturheilkunde*,
https://doi.org/10.1007/978-3-662-60459-5_11

Fragebogen zur Parteiaufnahme. 1939 gibt sie an, dass sie seit ca. 50 Jahren schriftstellerisch tätig ist, früher im Bereich von Kunst und Musik. Ebenso gibt sie an, über 1000 Vorträge gehalten zu haben (Fragebogen Reichschrifttumskammer, Bundesarchiv)

11.2 Heilkunde

Ebert hielt bereits auf dem 1912 stattfindenden ersten Kongress für biologische Hygiene in Hamburg einen Vortrag zur „Mission der Frau bei der Rasseverbesserung", in dem sie eine „zuchtwählerische Rassenveredelung", eine „zweckentsprechenden sexuellen Auslese" forderte: Die „bewusste Rassenveredelung" des Volkes müsse „zu einem festen Be-standteil der biologischen Bewegung" werden (Heyll 2006, S. 219). Als es auf diesem Kongress auch um die Frage einer „überspannten Mitleidsmoral" ging, erklärte Ebert, niemandem sei gedient, wenn Siechtum verlängert wird. Heyll zitiert Ebert, die sich auf Darwin bezog und meinte, man pflege (anstatt der Natur ihren Lauf zu lassen) „Krüppel, Lahme und Idioten". (zitiert in Hau 2003: The cult of health and beauty in Germany: a social history, 1890–1930).

Ihr Buch *Die Küche der Zukunft auf fleischloser Grundlage* (1927) widmet sie ihrem „verehrten Gesinnungsfreunde, Herrn Dr. M. Bircher-Benner in Zürich, dem genialen Arzt und Bahnbrecher zur seelischen und körperlichen Gesundung der Menschheit, in treuer Dankbarkeit."[1] Im Vorwort richtet sich Ebert an die Hausfrau, wobei sie an deren Verantwortung, aber auch Sparsamkeit appeliert. Der weitaus größte Teil des Buches ist ein Rezeptteil, der fleischlose Küche vorstellt, hier jedoch auch zahlreiche Rezepte, die an die bürgerliche Küche angelehnt, mit angedickten Soßen, Mehlspeisen, Backwerk, Frittiertem, Mayonnaisen. Zucker, Weißmehl, Mondamin, Palminfett zu Braten finden hier noch Verwendung. Der Beitrag Bergs beträgt an die 50 Seiten. Auf 2 Seiten widmet sich Ebert der Krankenkost, hier u. a. mit Haferschleimsuppe, Haferbrei, „Nestle-Suppe", „Nestle-Brei", Reismehlsuppe, Reismehlbrei, Mondaminbrei u. ä.

11.3 Eigene Schriften

- Ebert C (1926): *Elternsünden*
- Ebert C (1927): *Die Küche der Zukunft auf fleischloser Grundlage. Mit zahlreichen Kochvorschriften nach den neuesten Forschungsergebnissen. Mit einem wissenschaftlichen Beitrag von Ragnar Berg* (1927).

---

[1] https://gutenberg.spiegel.de/buch/die-kuche-der-zukunft-auf-fleischloser-grundlage-8380/1. Zugegriffen am 16.05.2019.

- Ebert C (1928): *Helden des Willens* (unter dem Namen Ebert-Stockinger) mit Porträts von Hitler, Fichte, Abbe, Koch, Reger, Schliemann u. a. (als „Vorbilder für den Lebenskampf")[2]
- Ebert C (1929): *Buch der Hausfrau. Eine neuzeitliche Haushaltskunde*
- Ebert-Stockinger C und Ebert A (1929): *Mutterschaft. Werden, Geburt, Pflege und Erziehung des Kindes. Eine Weihgabe.*
- Ebert C (1933): *Adolf Hitler. Der Kämpfer und Sieger*
- Ebert-Stockinger C (1923, neu aufgelegt 2017): *Rein vegetarisch. Ein Kochbuch mit schmackhaften Rezepten für die vegetarische Küche.*
- mehrere Beiträge in der Zeitschrift *Vegetarische Warte*, so z. B. *Kampf und Sieg (1907)* und *Frauengruppe des Deutschen Vegetarierbundes: Neue Tafeln (1904)*. (zitiert in Hau, 2003: The cult of health and beauty in Germany: a social historiy, 1890–1930).

11.4 Infos für heute

Das Buch *Rein vegetarisch. Ein Kochbuch mit schmackhaften Rezepten für die vegetarische Küche w*urde 2017 neu aufgelegt als Print-(Books on Demand) und e-Book-Variante.
Der Originaltext von 1927 ist im Projekt Gutenberg einsehbar.[3]

---

[2] Vgl. auch http://www.bfw-mainz.de/ Stand vom 27.03.2012.

[3] https://gutenberg.spiegel.de/buch/die-kuche-der-zukunft-auf-fleischloser-grundlage-8380/2.

Anna Fischer-Dückelmann wurde von Dr. med. Patrick Bochmann über viele Jahre im Rahmen seiner Dissertation beforscht. Freundlicherweise hat sich Dr. Bochmann bereit erklärt, den folgenden Lebensabriss gegenzulesen.

12.1 Bedeutung für die Naturheilkunde

Dr. med. Anna Fischer-Dückelmann war eine der ersten Frauen, die Medizin studierten. Sie arbeitete als Ärztin und eröffnete eine eigene Praxis für Frauen- und Kinderheilkunde in Dresden. Die überzeugte Vertreterin der Lebensreformbewegung gilt als erste Naturärztin Deutschlands. Sie hat vielfältig veröffentlich und ist die Autorin eines „Bestsellers". *Die Frau als Hausärztin* galt als das „goldene Familienbuch" es wurde 1901 veröffentlicht und hatte bereits 1913 die Millionenauflage erreicht und erschien 1985 letzmalig. Auch heute noch steht das über 1000-seitige Werk in zahlreichen Bücherschränken, von Generation zu Generation weitergereicht.

Anna Fischer-Dückelmann wurde im „Biographischen Lexikon der hervorragenden Ärzte der letzten 50 Jahre" aufgeführt (Fischer 1930). Es gab nur 42 Frauen bei 8000 Einträgen, davon 10 deutsche Frauen.

12.2 Leben

Anna Clara Theresia Dückelmann wurde am 07.07.1856 als Tochter des österreichischen Oberstabsarztes Dr. med. Friedrich Dückelmann in Wadowice, Galizien,geboren, sowohl in der mütterlichen wie auch väterlichen Verwandtschaft finden sich seit Generationen zahlreiche Ärzte. Ihre Jugend verbrachte sie in Wien und Tragwein. In Wien lernte sie den Philosophen und Schriftsteller Arnold Fischer kennen. 1876 heiratete sie Fischer gegen

© Springer-Verlag GmbH Deutschland, ein Teil von Springer Nature 2020
A. Kerckhoff, *Wichtige Frauen in der Naturheilkunde*,
https://doi.org/10.1007/978-3-662-60459-5_12

den Willen der Eltern in Graz. Die beiden zogen nach Frankfurt, wo Arnold Fischer zunächst eine Stelle als Redakteur beim Frankfurter Tageblatt hatte, und bekamen drei Kinder. Anna Fischer-Dückelmann war ebenfalls berufstätig: sie gab das Periodikum „Das Volkswohl" heraus. In dieser Zeit machte Anna Fischer-Dückelmann auch Bekanntschaft mit der fast gleichaltrigen Bridge Hope Adams-Lehmann (geb. 1855). Adams-Lehmann war die erste Frau, die in Deutschland das Medizinstudium bis zum Staatsexamen absolvierte (Abb. 12.1).

Arnold Fischer wird als sensibel, intellektuell, beruflich wenig erfolgreich und gesundheitlich anfällig beschrieben. Mehr und mehr befasste sich Anna Fischer-Dückelmann mit Fragen der Gesundheit und der naturnahen Lebensweise und konnte eigene Migräneanfälle durch eine Veraänderung des Lebensstils eliminieren. Der Wunsch, Medizin zu studieren, entwickelte sich. In einer ihrer Schriften heißt es dazu: „Ich hatte viel gelernt in dieser ‚Volkswohlzeit' und unbewusst den Grundstein zu meiner späteren ärztlichen Thätigkeit gelegt. […] und als mir nach einem meiner Vorträge in einer grossen deutschen

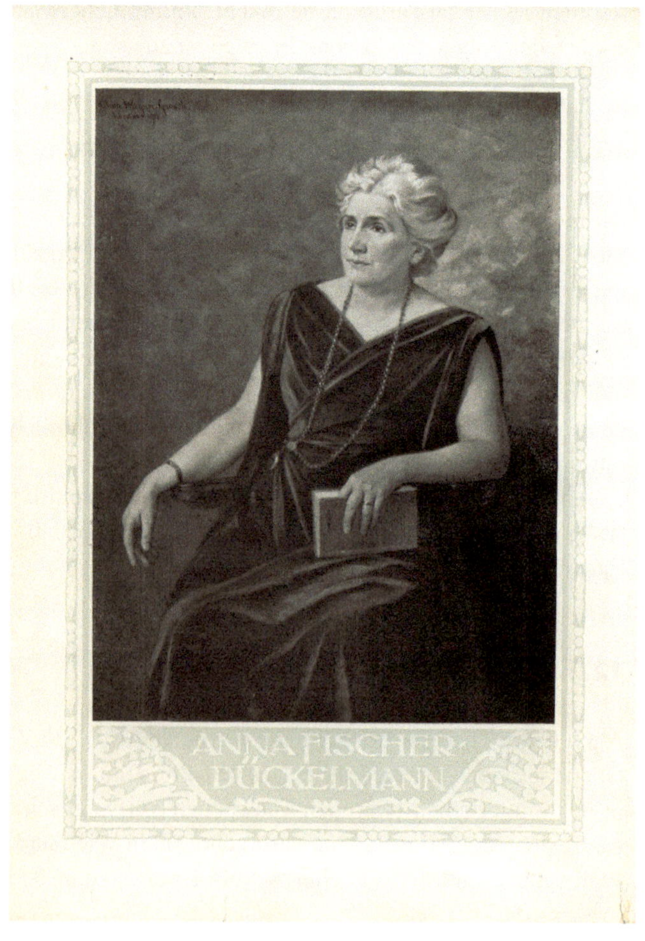

Abb. 12.1 Anna Fischer-Dückelmann

Stadt die Frage gestellt wurde: ‚Sie sind doch Naturärztin?' – da schlug das eine Wort mächtig in mich ein. [...] Und wenn ich nicht schon früher aus innerem Drange nach dem medizinischen Studium griff, so war es, weil ich langer Reife bedurfte, ferner weil meine Kinder erst ein gewisses Alter erreichen mussten. [...] Ja, ich möchte auch keiner zweiten anraten, in meinen Verhältnissen, mit Familie und Haushalt ein so schwieriges Unternehmen zu wagen, wenn sie nicht von einer bestimmten Aufgabe geleitet wird und über grosse Willenskraft verfügt" (Fischer-Dückelmann 1896a, S. 243).

Ein Medizinstudium war für Frauen damals nur in der fortschrittlichen Schweiz möglich. So zog Anna Fischer-Dückelmann mit ihren Kindern nach Zürich, Arnold Fischer wurde „zu Tanten in Pflege gegeben". In Zürich war Anna Fischer-Dückelmann eine der ersten Frauen, die studierten. Ihr Studium schloss sie mit einer Promotion über *Die vom April 1888 bis Januar 1895 in der Zürcher Frauenklinik beobachteten Fälle von Puerperalfieber* ab.

1896 arbeitete sie für einige Zeit im Bilz-Sanatorium in Oberlößnitz (heute Radebeul) als Assistenzärztin. Das Sanatorium war überregional bekannt, heute erinnert das Standardwerk *Das neue Naturheilverfahren* an Friedrich Eduard Bilz, das zu damaliger Zeit ein echter Bestseller mit 3,5 Millionen verkauften Exemplaren war, nur als das „Bilz-Buch" bekannt war und auch heute noch „der Bilz" genannt wird.

Die ganze Familie zog im Jahr 1986 nach Loschwitz bei Dresden, wo Anna als eine der ersten Ärztinnen Deutschlands eine Praxis eröffnete und Naturheilkunde praktizierte. Das Schweizer Examen wurde in Deutschland nicht anerkannt. Daher bezeichnete sie sich als Naturärztin und Hydropathin mit dem Zusatz „in der Schweiz promoviert". Nicht weit von ihr hatte Dr. Heinrich Lahmann, ein führender Vertreter der Naturheilkunde, seine damals europaweit berühmte Klinik.

Die Weitergabe von medizinischem Wissen für die Frau war ein besonderes Anliegen Anna Fischer-Dückelmanns, vor allem deren Aufklärung auch zu sexualmedizinischen Fragestellungen. 1901 erschien die erste, über 1000 Seiten starke Ausgabe von *Die Frau als Hausärztin – ein ärztliches Nachschlagebuch der Gesundheitspflege und Heilkunde in der Familie mit besonderer Berücksichtigung der Frauen- und Kinderkrankheiten, Geburtshilfe und Kinderpflege*.

Fischer-Dückelmann führte neben ihrer Praxis ein großes Haus. Als überzeugte Vertreterin der Lebensreform ernährte sich die Familie rein vegetarisch, auch Abendeinladungen wurden vegetarisch und alkoholfrei gestaltet.

Nach knapp 20 Jahren wechselte Anna Fischer-Dückelmann nach Kassel und arbeitete dort in der Gossmannschen Naturheilanstalt, wo sie insbesondere Frauenleiden behandelte.

1913 erwarb Anna Fischer-Dückelmann auf den Monte Verità bei Ascona, dem zentralen Ort der Lebensreformbewegung, zunächst ein Grundstück, dann ein Haus. Hier leitete sie für kurze Zeit das Sanatorium. Sie unterstützte damit ihre Freunde Ida Hofmann und Henri Oedenkoven, die ihr die wirtschaftliche Leitung des Sanatoriums übertrugen.

Robert Landmann schreibt dazu: „In erster Linie galt es, die wachsende Unzufriedenheit der Gäste zu beseitigen. Es hatten sich Klagen angehäuft über die Bevormundung der

Sanatoriumsbesucher und die unzulängliche Verpflegung. Die ausschliessliche Rohkost, das Essen aus der Tüte und die Oedenkovenschen Verordnungen waren schon lange nicht mehr nach dem Geschmack des zahlungskräftigen Publikums. Frau Fischer-Dückelmann räumte mit allen unbeliebten Einrichtungen auf. Vor allem ließ sie richtiges Restaurationsessen kochen. Es wurde an normal gedeckten Tischen serviert, sodass die anspruchsvollen Gäste es nicht mehr nötig hatten, dem bisherigen Brauch entsprechend die gesunde, aber uninteressante Schmalkost einsam in ihrem Zimmer zu verzehren. Die Reformkleidung wurde kaum noch getragen."(Landmann 2000, S. 142 f.)

Um 1915 arbeitete sie im Sommer in Kassel-Wilhelmshöhe im Goszmannschen Sanatorium, im Winter in Ascona. Nach Ausbruch des Krieges engagierte sie sich in der Versorgung von Verwundeten. 1917 starb sie im Alter von nur 61 Jahren in Ascona an den Folgen eines Schlaganfalls.

12.3 Heilkunde

Anna Fischer-Dückelmann ist in der Gegenwart vor allem als Autorin des Gesundheitsratgebers *Die Frau als Hausärztin* bekannt. Das Buch, gegliedert in drei Teile: Gesundheitspflege, Das Kind, Heilkunde, hatte einen Umfang von über 1000 Seiten. Später wird es in in 13 Sprachen übersetzt. Anna Fischer-Dückelmann selbst bearbeitete und erweiterte das Buch mehrfach – 1913 kam ein umfangreiches Kapitel über Heilpflanzen hinzu -, danach widmete sich vor allem der Arzt Dr. Müller 1950 und 1951 der Neubearbeitung. In seinem Vorwort schrieb er: „Die Naturheilbewegung nahm vor 50 Jahren ihren großen Aufschwung und erfasste beachtliche Teile des Volkes, das vorher gesundheitlichen Belangen mehr oder weniger gleichgültig gegenüberstand. ... Frau Dr. Fischer-Dückelmann war Vorkämpferin dieser Bestrebungen und die ersten Ausgaben ihres Buches trugen daher ausgesprochen kämpferischen Charakter." 1979 und 1985 wurde das Buch noch einmal von den Ärzten Reitner und Röper und dem Heilpraktiker Leibold überarbeitet und neu herausgegeben.

Die *Frau als Hausärztin* war ein erfolgreiches Pionierwerk, es vermittelte Informationen über Hygiene, Gesundheitspflege, Naturheilkunde, den gesunden und den kranken Körper, die Sexualität, und war für die damalige Zeit sehr aufgeschlossen und modern. Anna Fischer-Dückelmann selbst beginnt ihr Buch im Vorwort mit folgenden Worten: „Der Zweck des vorliegenden Buches ist es, eine Fülle von Praktischen Ratschlägen, Lebensregeln und Warnungen zur Erhaltung Wiedergewinnung der körperlichen und seelischen Gesundheit den Frauen auf ihren oft so dornenvollen Lebensweg mitzugeben." (Fischer-Dückelmann 1901, abgedruckt in der Jubiläumsausgabe 1913)

Alle inhaltlichen Empfehlungen und Weisungen aus der *Frau als Hausärztin* zeigen, dass Fischer-Dückelmann eine vehemente Vertreterin der Lebensreformbewegung ist, d. h. einer gesunden Lebensführung ist: frische Luft, Bewegung, Wasseranwendungen wie auch die Abstinenz von Fleisch, Kaffee, Alkohol und Zigaretten– eben die klassischen Empfehlungen der Naturheilbewegung. Geprägt wurde sie u. a. durch ihre Assistenzarztzeit 1896 im Sanatorium von Friedrich Eduard Bilz, die Radebeuler Bilzsche Naturheilanstalt. In der „Frau als Hausärztin" stellt sie Wasserkuren, Luftbaden, Gymnastik, Packungen und Wickel, Heilkräuter und die gesunde Ernährung vor.

Wichtig ist, darauf hinzuweisen, dass Anna Fischer-Dückelmann weniger mit diesem Buch, sondern vor allem mit „Das Geschlechtsleben des Weibes" berühmt wurde, das heute in den Hintergrund getreten ist. Überhaupt zeigt die Fülle der Schriften, wie intensiv Anna Fischer-Dückelmann sich mit speziellen Frauenfragen und Frauenbeschwerden befasst hat, um Ärzte wie Patientinnen aufzuklären.

12.4 Schriften

Das eindrucksvolle Verzeichnis der Schriften durfte ich freundlicherweise von Patrick Bochmann übernehmen (Abb. 12.2).

Abb. 12.2 Die Frau als Hausärztin, Ausgabe 1913

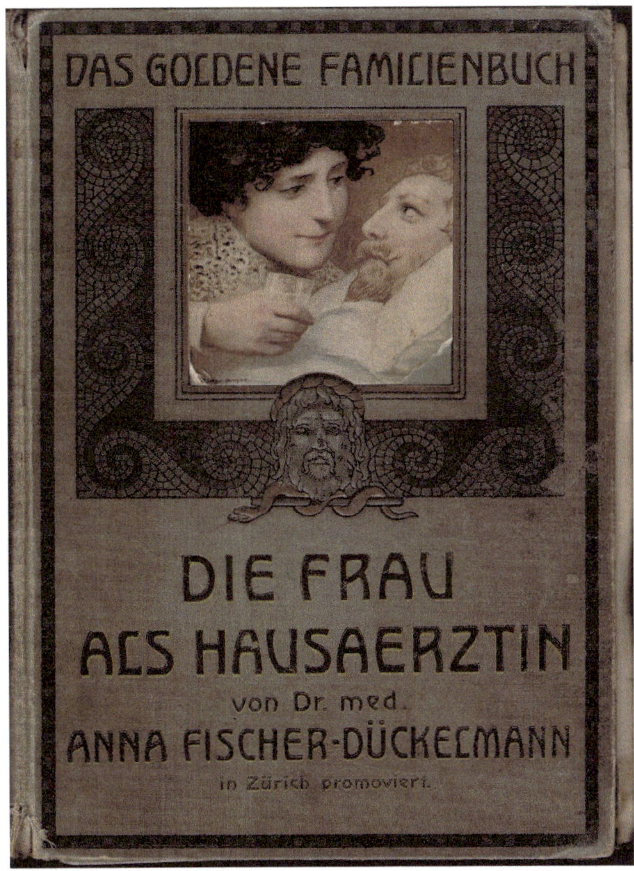

- Fischer-Dückelmann A (1885–1886) (Hrsg): *VOLKSWOHL – Wochenschrift für bildende und heitere Unterhaltung, Gesundheitspflege und soziale Fragen.* Frankfurt am Main
- Fischer-Dückelmann A (1885): *Gründet Frauenturnvereine!* (Die Gesellschaft 1 (1885), S. 893/93) (In: Pfister, Gertrud (Hg.): *Frau und Sport*, Frankfurt am Main 1980)
- Fischer-Dückelmann A (1888): *Neue Küchenlehren für Alle, die auf vernunft- und naturgemäßerer Grundlage kochen wollen.* Schröter & Meyer, Zürich
- Fischer-Dückelmann A (1890): *Über die moderne Küche.* Verlag von Max Breitkreuz, Berlin, Leipzig
- Fischer-Dückelmann A (1890): *Über die Reform der weiblichen Kleidung.* Verlag von Max Breitkreuz, Berlin, Leipzig
- Fischer-Dückelmann A (1896): *Meine Stellung zum Vegetarismus.* Der Naturarzt 24 (12): 372–377
- Fischer-Dückelmann A (1896): *Naturheilmethode und Frauenkrankheiten.* Der Hausdoctor 8: 114–115
- Fischer-Dückelmann A (1896): *Über Riklis athmosphärische Kur.* Der Hausdoctor 8 (7): 63–65
- Fischer-Dückelmann A (1896e): *Die vom April 1888 bis Januar 1895 in der Züricher Frauenklinik beobachteten Fälle von Puerperalfieber.* Universität Zürich. Diss.
- Fischer-Dückelmann A (1897) *Geheime weibliche Leiden in der Ehe.* Der Hausdoctor 9 (9): 85–86
- Fischer-Dückelmann A (1897): *Die Thure-Brandtsche Massage.* Der Hausdoctor 9 (43): 424–426
- Fischer-Dückelmann A (1897): *Etwas über Heilmagnetismus.* Der Hausdoctor 9 (35): 343–344
- Fischer-Dückelmann A (1897): *Zur Alkohol-Abstinenz.* Der Naturarzt 25 (9): 278–281
- Fischer-Dückelmann A (1898): *Die Geburtshilfe vom physiatrischen Standpunkt für Ärzte und Gebildete aller Stände.* Hugo Bermühler, Berlin
- Fischer-Dückelmann A (1898): *Die heutigen Behandlungsmethoden für Frauenkrankheiten für Ärzte und Gebildete aller Stände.* Hugo Bermühler, Berlin
- Fischer-Dückelmann A (1898): *Entstehung, Verhütung und Heilung der Frauenkrankheiten aller Altersstufen für Frauen und erwachsene Töchter.* Hugo Bermühler, Berlin (auch: Rudolph' sche Verlagshandlung Dresden)
- Fischer-Dückelmann A (1898): *Wann und wo ist die Lungenschwindsucht heilbar.* Der Hausdoctor 10 (3): 25–26
- Fischer-Dückelmann A (1899) *Meine Behandlung des Uterusprolaps.* Archiv für physikalisch-diätetische Therapie in der ärztlichen Praxis 1 (6): 170–173
- Fischer-Dückelmann A (1899): *Die deutschen Ärzte und das medizinische Studium der Frauen.* Archiv für physikalisch-diätetische Therapie in der ärztlichen Praxis. 1 (1): 20
- Fischer-Dückelmann A (1899): *Ein spezielles Frauenthema.* Wörishofer Blätter 10 (448): S. 397–398

- Fischer-Dückelmann A (1900): *Das Geschlechtsleben des Weibes. Eine physiol.-soziale Studie mit ärztl. Ratschlägen,* Hugo Bermühler, Berlin
- Fischer-Dückelmann A (1900): *Die Luftscheu und die Frauen.* Naturärztl. Sprechstunden 9 (10): 10: 229–231 (entnommen aus „Praktischer Wegweiser")
- Fischer-Dückelmann A (1900): *Wie kann man die Operation bei Myoma uteri umgehen?* Archiv für physikalisch-diätetische Therapie in der ärztlichen Praxis 2 (3): 60–62
- Fischer-Dückelmann A (1900[1]): *Schmerzlose Entbindung und weibliche Kleidersünden.* Kurberichte über Erfolge der physikalisch-diätetischen Heilfaktoren 4 (8): 126–130, (10):163–166.
- Fischer-Dückelmann A (1901): *Die Frau als Hausärztin – ein ärztliches Nachschlagebuch der Gesundheitspflege und Heilkunde in der Familie mit besonderer Berücksichtigung der Frauen- und Kinderkrankheiten, Geburtshilfe und Kinderpflege.*
- Fischer-Dückelmann A (1901): *Frauen auf dem Gebiete der Heilkunde.* Der neue Mensch, Deutsches Sammel- und Sühneblatt, (4): o.S.
- Fischer-Dückelmann A (1901): *Nochmals ein spezielles Frauenthema.* Reformblätter. Illustrierte Zeitschrift für alle hygienischen Reformen und Gesundheitspflege 4(2): 28
- Fischer-Dückelmann A (1902): *Die heutigen Behandlungsmethoden der Frauenkrankheiten für Ärzte und Gebildete aller Stände.* Straßburg i.E., o. J., 2. Aufl. Berlin 1902
- Fischer-Dückelmann A (1903): *Das Büchlein vom Durst: Ein Leitfaden für solche, die nach besseren Eßgewohnheiten streben und die Trink-Sitten bekämpfen.* SüddeutschesVerlags-Institut, Stuttgart, Berlin (auch: Verlag „Kraft und Schönheit" Berlin-Steglitz)
- Fischer-Dückelmann A (1906): *Beiträge zur sexuellen Moral.* Leipzig-Sohlis (um 1906)
- Fischer-Dückelmann A (1907): *Zur Menschenreform I.* Archiv für physi-kalisch-diätetische Therapie in der ärztlichen Praxis 9 (12): 365–367
- Fischer-Dückelmann A (1908): *Zur Menschenreform II.* Archiv für physi-kalisch-diätetische Therapie in der ärztlichen Praxis 10 (2): 56–57
- Fischer-Dückelmann A (1908): *Zur Menschenreform.* Geschlecht und Gesellschaft, Verlag der Schönheit Berlin, 3. Bd., 87–90, 125–126
- Fischer-Dückelmann A (1911) *Gesunde Frauen: Ärztlich-literarische Besprechung des Klimakteriums.* Hesperius-Verlag, Berlin
- Fischer-Dückelmann A (1914): *Der Geburtenrückgang – Ursachen und Bekämpfung vom Standpunkt des Weibes.* Stuttgart.
- Fischer-Dückelmann A (1916): *Was lehrte uns der Krieg?: Häusliche Krankenpflege in Kriegszeiten.* Österreichisches Verlags-Institut Wien und Süddeutsches Verlags-Institut, Stuttgart
- Fischer-Dückelmann A (1916): *Wie sollten wir unsere Betten behandeln?* Der Naturarzt 44 (2): 26–28
- Fischer-Dückelmann A (1917): *Beiträge zu sexuellen Moral: Aus dem Sprechzimmer einer Aerztin.* Verlag Volger, Leipzig

- Fischer-Dückelmann A (1918): Geleitwort zur 2. Aufl. v. 1918: Clara Ebert-Stockinger: Mutterschaft. Basel, Leipzig, Wien 1929
- Fischer-Dückelmann A (o. J.): *Die Geburtshilfe vom psychiatrischen Standpunkt. Für Ärzte und Gebildete aller Stände.* Straßburg i. E., o. J., 2. Aufl. Berlin
- Fischer-Dückelmann A (o. J.): *Reform der weiblichen Kleidung* o. O., o. J.
- Fischer-Dückelmann A, Fischer A (1914): *Der Geburtenrückgang. Ursachen und Bekämpfung vom Standpunkt des Weibes.* Süddeutsches Verlags-Institut, Stuttgart
- Fischer-Dückelmann, Anna (1900): *Das Geschlechtsleben des Weibes – Eine physiologisch-soziale Studie mit ärztlichen Ratschlägen.* Berlin 1900, 1919 in der 19. Auflage.
- Goliferi E (Hrsg) (1930): *Die Autosuggestion und Atemkultur –* Glücksspender für Leib und Seele, Lebenskunst Heilkunst.
- Goliferi E (Hrsg) (1930): *Seelenleiden der Frau in Liebe und Ehe.* Verlag für Kultur- und Menschenkunde, Berlin
- La Femme Médecin Du Foyer. Paris o. J. (= Die Frau als ….)

12.5 Infos für heute

Der wichtigste Experte zu Anna Fischer-Dückelmann ist Dr. Patrick Bochmann aus Lichtenstein, der mehr als 10 Jahre seines Lebens in die Recherche zu Anna Fischer-Dückelmann (und Klara Muche) investiert hat und auch heute extrem kooperativ ist, wenn es um die Verbreitung von Wissen zu diesen beiden Frauen geht. Seine Doktorarbeit *Frauen in der Naturheilbewegung: Anna Fischer-Dückelmann und Klara Muche.*ist nicht gerade günstig, aber definitiv den Kauf wert.

Die Nachfahrin von Anna Fischer-Dückelmann, Dr. Christina Hofer-Dückelmann arbeitet als Klinische Pharmazeutin im Landeskrankenhaus in Salzburg und an der Paracelsus Medizinischen Privatuniversität. Sie ist zertifizierte Praktikerin der *Traditionellen Europäischen Heilkunde®,* hat die Tradition ihrer Ahn-Verwandten aufgegriffen, deren Leben und Werk beschrieben und die wichtigsten Inhalte in einer Forschungsarbeit zusammengetragen. Damit führt sie die Tradition fort und interpretiert sie neu für die konkreten Bedürfnisse unserer heutigen Zeit. Neben ihrer Arbeit als Apothekerin im Landeskrankenhaus beschäftigt sie sich intensiv mit dem Thema Heilpflanzen und „alte Hausmittel" und betreibt die erste Naturdrogerie der Stadt Salzburg im Geschäft „Botanicus".

13.1 Bedeutung für die Naturheilkunde

„Kräutermutter" Grete Flach (1897–1994) wirkte mehr als 45 Jahre bis zu ihrem Tod in Büdingen in Hessen. Sie lebte in einem kleinen Haus, mit einem Garten voller Heilpflanzen. Diese Heilpflanzen verwendete sie in Form von Tees, Tinkturen, Ölen und Salben, um ratsuchenden Menschen zu helfen. Die Kranken – es sollen an die 400.000 gewesen sein – kamen nicht nur aus Hessen, sondern aus ganz Deutschland, ja sogar aus dem Ausland zu ihr. Neben den Heilpflanzenkenntnissen hatte sie den Ruf, Krankheiten zu „verbeten" und „goldene Hände" zu besitzen.

Der Dokumentarfilmer Joachim Faulstich drehte über sie den Film *Die weise Frau von Büdingen,* der 1984 im hessischen Rundfunk ausgestrahlt wurde. Auf Flach geht Faulstich auch in seinem Buch *Das heilende Bewusstsein. Wunder und Hoffnung an den Grenzen der Medizin* (2006) ein.[1] Grete Flach wurde von dem Büdinger Historiker Walter Nieß in der Tradition der Weisen Frauen von Büdingen gesehen. Im regionalen Raum wurde ihre Arbeit respektiert. So heißt es im Nachruf der Frankfurter Rundschau: „Kurz vor ihrem 97. Geburtstag starb die weit über die Grenzen der Wetteraustadt bekannte Heilkundlerin, Hellseherin und Graphologin am Dienstag in der Stadt, die ihr seit Ende des Zweiten Weltkriegs Heimat war. Hier, inmitten ihres üppigen Pflanzendschungels um das Haus „Über den roten Gräben" empfing Grete Flach im dunklen Kellergeschoß über 40 Jahre lang

---

[1] Grete Flachs Leben wirft ein interessantes Licht auf die wirtschaftlich-finanzielle Situation mancher Laienheilerinnen, die in der Grauzone agierten. Flach versteuerte ihre Einnahmen aus therapeutischen und beratenden Tätigkeit nicht, nach ihrem Tod folgte ein Konkursverfahren und ein Erbschaftsstreit. Ihr Neffe Kurt Maier veröffentlichte im Laufe der Zeit mehrere Bücher zu diesem Vorgang: *Die Akte Grete Flach. Zweifelhafte Machenschaften der Gnomen von Büdingen? These, Recherche, Fakten* (2001), *Geschichte einer Entführung, Teil 2. Die Akte Grete Flach* (2010) und *Deutschland, ein Rechtsstaat? Der Durchbruch. Teil 3 – Die Akte Grete Flach* (2015).

© Springer-Verlag GmbH Deutschland, ein Teil von Springer Nature 2020 95
A. Kerckhoff, *Wichtige Frauen in der Naturheilkunde,*
https://doi.org/10.1007/978-3-662-60459-5_13

Menschen, die Hilfe und Heilung von körperlichen wie seelischen Krankheiten suchten." Und weiter: … „worauf der Erfolg Grete Flachs bei der Behandlung von Gürtelrose „einen Tag nach Vollmond" oder rheumatischen Beschwerden letztlich zurückzuführen war, blieb oft nicht nachvollziehbar. Grund für Kritiker, an der „Seriosität" ihrer Heilverfahren zu zweifeln. Zweifel, die jene, denen Grete Flach geholfen hatte, nicht kümmerten, Körbeweise Dankesbriefe aus aller Welt stapelten sich in ihrer Wohnung." (Frankfurter Rundschau 23.06.1994)

13.2 Leben

Grete Flach wurde am 12.08.1897 als Dora Margarethe Anna Mayer in der Gemeinde Stich (Landkreis Mies (heute: Stribro), Regierungsbezirk Eger, gelegen zwischen Eger und Pilsen) im Sudetenland geboren (vgl. auch Kerckhoff 2008a).[2] Die Eltern hatten einen Bauernhof, auf dem sie mit drei Brüdern aufwuchs. Sie berichtet später in einem Interview, dass die Großeltern sie schon früh in die Natur mit hinausgenommen hätten und ihr die Heilpflanzen gezeigt hätten: „Noch bevor ich in die Schule gekommen bin, erklärte mir die Großmutter alle Kräuter und wozu sie gut sind. Sie konnte weder lesen noch schreiben und auch nur im Dialekt sprechen. Früher war es üblich, dass alle alten Frauen die Heilpflanzen kannten und das Wissen ihrer Vorfahren an die nachfolgende Generation weitergegeben haben." (Menke, Gelnhäuser Neuen Zeitung am 16.10.1993) Noch wichtiger als die Großmutter scheint der Großvater gewesen zu sein, ein bekannter Schäfer, der sich in der Natur sehr gut auskannte und das Mädchen mit auf seine Wandertouren nahm (Maier mündlich 20.11.2012). Auch in dem Film von Faulstich nennt sie den Großvater als Lehrer und Leitfigur: „Meine Kenntnisse habe ich von meinem Großvater übernommen. Als fünfjähriges Kind hat er mich schon mitgenommen in Wald und Heide, in die Wiesen, zu den Sandkauten, zu den Lehmkauten, zu den Tümpeln, wo Schlamm war. Also kurz und gut, was an Naturheilmitteln da war, hat er mir gezeigt und gesagt, das ist für das oder das oder das. Mit dem kannst du das heilen, mit dem kannst du das heilen. Auch mit Wasser, mit Baumblättern, mit Baumrinde, mit Sträuchern und dann mit hunderterlei Kräutern." (Flach, zitiert in Faulstich 1984) Ähnlich äußert sie sich in einem Interview zu ihrem 96. Geburtstag:„Was ich weiß, habe ich von meinem Großvater, der Hirte war. Ab meinem fünften Lebensjahr hat er mir die Pflanzen gezeigt und ihre Wirkung erklärt." (Wetterauer Einkauf-Tip 19.08.1993)

Ihr Großvater wiederum habe dieses Wissen von seinem Vater erhalten, jener wieder von seinen Eltern. Neben der Weitergabe des Wissens in der Familie beobachtete sie in ihrer Kindheit die Natur und Selbstheilungsbestrebungen von Tieren, so z. B., dass eine Gans, die einen Dorn verschluckt hatte, Wermut und Schafgarbe fraß. Als Grete elf Jahre

---

[2] Das Sudetenland gehörte bis 1918 zu Österreich-Ungarn, wurde 1918 der Tschechoslowakei (ČSR) zugeordnet und kam 1938 durch das Münchner Abkommen zu Deutschland. Nach ihrer Wiedererrichtung im Jahre 1945 wurden 3,5 Millionen Sudetendeutsche vertrieben.

alt war, verletzte sie sich mit einer Sichel. Ihre Mutter heilte die Verletzung mit Spitzwegerich. Die enge Beziehung zur Natur beschreibt sie später als ausschlaggebend für ihr Interesse und ihr Wissen (vgl. Faulstich 1984).

Flach besuchte die Mittelschule (heute: Volksschule), die sie vermutlich im Alter von 14, 15 Jahren abschloss. Sie hatte außergewöhnlich gute Noten. Der Schulleiter überzeugte die Eltern von der Begabung ihrer Tochter und konnte erreichen, dass sie „als Ausnahmestudentin" ohne Besuch einer höheren Schule direkt an der botanischen Fakultät der Karlsuniversität als Werkstudentin aufgenommen wurde (Maier mündlich 20.11.2012). Sie selbst schreibt dazu: „Mein Traum und mein Wunsch war immer, an die Universität zu kommen, um den Namen der Heilkräuter im Botanischen kennenzulernen, nicht nur im Dialekt, wie es in meiner Heimat war, da hatte ja jede Pflanze fast anders geheißen wie im Botanischen. Deswegen habe ich gespart und gespart, dass ich bin dann nach Prag an die botanische Universität gekommen als Werkstudentin. Tagsüber habe ich im Garten gearbeitet, im botanischen und in den Gewächshäusern, und abends die zwei oder drei Stunden mit den anderen Werkstudenten dann mit studiert, damit ich nicht nur die botanischen, sondern auch die lateinischen Namen für die Kräuter kennenlernen konnte, weil ich ja Bücher schreiben wollte." (Flach, zitiert in: Maier 2001, S. 35) Es ist nicht ganz sicher, wann genau sie dieses Studium begann und wie lange es dauerte, vermutlich aber mehrere Jahre. Flach selbst spricht auch von einer Zeit in Berlin: „…Und in Prag auf der Universität lernte ich schließlich die lateinischen Namen, um später einmal Bücher schreiben zu können. Bei Professor Sauerbruch lernte ich die Zusammenhänge der Organe zueinander zu verstehen." (Wetterauer Einkauf-Tip 19.08.1993)

Als 1919 der Vater starb, kehrte die 22-jährige nach Hause zurück und übernahm die Führung des elterlichen Bauernhofes, da ihre Brüder bereits andere Berufe ergriffen hatten. Sie heiratete Otto Flach, den einzigen Sohn eines großen Bauern. Da jedoch Grete Flach ihren Hof nicht verlassen wollte und die Eltern von Otto Flach mit Enterbung drohten, wenn dieser den elterlichen Hof verlassen würde, wurde die Ehe wieder geschieden (Maier mündlich 20.11.2012).[3] Flach arbeitete daraufhin über 20 Jahre auf ihrem Hof in der Landwirtschaft, sie nahm den Wirtschafter August Jäger, einen Ingenieur, auf, mit dem sie fortan bis zu seinem Tod als Lebenspartner zusammen lebte. Bereits in dieser Zeit beriet und behandelte sie zahlreiche Kranke, die nicht zuletzt, da sie früher den heilkunden Großvater aufgesucht hatten (Maier mündlich 20.11.2012). Als gegen Ende des 2. Weltkrieges die ärztliche und medikamentöse Versorgung der Bevölkerung knapp war und die Flüchtlingsströme durch das Dorf, in dem Flach lebte, zogen, setzte sie ihre Kenntnisse ein, um kranken und verletzten Menschen zu helfen: „Es war in jener Zeit, als viele Flüchtlinge durch unser Dorf zogen. Viele von ihnen waren schwach und krank. Es war ein grenzenloses Elend. Die Kranken lagen in Scheunen und Sälen und warteten auf Hilfe. Doch es gab keine Medikamente mehr. Da habe ich meine geliebten Heilkräuter zu Hilfe

---

[3] Dieser Umstand wird später bisweilen anders dargestellt. So heißt es in der Gelnhäuser Neuen Zeitung vom 12.08.1983, ihr Mann sei im ersten Weltkrieg gefallen.

geholt, und fast in jedem Fall hatte das Erfolg. Die Geheilten konnten ihre Flucht fortsetzen und sich in Sicherheit bringen." (Flach 1966b, S. 13)

Ende des zweiten Weltkrieges wurden Jäger und sie aus der Karlsbader Region vertrieben, flohen und wurden nach Eichen in Hessen umgesiedelt. Es folgte ein Umzug nach Büdingen, wo sie zunächst in einem Behelfsheim lebten. Nach Jägers Tod kaufte sich Grete Flach Anfang der 50er-Jahre in Büdingen ein Grundstück (Über den roten Gräben Nr. 8) und baute hier ein Haus. Sie legte einen großen Kräutergarten an, wurde, wie zuvor, von Kranken aufgesucht, die um ihren Rat baten. Der Umfang dieser Beratungen wuchs mehr und mehr. 1966 schrieb Flach den Ratgeber *Aus meinem Rezeptschatzkästlein. Eine Sammlung einfacher, bewährter Kräuter- und Volksheilmittel.* Die Bekanntheit wuchs, ein Strom von Besuchern und Anfragen war die Folge. In dem Filminterview äußerte Flach sich 1984 dazu: „Ja, hier ist alles voller Post, dass ich nicht mehr sortieren kann, weil manchen Tag bis zweihundert Briefe und drüber kamen. Hier ist alles voll, oben im Bad ist ebenso dasselbe, es ist unmöglich, dass ich noch weiterhin Post beantworten kann. Nur wenn irgendwie Fälle sind, wo niemand helfen kann, die dürfen sich schriftlich oder persönlich dann an mich wenden. Aber so viel Post, wie ich bisher bekommen hab, kann ich nicht mehr bewältigen. Ich bin in ein paar Wochen 86 Jahre alt. Das geht nicht, weil den ganzen Tag auch noch Kranke um Hilfe kommen." (Flach, zitiert in Faulstich 1984)

Grete Flach arbeitete ohne Profession oder legale Arbeitserlaubnis. Sie wurde stark frequentiert. Ihr Neffe Kurt Maier schätzte den Besucherstrom auf 35 Patienten pro Tag, berechnete eine Anzahl von 300 „Arbeitstagen" im Jahr und eine Wirkungsdauer von 45 Jahren. Er errechnete damit eine Gesamtpatientenzahl von 472.500 Personen. Sie selbst sagte, sie habe zeitweilig bis zu 180 Patienten am Tag behandelt. In fortgeschrittenem Alter, um die Zeit ihres 96. Geburtstages, seien es 2 Patienten am Tag (Kreis-Anzeiger Büdingen 12.08.1993).

Die letzten Jahre von Grete Flach sind belastet. Ihr wurde eine eingeschränkte Geschäftsfähigkeit attestiert, ein Betreuer bestellt, sie in ein Pflegeheim verlegt und weiter umgelegt.[4] Die zunehmende Pflegebedürftigkeit von Grete Flach veranlasste die Stadt, sie in ein Pflegeheim zu verlegen.[5] Am 21.06.1994 starb Grete Flach im Alter von 96 Jahren. Seit 20 Jahren prozessiert ihr Neffe Kurt Maier, er hat mehrere Bücher zu dem Vorgang veröffentlicht,. Er publizierte zwei Bücher als „books on demand" mit Unterstützung des Journalisten Fritz Borter, in denen er ausführlich die Umstände von Grete Flachs Lebensabend eingeht, außerdem *Das Wunderbuch* mit Rezepten Grete Flachs. 2015 erschien sein dritter Band der *Akte Grete Flach.*

---

[4] In dem Film von Faulstich hatte Flach erklärt, sie suche ausdrücklich einen männlichen Nachfolger. Gegenüber der Stadt äußert sie: „Der Gernot ist mein Nachfolger." (zitiert in Meier 2001, S. 113).

[5] Kurt Meier spricht hier von einer Entführung gegen den Willen der alten Dame und persönlicher Bereicherung durch den Betreuer.

13.3 Heilkunde

Über genau Diagnosemethoden gibt es wenig Datenmaterial. Die Filmausschnitte und Schriften legen nahe, dass Flach eine ganzheitliche Sicht der Gesundheit hatte und Beschwerden oft mit Störungen innerer Organe in Verbindung brachte und diese als Ursache vermutete. Flach wird zudem eine große Menschenkenntnis bescheinigt. In einem Artikel der Frankfurter Rundschau wird auf okkulte Fähigkeiten wie das Handlesen oder die Deutung von Handschriften hingewiesen (Frankfurter Rundschau 23.06.1994).

Zur Therapie: Grete Flach therapierte maßgeblich mit Heilpflanzen, die sie auch selbst in ihrem Garten anpflanzte. Die Rezepte, die sie für die Selbsthilfe in *Aus meinem Rezeptschatzkästlein* gibt, enthalten einheimische wildwachsende Kräuter und zahlreiche Zubereitungen aus Heilpflanzen (verschiedenste Teemischungen, Tinkturen, Pflanzenöle, Salben) aber auch volksmedizinische Empfehlungen mit Zutaten aus der Küche (Weizenmehl, Weißbrot, frisches Eigelb, Kochsalz, Bier, Weißkohl, Weinessig, Butterschmalz, Olivenöl, Zitrone, Zitronenschale, Karottensaft, Mandelmehl, Zwiebelsaft) oder dem Haushalt (Schnupftabak, Baumwollwatte, Kernseife, Schmierseife, Kaninchenfell, Bienenwachs). Vielfach werden Ernährungsempfehlungen bzw. Rezepte für gesundheitsfördernde Gerichte genannt. Als allgemeine Empfehlungen nannten sie typische Maßnahmen aus der Ordnungstherapie mit einem naturnahen Leben, Entspannung („Sich innerlich entkrampfen!" (Flach 1966b, S. 21)), die Bedeutung von Liebe, Mitgefühl und Hilfsbereitschaft, gesunder Ernährung, der Entfaltung der kindlichen Phantasie, außerdem Wasseranwendungen, Bewegung.

Grete Flach heilte im Rhythmus mit der Natur, so z. B. zu bestimmten Phasen des Mondzyklus. Sie besprach Krankheiten, beispielsweise Gürtelrosen. Immer wieder sprach sie in Interviews davon, wie wichtig es ihr war, anderen Menschen zu helfen. „Gut sein und anderen Menschen helfen" sei ihr wichtiger gewesen als schön zu sein. In ihren Büchern verweist sie auf die Macht Gottes, in einem Zeitungsartikel wird ihr Glaube, jedoch ein „argwöhnisches Verhältnis zur katholischen Kirche" bescheinigt (Kipper Kreis-Anzeiger Büdingen). Sie setzte Gebete und Sprüche ein, bat um göttlichen Beistand (Faulstich 1984). Sie selbst sagte, sie rate ihren Patienten, die Macht des Geistes zu nutzen, sich nicht auf die Krankheit zu konzentrieren („Du darfst nicht immer zur Krankheit hindenken" (Faulstich 2006, S. 50) sondern sich abzulenken und praktisch tätig zu werden, sich auf eine alltägliche Handlung zu konzentrieren.

Joachim Faulstich, der den Dokumentarfilm über Grete Flach drehte, zeigte sich von der Begegnung mit Grete Flach tief beeindruckt. Er bescheinigt Flach nicht nur Kenntnisse im Umgang mit Heilpflanzen, sondern beobachtete, dass sie bei ihren Patienten auch spirituell und mental arbeitete. (vgl. Faulstich 2006, S. 45).

13.4   Schriften

- Flach G (1966): *Aus meinem Rezeptschatzkästlein.* Eine Sammlung einfacher, bewährter Kräuter- und Volksheilmittel. Der Ratgeber wurde in Folge 18-mal neu aufgelegt.
- Flach G (1966): *Kräutermutter Flach's Gesundheits- und Lebensbrevier,* das mit einem Text über Flach von Günther Hochheim eingeleitet wird. Im Gegensatz zum Rezeptschatzkästlein werden hier auch allgemeine Regeln der Lebensführung thematisiert. Als Autoren werden Grete Flach und Günther Hochheim genannt.

13.5   Infos für heute

Die Bücher von Grete Flach sind antiquarisch erhältlich, wobei ich persönlich das Rezeptschatzkästlein besonders lesenswert finde.

Die Internetseite www.greteflach.de von Kurt Maier liefert weitere Informationen.

14.1　Bedeutung für die Naturheilkunde

Karoline Grüber („Kaline Grüber") wird als prominente Persönlichkeit der Stadt Lüdenscheid geehrt und auch im entsprechenden Eintrag als Naturheilkundige auf Wikipedia gewürdigt.[1] Sie war eine von mehreren in der Region wirkenden „Wickewiwern".[2] Grüber war über die Grenzen Lüdenscheids als Heilerin bekannt, insbesondere bei der bäuerlichen Bevölkerung. Sie entwickelte zudem das so genannte „Grübersche Liniment", eine Einreibung (s. Abschn. 14.3). Die wichtigste Quelle zu Grüber stellt ein Artikel des Heimatforschers Dr. Wilhelm Bleicher von 2010 im *Reidemeister* dar (Bleicher 2010). In den *Lüdenscheider Nachrichten* vom 26./27.03.1983 findet sich ein Gedicht über Grüber in plattdeutscher Sprache von Meta Watermann und eine Federzeichnung von ihr von dem Herscheider Maler und Plattdeutschdichter Heinz Wever. Einige Hinweise lieferte das Stadtarchiv Lüdenscheid. Viele Lüdenscheider kannten sie. In ihrem Nachruf heißt es: „Am verflossenen Sonnabend hat eine Frau im Alter von fast 79 Jahren das Zeitliche gesegnet, die viele, viele Jahre für Lüdenscheid eine Persönlichkeit war, von der gleichzeitig mit Humor und mit Hochachtung gesprochen wurde. Frau Karoline Grüber war in ihrer großen Naturverbundenheit und mit ihrem ausgesprochenen „Fingerspitzengefühl" in der Lage, ohne allerdings eine berufsmäßige Heilpraktikerin zu sein, oftmals auch in ernsten Fällen kranken Menschen zu helfen. In der Hauptsache verfügte sie über die Gabe, verstauchungen und Verrengungen oder dergleichen zu beheben. Aber sie behandelte

---

[1] http://de.wikipedia.org/wiki/Liste_von_Persönlichkeiten_der_Stadt_Lüdenscheid,　Stand　vom 14.03.2012.

[2] Als weitere Heilerinnen im Märkischen Sauerland werden die „alte Frau im Schlaa" (Iserlohn), die Heilerin von Boßel (Breckerfeld), Rustiges Trina aus Oestrich (Iserlohn), Johanna Holter von der Hesterhardt an der Ennepe (Hagen) genannt. (Bleicher 2010). „Wickewiwer" ist ein plattdeutscher Ausdruck für Zauberinnen (Bleicher, mündlich 14.06.2012).

© Springer-Verlag GmbH Deutschland, ein Teil von Springer Nature 2020

A. Kerckhoff, *Wichtige Frauen in der Naturheilkunde*,

https://doi.org/10.1007/978-3-662-60459-5_14

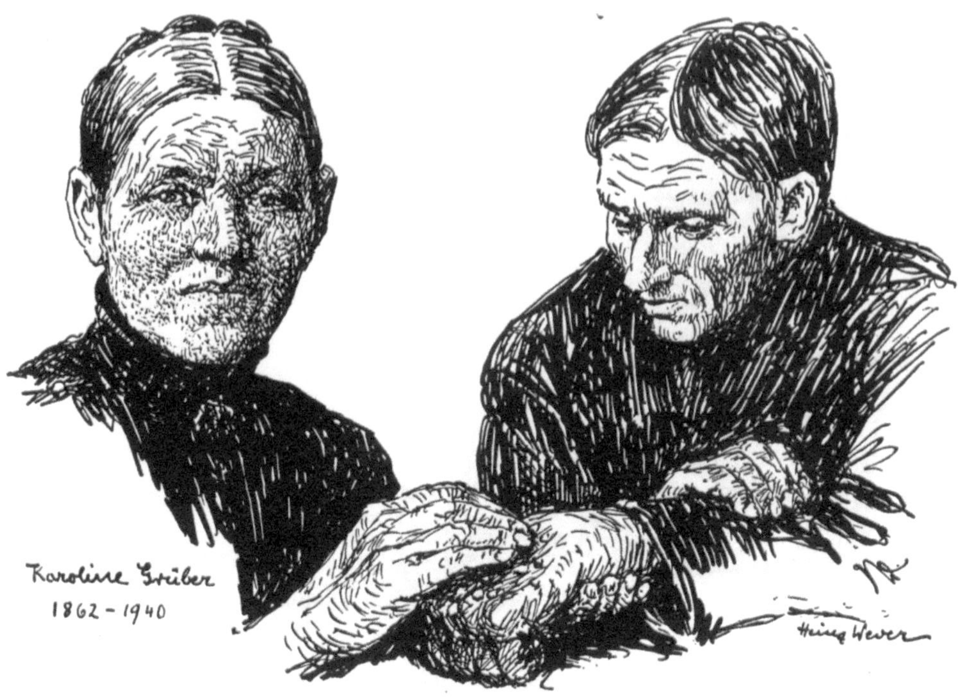

Abb. 14.1   Kaline Grüber, Bild mit freundlicher Genehmigung von Peter Wever

erfolgreich auch sonstige Krankheiten. Dabei war sie als sehr uneigennützig bekannt und hat in vielen Fällen eine Entschädigung für ihre Hilfe entschieden abgelehnt. Außerdem war sie erfüllt von einer strengen Gewissenhaftigkeit, die sie die Grenzen ihres Könnens durchaus erkennen ließ. Wo sie glaubte, daß ihre Mittel nicht ausreichten oder wo sie meinte, daß nur ein operativer Eingriff helfen könnte, ließ sie sich nie herleiten, einzugreifen, sondern sagte: „Blah, Du maust int Krankenhus!" War sie auch eine Art Dr. Eisenbart, die mitunter sogenannte Pferdekuren verordnete, so wurde sie meist nicht vergeblich aufgesucht. Tatsache ist jedenfalls, daß Frau Karoline Grüber vielen Kranken geholfen hat." (Lüdenscheider General-Anzeiger, 26.08.1040, Nr. 201, S. 13)

14.2   Leben

Biographische Hinweise sind rar. Karoline Grüber, geb. Schmidt, wurde am 25.01.1862 in Wehe, Gemeinde Meinerzhagen, als Tochter des Kötters Theodor Schmidt und seiner Ehefrau Wilhelmine geboren, vermutlich einfachen Leuten aus dem Arbeitermilieu.[3] Sie be-

---

[3] Die Bezeichnung „Kötter" leitet sich von „Kate" oder „Kotten", einem einfachen, kleinen Haus, das sich oft am Dorfrand befand. Kötter besaßen einen solchen Kotten. Der Besitz war bescheiden, oft mussten Kötter als Tagelöhner Geld dazu verdienen.

suchte die Volksschule, absolvierte aber keine Berufsausbildung. Am 19.10.1883 heiratete sie in Meinerzhagen den Fabrikarbeiter Julius Grüber, der 1923 starb. Aus der Ehe gingen 3 Kinder hervor. Grüber lebte in Lüdenscheid (Werdohler Straße 143), das Haus wurde ihr nach Aussagen älterer Lüdenscheider Bürger vom Fabrikanten Berg geschenkt. In dem 10 × 50 m großen Garten baute sie Obst und Gemüse an, eine Tätigkeit, die ihr besonders wichtig war und die sie ungerne für Patienten unterbrach. Im Alter wurde Grüber verwirrt, krank und hilfsbedürftig. Sie verstarb am 24.08.1940 in ihrem Haus. Karoline Grüber hinterließ keine schriftlichen Dokumente. Sie notierte ihre Rezepte und Verordnungen auf abgerissenen Stückchen Zeitungspapier, von denen jedoch keine mehr erhalten sind (Siever, zitiert in Bleicher 2010) (Abb. 14.1).

Kaline Grüber war als Heilerin bekannt und beliebt und vielen Menschen geholfen. Auf ihrer Todesanzeige heißt es: „In ihrem arbeitsreichen Leben hat sie vielen in selbstloser Liebe gedient." (Todesanzeige vom 24. August 1950, Lüdenscheider General-Anzeiger).

14.3 Heilkunde

Kaline Grüber verfügte mehreren Berichten zufolge über ein außergewöhnliches manuelles Feingefühl. Einen Skeptiker ihrer Kunst überzeugt sie mit einer Demonstration, bei der sie ein Haar unter einer Tischdecke oder einem Zeitungsblatt ertastet. Sie heilte vorwiegend durch manuelle Behandlungen, behandelte dabei sowohl Beschwerden des Bewegungsapparates, war aber auch in der Lage, innere Erkrankungen zu ertasten und manuell zu behandeln (Althaus 1997, S. 33 f.). Sie arbeitete magnetopathisch, d. h. durch Handauflegen oder Besprechen, z. B. von Warzen. Bleicher vermutet, dass Grüber zudem Wissen von einer Mutter, Großmutter oder Tante erhalten hat, da das Wissen und auch derartige Begabungen oft in der Familie weitergegeben wurden (Bleicher mündlich 14.06.2012).

Auffallend betont wird in den verschiedenen Berichten die große Menschenkenntnis und unverblümte, strenge und bisweilen harsche Art von Kaline Grüber im Umgang mit den Patienten, ihre direkte Ansprache, aber auch ihre Hilfsbereitschaft gerade gegenüber Minderbemittelten. Sie behandelte grundsätzlich unentgeldlich. Da sie zuhause, ohne feste Sprechzeiten, im Rahmen ihres Alltags behandelte, schickte sie die Ratsuchenden, die nach den Quellen manchmal bis auf die Straße warteten, auch gelegentlich nach Hause.

Grüber verordnete Tees, Pflanzenkompressen, Früchte, Hausmittel (z. B. Kohlauflagen, auch bei Verletzungen wie einer Kopfverletzung, z. B. bei Husten Abführmittel mit Rizinusöl und Himbeersaft, Salzpackungen bei Verstauchungen, Zuckerwasser bei Ekzem), ausleitende Mittel (Abführmittel), sie entwickelte Rezepturen zu diversen Salben, Tinkturen, Heilcremes, die auch von verschiedenen Apotheken in Lüdenscheid, so z. B. der Hirsch-Apotheke, der Adler-Apotheke zu ihren Lebenszeiten angeboten wurden. Das „Grübersche Liniment," auch als „Einreibung nach Kaline Grüber" bezeichnet, bestand aus Johanniskrautöl, Bilsenkrautöl,[4] Kampferspiritus und flüchtigem Kampfer-Liniment (Linimentum ammoniato-camphoratum). Eine andere von ihr empfohlene „schwarze Salbe" stellte offenbar eine Art Zugsalbe wie das heutige Ichtiol dar.

Das Gedicht *Lihnsoat* („Leinsaat") gibt Hinweise auf ihre direkte Ansprache („Se was gradëût"), ihre Kenntnis von Hausmitteln („Sei kannte dei ollen Hûsmiddel guët."), die Bedeutung des Glaubens („Glouwe däut Wunder! Fählt dat Vertraun, Blitt dat Bespriäken en Schwätzen!").[5]

- **Lihnsoat[6]**

„Et giat sou Wunderlüe im Land,
Sou Schööpers un Wickewiewer,
Dei wiattet met Witz un Mäschgenverstand
En Root föör de Siälen un Liewer.
Sou maniger Buer hölt mähr doovan
As van diän studäiërten Hären,
Denn, dat me Wateln bespriäken kann,
Dat es nit op Schaulen te lähren.
Kaline Grüber was ahneseihn
Wiet üawer dei Lünschger Grenzen.
Wei vüärnähm kam, dei konn wieër teihn.
Sei makere keine Sperenzen.
Se was gradëût, was koart un groav,
Doach harre Verstand, wat sei sache,
Sou dat et diän Lüen vam Buërnhoav
Ouk luter ne Biätterung brache.
Sei kannte dei ollen Hûsmiddel guët.
Se wusse Geschwüre te wäiken.
Se wusst ower ouk, wat dei Dokters blouss drüet
Un wat blouss dei Apothäiken!
Un därümme leit me se rüheg daun.
Manck Arzt därr Kaline schätzen!
Glouwe däut Wunder! Fählt dat VErtraun,
Blitt dat Bespriäken en Schwätzen!
Päiter kam üawer twäi Stunnen wiet

---

[4] Bilsenkraut (Hyoscyamus niger) ist eine alkaloidhaltige, stark wirksame und rauscherzeugende (Wirkung: schmerzstillend, krampflösend, halluzinogen, sedativ) Heil- und Giftpflanze, die als typische „Hexenpflanze" gilt.

[5] Es handelt sich um eine Krankheitsgeschichte von einem Mann namens Peter, der unter Verstopfung leidet. Grüber verordnet ihm Leinsamen. Er dankt in einem Schreiben: „Liebe Kaline, dein Rat war klug. Ich sitze nicht länger auf dem Trocken. Es ist nun, als wenn sie ein seidenes Tuch mir aus Hintern gezogen." (zitiert in Bleicher 2010).

[6] Mit freundlicher Genehmigung von Peter Wever, Berlin.

Met sienen Verdauungsmolesten
Tau Grübers Kaline. Et stund me taur Tiet
Mem Staule nit grade taum besten.
Kalline hiät ne opt Lihnsoat esatt.
Die söll me wall helpen te driewen!
Op äinmool gong et bi Päiter sou glatt,
Dat hei iähr taum Danke därr schwriewen:
„Leiwe Kaline" Dien Root was klauk!
Iak sitte nit länger om Dröigen.
Et es nu, as wann se en sieden Dauk
Mi ût diäm Ächesten töigen!"

Da Grüber ihre Grenzen offenbar gut kannte, wurde sie von manchen Ärzten anerkannt, andere, wie der Sanitätsrat Dr. Theodor Hohl bezeichneten sie als Kurpfuscherin und das „verdammte Weib in Lüdenscheid" (Schulte, zitiert in Bleicher 2010). Da sie ihre Behandlungen durch Gemurmel begleitete, wurde verschiedentlich über okkulte Heilweisen und Hexerei gemutmaßt. Dazu der Heimatschriftstelle Richard Althaus, ein Nachbar Grübers: „Viele ihrer Zeitgenossen behaupten, sie habe die Krankheiten mit Zaubersprüchen geheilt. Das glaube ich nicht. Ihr Gemurmel und Gebrabbel während der Behandlung entsprach wohl mehr einer Gewohnheit oder war einfach eine Eigenart von ihr." (Althaus 1977, S. 33 f.)

14.4   Schriften

Keine bekannt

14.5   Infos für heute

Im Internet findet sich ein ausführlicher Artikel über Karoline Grüber von Wilhem Bleicher in *Der Reidemeister, Ausgabe* 182 ab S. 1510.

15.1 Bedeutung für die Naturheilkunde

Elly Heinemann baute den „Fraunbergerhof" in Brohl in der Eifel auf. Es handelte sich um eine Pension mit vegetarischem Essen und einfacher, naturnaher Lebensweise. Elisabeth Hüttenmeister schrieb über Elly Heinemann das Buch *Die Heilerin vom Frauenbergerhof* (1981).

15.2 Leben

Elly Heinemann wurde in Aachen als mittleres von drei Kindern geboren (vgl. Hüttenmeister 1981). Der Vater starb früh. Die nur 25-jährige verwitwete Mutter verdiente ihr Geld mit Bügeln, Waschen und Stickereien. Elly hatte bereits als Kind „kranke Füße". Beide Füße wurden noch in der Kindheit amputiert, weitere Operationen folgten. Auch ansonsten war Elly ein kränkliches Kind. Ihr Bruder fiel im Krieg, die Mutter starb, als sie 28 Jahre alt war. Sie arbeitete – auf Prothesen – als Haushälterin. Im Alter von 35 eiterten die Fußstümpfe erneut, ein künstlicher Darmausgang schien erforderlich. Durch die Begegnung mit einer Frau auf der Straße, Käthe Schmitz, wurde Elly Vegetarierin und „Reformerin" und konnte dadurch ihre Gesundheit wieder herstellen. Mit 40 verpflichtete sie sich in einem Schwesternhaus, das sie jedoch nach drei Jahren wieder verließ. Allmählich entwickelte sie Kenntnisse in der Heilkunde und entwickelte den Wunsch, „Heim, um Leute an Leib und Seele zu heilen" zu eröffnen. Mit wenigen Mitteln und viel Unterstützung kaufte sie gemeinsam mit ihrer Freundin Maria Weber den „Frauenbergerhof" in Brohl in der Eifel. Hier richteten die beiden Frauen eine Pension mit vegetarischem Essen (kein Kaffee, Genussgifte, Zucker) und sehr einfachem Leben (kein Fernseher), ein, in der vegetarisch gegessen wurde. Durch positive Erfahrungen von Gästen mit Zivilisationsbeschwerden sprachen sich die Adresse herum. Drei Jahre später war das Haus abbezahlt.

© Springer-Verlag GmbH Deutschland, ein Teil von Springer Nature 2020
A. Kerckhoff, *Wichtige Frauen in der Naturheilkunde*,
https://doi.org/10.1007/978-3-662-60459-5_15

Nach den ersten therapeutischen Anwendungen, den Gallekuren, wurde Elly Heinemann angeklagt. Es kam zu drei Gerichtsverhandlungen. Elly Heinemann wurde auferlegt, die Volksschulprüfung abzulegen (was sie mit 63 Jahren tat), außerdem die die Heilpraktikerprüfung. Sie konnte vereinbaren, nur im Bereich Leber und Galle geprüft zu werden, wurde in Andernach von 2 Heilpraktikern und 3 Ärzten geprüft, und anschließend ihre Gallekuren weiter durchführen. Elly Heinemann wird beschrieben als eine tiefreligiöse Frau mit großer Menschenkenntnis, der es in besonderem Maße gelang, Menschen aufzurichten. Ihre eigene Zufriedenheit und Heiterkeit trotz der durch die amputierten Beine großen Einschränkungen beeindruckten ihre Gäste zutiefst.

15.3 Heilkunde

Elly Heinemann führte Fasten- und Saftkuren durch, außerdem „Ölkuren" insbesondere zur Behandlung von Gallekrankheiten, bei denen 250 cm Olivenöl mit Zitronensaft eingenommen wurden, eine Maßnahme zur Ausleitung von Gallesteinen und Gallegrieß (eine ähnliche Kur wie die der Amerikanerin Hulda Clark). Sie setzte zudem Kuhne-Reibesitzbäder und ansteigende Fußbäder (mit Fußwannen der Firma Schiele) als Therapiemaßnahmen ein. In die Ernährung, die vorrangig aus Rohkost und einfacher, naturbelassener Kost bestand, integrierte sie den Honig-Apfelessig-Trunk, d. h. eine Mischung aus Apfelessig, Honig und Wasser, wie sie als Oxymel beschrieben wird oder auch von dem kanadischen Arzt Jarvis.

15.4 Schriften

-

15.5 Infos für heute

Keine bekannt

16.1 Bedeutung für die Naturheilkunde

Ida Hofmann war eine wichtige Figur der Lebensreformbewegung und Mitbegründerin des Monte Verità, der ersten vegetarischen Kolonie im Tessin, aus dem sich ein Naturheilsanatorium entwickelte. Sie war entschiedene, engagierte und eloquente Vertreterin des Reformgedankens und große Befürworterin der individuellen Freiheit. Die Frauenfrage, das Verhältnis von Mann und Frau, die Kleidung der Frau und der Vegetarismus bzw. die „vegetabile" Ernährung (Verzicht auf jegliche tierische Produkte) standen im Mittelpunkt ihres Interesses. Der Monte Verità, Ort ihres Schaffens, wurde zu einem Anziehungspunkt für Künstler, Anarchisten, Philosophen, Theosophen, Wissenschaftler, Künstler, Politiker, für Individualisten jeglicher Couleur. Hermann Hesse war hier zu Gast, Hans Arp, Erich Mühsam, der Jugendstilmaler Fidus, Marianne Werefkin u. a. Maler der Künstlergruppe „Der große Bär". Hier wurde der moderne Ausdruckstanz mit Rudolf Laban begründet, Mary Wigman, Sophie Täuber-Arp, Suzanne Perrottet und andere. Heute erinnert der Monte Verità mit Museum an die Lebensreform und knüpft mit Teehaus, Kongressen u. a. m. an die Tradition an.

16.2 Leben

Zur Biographie Hofmanns ist das Datenmaterial dürftig, insbesondere, weil es keinen Nachlass gibt. Hofmann wurde in Siebenbürgen geboren, der Vater war Sänger und Komponist ungarischer Nationallieder, die Familie wohlhabend und kultiviert, Ida Hofmann soll sieben Sprachen gesprochen haben. Nach dem Tod ihres Vaters verfügte sie über ein Vermögen, das sie für den Monte Verità verwenden konnte und dies auch frei-

© Springer-Verlag GmbH Deutschland, ein Teil von Springer Nature 2020
A. Kerckhoff, *Wichtige Frauen in der Naturheilkunde*,
https://doi.org/10.1007/978-3-662-60459-5_16

giebig tat. Sie hatte zwei Schwestern (Jenny und Lilli) und einen Bruder. Während die Schwestern sich beide dem Projekt anschlossen, bliebt der Bruder zeitlebens distanziert. Nach der Schulausbildung absolvierte Hofmann eine pädagogische und musikalische Ausbildung und arbeitete vermutlich in München als Klavierlehrerin (Rogantini mündlich 14.06.2011). In der Naturheilanstalt von Arnold Rikli, dem Verfechter der Lichttherapie, in Veldes (Oberkrain, heute Bled, Slowenien) lernte sie 1899 den damals 24-jährigen Henri Oedenkoven kennen (sie selbst war zu diesem Zeitpunkt 33 Jahre alt), der dort „Krankheit bis zum Grabesrande" (Hofmann-Oedenkoven 1904, S. 4) durch Lichtkuren, Vegetarismus und gesunde Lebensweise kurieren konnte. Sie selbst litt unter Depressionen und großer Unzufriedenheit mit ihren Lebensperspektiven als Frau (Hofmann-Oedenkoven 1904, S. 5). Oedenkoven, Sohn eines wohlhabenden belgischen Industriellen aus Antwerpen, begeisterte Hofmann, die zu diesem Zeitpunkt im zweiten Jahr als Klavier- und Musiklehrerin im Fürstentum Montenegro arbeitete, für die Idee einer neuen, anderen Lebensweise. So schrieb sie: „Reich und mannigfaltig, Friede, Wahrheit und Liebe für das Leben der Einzelnen und Aller verheissend, entströmten die Gedanken aus Henri's gewandter Feder und begeisterten mich; denn Jahre schwersten Kummers und dumpfer Resignation hatten mein Leben verdüstert und ich stand wie so viele meines Geschlechts unter dem traurigen und unnatürlichen Drucke der Versorgungsfrage ...." (Hofmann 1904, S. 4 f.). 1900 kaufte sie mit Oedenkoven das Gelände bei Ascona, das sie „Monte Verità" nannten – zuvor hatten sie auch andere Gelände angeschaut und waren von München ins Tessin zu Fuß gegangen. Hierzu heißt es: „Monte Verità" nennen wir den Boden unseres von Wahrheitssuchern gegründetes und Wahrheit Suchenden geweihtes Unternehmen" (Hofmann 1904, S. 38). Hier gründeten sie zunächst mit einigen Mitstreitern eine vegetarische Kolonie – sie sprachen von einer „vegetabilen individualistischen Kooperative" -, dann, da die Finanzierung seitens der Mutter Oedenkovens, die von dem Projekt wenig angetan war, zu scheitern drohte (Rogantini mündlich 14.06.2011), ein Naturheilsanatorium: „Henris vorläufiges Unternehmen gipfelt in Gründung einer Naturheilanstalt für solche Menschen, welche in Befolgung einfacher und natürlicher Lebensweise entweder vorübergehend Erholung oder durch dauernden Aufenthalt Genesung finden und sich in Wort und Tat seinen Ideen, seinem Wirken anschliessen wollen." (Hofmann-Oedenkoven 1904, S. 6) (Abb. 16.1 und 16.2)

Ab 1902 gibt sie ihre Schriften unter dem Namen Hofmann-Oedenkoven heraus, war allerdings nicht mit Oedenkoven kirchlich oder standesamtlich verheiratet, beide lebten in „freier Ehe". Mit der Zeit entstanden – dank viel persönlichem Einsatz, aber auch dank der finanziellen Hilfe vor allem durch Oedenkovens Eltern – auf dem 94.000 m^2 großen Gelände ein Hotel, drei Häuser, elf Lichtlufthütten, einige Gebäude zur wirtschaftlichen Nutzung, ein Tennisplatz, Anlagen zum Sonnenbaden (Gebäude mit Glasdach für Sonnenbäder auch im Winter), Freilichtduschen, Freiluftreck, Lichtluftbäder, Lehmbäder, Schwimmbad (laut der Verkaufsanzeige von 1922, Verweis in Schwab 2003, S. 115). Ein

Abb 16.1 Ida Hofmann

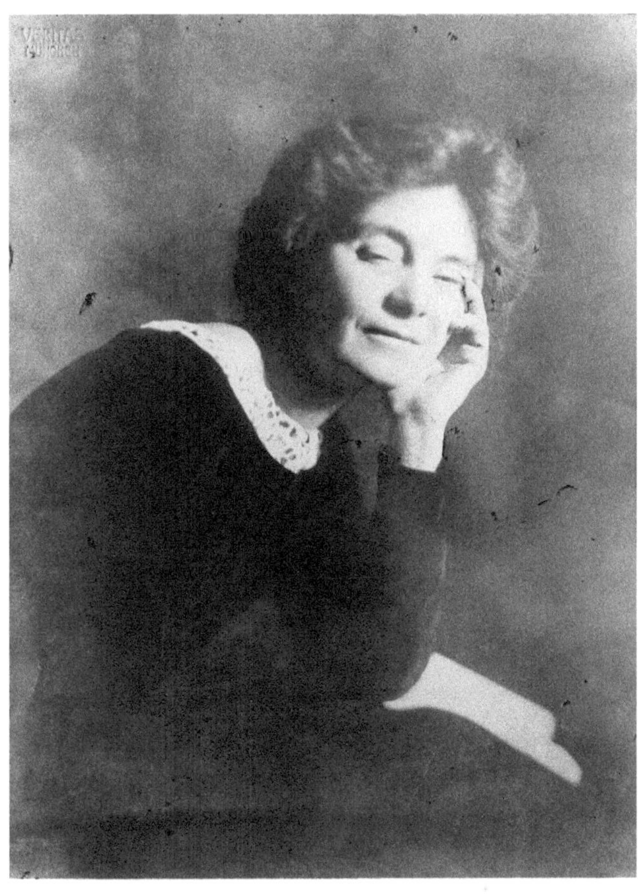

Teehaus lud zum gemeinsamen Teetrinken ein, im „Zentralhaus" mit Speisesaal,[1] Musikzimmer und Bibliothek wurde das Essen angeboten, fanden die kulturellen Aktivitäten statt. 1910 wurde das Natursanatorium verpachtet, 1912/1913 dann von der Dresdner Ärztin Anna Fischer-Dückelbach medizinisch geleitet. Nach und nach wurden die Diätvorschriften gelockert, dennoch ließ die Gästezahl nach, durch den ersten Weltkrieg blieben insbesondere die ausländischen Gäste fort. 1920 wurde das Sanatorium dann verkauft. Bereits 1918 hatte sich Oedenkoven von Hofmann getrennt und eine Engländerin geheiratet, mit der er auch einen Sohn hatte. Hofmann ging 1920 zunächst nach Spanien, dann nach Brasilien, um hier ebenfalls eine Kolonie, den „Monte Sol" zu gründen. In Brasilien ließ sich die Idealistin ein sumpfiges Stück Land verkaufen, investierte hier den restlichen Teil ihres Vermögens, bekam dann Malaria und verstarb am 04.07.1930.

---

[1] Eindrucksvoll: bereits 1905 war hier das Yin-Yang-Zeichen als Fenster eingelassen.

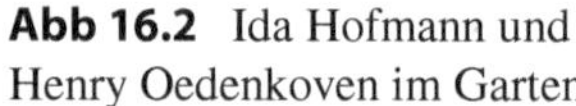

Abb 16.2 Ida Hofmann und
Henry Oedenkoven im Garten

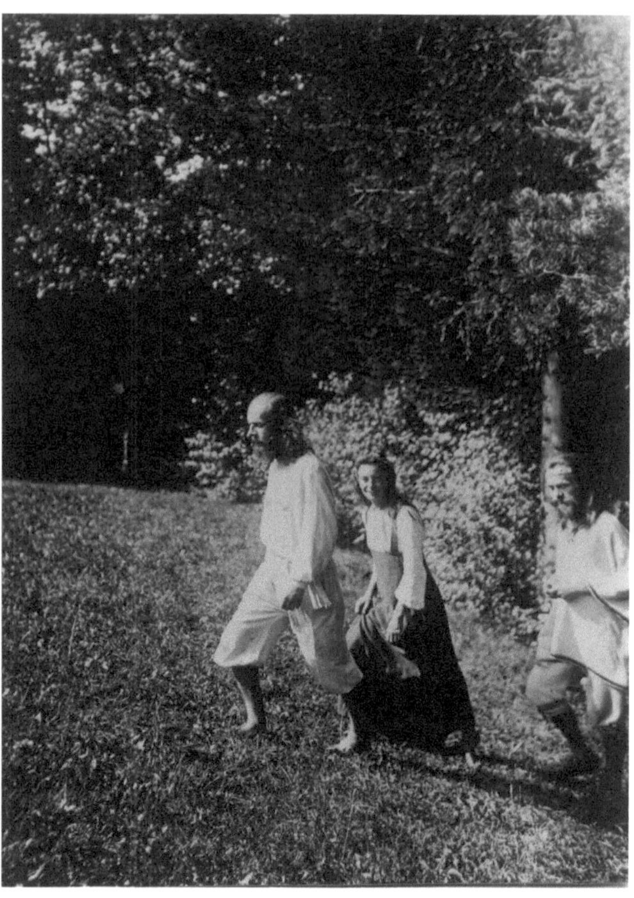

16.3   Heilkunde

Hofmann und Oedenkoven waren an anderen Naturheilanstalten stark interessierten, sie
hatten Erfahrungen bei Arnold RIkli, in der Naturheilanstalt Jungborn von Adolf Just und
der Naturheilpraxis von Louis Kuhne gemacht, besuchten auch andere Sanatorien, traten
in Kontakt mit europäischen Vertretern der verschiedensten heilkundigen Strömungen
(Magnetismus, Gebetsheilung nach Mary Baker Eddy). Hofmann war eine Verfechterin
eines selbstbestimmten, naturgemäßen, einfachen Lebens, wandte sich jedoch scharf gegen extreme Formen der Naturheilkunde wie übertriebene Abhärtungsmaßnahmen, Kaltwasseranwendungen oder ausschließliche Rohkosternährung (vgl. Hofmann 1906,
S. 45). Auch das Image des Monte Verità als Heimstatt der „Naturmenschen" lehnte sie
entschieden ab.

Das Konzept des Sanatoriums, das maximal 36 Gäste aufnehmen konnte, war das einer
„vegetabilischen Pension" mit ordnungstherapeutischen Ansätzen, Licht-, Lehm-, Wasser-

und Luftanwendungen, Gymnastik, Tanz, Kunstunterricht, einem umfangreichen kulturellen Programm. Eine wichtige Säule stellte die Ernährung dar, die zunächst aus Brot, Butter, Milch, Nüssen, getrocknetem und frischem Obst, einfachen gekochten Gerichten bestand. Oedenkoven sorgte dann für eine Einführung von verschiedenen Gemüsesorten. Weiterer wichtiger und außergewöhnlicher Bestandteil war das Kulturprogramm mit Musikabenden, Lesungen, Vorträgen, Diskussionsabenden – diskutiert wurde, so ein Werbeprospekt über „alles, was intelligente Menschen anregt" -, (Prospekt Sanatorium Monte Verità, o. J. (ca. 1904), zitiert in Schwab 2003, S. 177), aber auch Festen, z. B. Kostümfesten oder Tanzabenden, ob mit Gemeinschaftstanz oder Bewegungsübungen.

Angesprochen wurden erholungsbedürftige Städter, keine Kranke, auch wenn zeitweise an dem Sanatorium ein Arzt und eine Krankenschwester beschäftigt waren. Henri Oedenkoven hielt jeden Morgen eine einstündige Sprechstunde ab, in der er „sur l'hygiene et le régime à suivre" aufklärte (Prospekt Sanatorium Monte Verità, o. J. (ca. 1905), zitiert in Schwab 2003, S. 160). Die Ausrichtung hin zu einem breiten Publikum zeigte sich auch in den Anzeigen, die den „abgehetzten Kulturmensch" ansprachen und ihm in Aussicht stellten, aus der „gemeinnützigen Anstalt für natürliche Heilung und wahres Leben" wieder „geheilt, verjüngt und von neuen Idealen durchglüht" in sein bisheriges Leben zurückzukehren (Die Gesundheit, 15.09.1903, Verweis in Schwab 2003, S. 156). Andere Anzeigen warben mit den Schlagworten „Sanatorium Monte Verità. Vegetabilische Kur. Licht-, Luft- und Sonnenbäder, Wasser- und Lehmanwendungen, Gartenarbeiten, Bergtouren und Allerlei Sport" (Schwab 2003, S. 156). Der Monte Verità kann damit als ein Zentrum der modernen Körperkulturbewegung und Gesundheitsbewegung betrachtet werden. Auf diesen Aspekt geht Wedemeyer in *„Ich-Kultur" und „Allerlei Sport" Der Monte Verità als Initiator und Spiegelbild neuer Körperkonzepte* ein (Wedemeyer 2001).

Hofmann-Oedenkoven war eine Verfechterin der Frauenbewegung. In ihrer Schrift *Wie gelangen wir Frauen zu harmonischen Daseinsbedingungen? Offener Brief an die Verfasserin von „Eine Mutter für Viele"* solidarisierte sie sich bewusst mit der Autorin Christine Thaler: „In die Mitte des Sommers 1902 fällt das in der Leserwelt viel Aufsehen erregende Erschienen der Broschüre „Eine für Viele": auch ich ergreife Partei und Feder für die stark angefeindete Verfasserin, welche für Frauenrechte eintritt und veröffentliche meine Verteidigungsschrift (Hofmann 1906, S. 43). Ihre Schriften zur vegetarischen Ernährung zeigen, dass sie den Vegetarismus nicht nur als einen Verzicht auf Fleisch, sondern als eine generell ein innere Haltung, ein Lebensprinzip ansah. So schreibt sie: „Vegetarismus (abgeleitet von dem lateinischen vegetus – fröhlich) bedeutet kräftiges, fröhliches Wohlleben ... ganz falsch ist die allgemein verbreitete Auffassung des Vegetarismus als eine Ernährungsweise, aus der lediglich der Fleischgenuss ausgeschlossen ist" (Hofmann 1905, S. 4). In *Monte Verità. Wahrheit ohne Dichtung* (1906) beschreibt sie die Entwicklung des Sanatoriums und die Bemühungen Oedenkovens und Hofmanns, die Einrichtung aufzubauen und betriebswirtschaftlich zu betreiben (Abb. 16.3).

Abb 16.3 Vegetabilismus! Vegetarismus! Von Ida Hofmann 1905

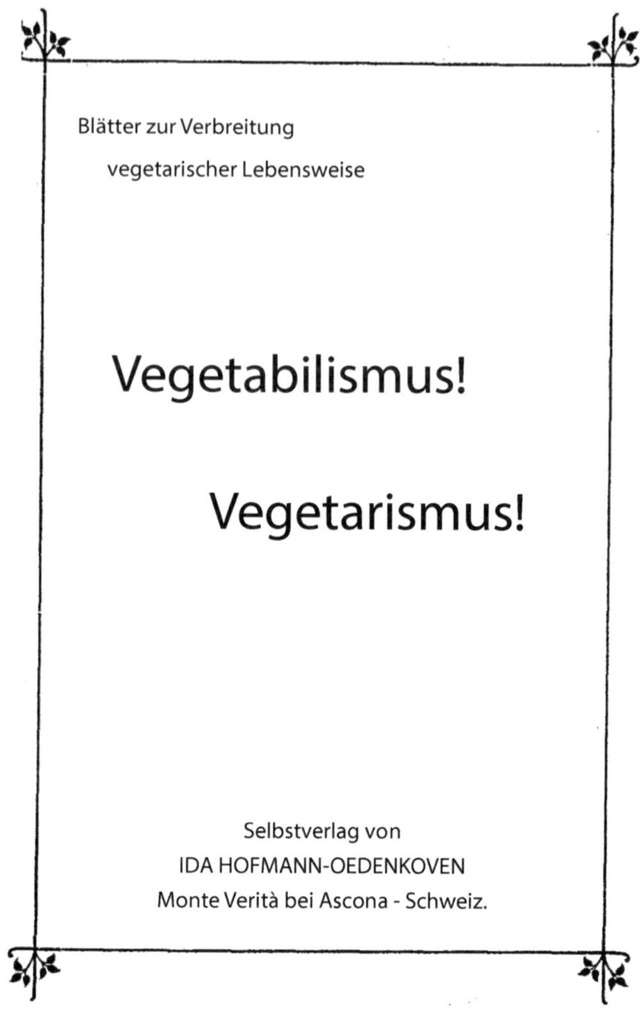

16.4   Schriften

- Hofmann-Oedenkoven, Ida (1902): *Wie gelangen wir Frauen zu harmonischen Daseinsbedingungen? Offener Brief an die Verfasserin von „Eine Mutter für Viele"* (Christine Thaler), Selbstverlag, Ascona, im Buchhandel durch den Reformverlag C.v. Schmidtz.
- Hofmann-Oedenkoven, Ida (1905): In *Vegetabilismus! Vegetarismus!* Warb die Autorin für eine vegetarischen Ernährung als Lebens-, Natur- und Kulturprinzip.
- Hofmann-Oedenkoven, Ida (1906): *Monte Verità. Wahrheit ohne Dichtung*
- *Beiträge zur Frauenfrage* folgen mehr als zehn Jahre später (Hofmann-Oedenkoven 1920).

Ihre Texte schrieb sie teilweise in „reform-ortografie."[2]

16.5   Infos für heute

Der Monte Vérita wurde – nach seinen Anfängen als „vegetabile" Kolonie – in den 1920er-Jahren von dem deutschen Baron Eduard von der Heydt erworben. Später wird er in ein Seminarzentrum umgewandelt und ist heute ein weltweit bekannter Tagungsort (Fondazione Monte Verità, www.moneverita.org). Es gibt einen Audio-Guide mit historischen Fotografien, einen Video-Guide zu Harald Szeemann. Besucht man diesen Ort, so wird das Flair der damaligen Reformbewegung deutlich spürbar, der Versuch, im Einklang mit der Natur zu leben und dies auch in alle Elemente des täglichen Lebens zu integrieren. Hier gibt es auch ein Museum mit allen relevanten Schriften zum Monte Verità, von denen Andreas Schwab *Monte Verità – Sanatorium der Sehnsucht* besonders aufschlussreich ist, auch im Hinblick auf Ida Hofmann. Hinzuweisen ist die Ausstellung von Harald Szeemann „Die Brüste der Wahrheit".2017 wurde auf dem Monte Verità das Museum Casa Anatta und mit ihm die Szeemann-Ausstellung wieder eröffnet.

---

[2] Z. B. Brief an Fritz Brupbacher, Herausgeber der jungen Schweiz, zu finden auf www.gust-graeser. infor, Stand vom 02.05.2012.

17.1 Bedeutung für die Naturheilkunde

Amalie Hohenester eröffnete 1863 ein Heilbad, das einen außerordentlich großen Zulauf hatte. Könige, Großfürsten, Prinzen, Minister, Gesandte und der Hochadel und Geldadel Europas fanden sich in Mariabrunn ein, u. a. Königin Vera von Würtemberg, Kaiserin Sissy von Österreich, Baron Rothschild aus Frankreich, Zar Alexander II von Russland (flyer Bad Mariabrunn). Zeitweise kamen mehr als 100 Kranke am Tag, der Kurbetrieb hatte über 90 Angestellte. 1873 gab es ein zweistöckiges Badhaus mit 14 Badezimmern und 35 Gastzimmern, ein Fürstenhaus, einen Saalbau, ein Schlößl mit weiteren sechs Zimmern, ein Brauhaus. Die Landwirtschaft umfasste 80 Stück Vieh sowie 300 Tagwerk Felder und Wiesen (Panzer, Plößl 2005, S. 102)

Amalie Hohenester, die „Doktorbäuerin" und Betreiberin des Heilbads Mariabrunn gehört mit Sicherheit zu den schillerndsten Frauenfiguren des 19. Jahrhunderts. In zahlreichen Filmen und Büchern wird ihr Leben als Ausgangsmaterial verwendet, so zum Beispiel in dem Film *Die Kurpfuscherin* (1974, Drehbuch von Hans Fitz mit Maria Schell in der Hauptrolle). 1977 wurde vom Bayerischen Rundfunk der Zweiteiler *Mali* (so der Spitzname von Amalie Hohenester) mit der jungen Christine Neubauer in der Hauptrolle gedreht. Mehrere Bühnen in Bayern führten Theaterstücke zu Amalie Hohenester auf. Von Norbert Göttler, Publizisten und Heimatforscher, der intensiv zur Heimatkunde Dachaus gearbeitet hat, ist 2000 der historische Roman *Die Pfuscherin* erschienen, 2008 dann ein Theaterstück. Gerne wird von ihr das Bild einer strengen und auch unseriösen Persönlichkeit gezeichnet. Hingewiesen werden muss jedoch auf den großen Erfolg ihres Unternehmens und ihre umfangreichen sozialen Aktivitäten im Hinblick auf ihre Mitarbeiter.

Es ist bezeichnend für die Geschichtsschreibung wie auch das Medizinverständnis, dass Amalie Hohenester in medizinhistorischen Werken nicht genannt wird. In wohl keiner Arbeit zeigt sich dies so deutlich wie in der Doktorarbeit von Sabine Ludyga zur *Geschichte*

© Springer-Verlag GmbH Deutschland, ein Teil von Springer Nature 2020

A. Kerckhoff, *Wichtige Frauen in der Naturheilkunde*,

https://doi.org/10.1007/978-3-662-60459-5_17

der Naturheilkunde in Bayern im 19. Jahrhundert (Ludyga 2007). Amalie Hohenester wird in der Arbeit, die insgesamt ein Dutzend Heilbäder im bayerischen Raum bis nach Nürnberg (darunter sehr viel kleinere Einrichtungen) nennt, mit keinem Wort erwähnt. Auf eine telefonische Nachfrage meinerseits bei Ludyga, antwortete diese, sie habe maßgeblich in medizinhistorischen Archiven und Sektionen recherchiert und hier keine Hinweise auf Amalie Hohenester als ernstzunehmende Kurbetriebs-Inhaberin gefunden, sondern „wenn überhaupt, dann eher als eine Art Wunderheilerin" (Ludyga, mündlich, 10.11.2011).

Die folgende Beschreibung orientiert sich maßgeblich an einem kulturwissenschaftlichen Aufsatz Göttlers (Göttler 1989), einem Porträt in dem Band *Bayerns Töchter: Frauenporträts aus fünf Jahrhunderten* (Panzer, Plößl 2005), schließlich dem eher blumigen Aufsatz von Fritz *Kurpfuscherey. Leben und Taten der berühmten Amalie Hohenester, ehemals Doktorbäuerin in Deisenhofen und später Bündlfrau in Mariabrunn. Nach amtlichen Berichten und Akten und Aussagen von Zeitgenossen erzählt von Hans Fritz.* (Fritz, ohne Datum).

17.2 Leben

Amalie Hohenesters Vater war Rosshändler und „Haberlbauer" bei Holzkirchen, die Mutter stammte aus dem Rheinland und hatte den Ruf einer Zigeunerin inne. Sie galt als Frau mit übersinnlichen Fähigkeiten („Wettermachen") und Kenntnissen im Umgang mit Kräutern. Amalie wurde als sechstes Kind am 04.10.1826 geboren (Andere Quellen geben an, sie sei das zwölfte Kind von Michael Nonnenmacher und Philippina geb. Hutler, andere geben Lorenz Haberl und Magdalena Haberl als Eltern an). Bereits in ihrer Kindheit wurde sie angeblich von der Mutter in den Umgang mit Kräutern eingeführt. Die vier Brüder, die „Haberl-Band," verübten kleinkriminelle Delikte (Wilderei, Raubüberfälle) und saßen wiederholt im Gefängnis. Bedacht werden muss hier jedoch sicherlich, dass die Not so manchen Gesetzesverstoß begründet haben mag. Auch Amalie selbst geriet bereits als 14-jährige in Konflikt mit dem Gesetz „wegen lüderlichen Lebenswandels, Diebstahls, Abreissens amtlicher Siegel und Beleidigung der königlichen Gendarmerie" (zitiert bei Göttler 1989, S. 70) und wurde für eine Woche inhaftiert. Früh verließ sie die Familie, nahm die verschiedensten Beschäftigungen auf, u. a. als Magd, als Kammerjunger der Gräfin von Sandizell, welche sie auf mehrere Reisen begleitete. Berichtet wird von Nähe zum Rotlichtmilieu und offenen Hotelrechnungen (Fritz, o. J., S. 5). 1856, als 29-jährige, wurde sie wegen Prostitution aus Frankfurt am Main ausgewiesen, vom Landgericht Miesbach „wegen Vagierens" mit viertägigem Arrest bestraft. Im gleichen Jahr begann sie, Kranke naturheilkundlich zu behandeln,[1] wurde daraufhin 1859 „wegen Kurpfuscherey" vom Landgericht Miesbach zu vier Tagen Polizeihaft verurteilt. Die Verhaftung erhöhte

---

[1] „Zusammen mit ihrer erfahrenen Mutter, der „Bibiane," sammelte sie Heilkräuter, kochte Medizinen und behandelte die kranken Leute aus der Umgebung. Da sie in ihren Wanderjahren Erfahrung und Menschenkenntnis wesentlich erweiter hatte u. „weltgewandt" worden war, übertraf ihr Ruf sehr bald den der Mutter." (Fritz o. J.,S. V).

ihren Bekanntheitsgrad, der Besucherstrom wuchs. Je umfangreicher die Tätigkeit Amalies wurde, desto öfter kam sie mit den Behörden in Konflikt. 1861 heiratete sie den Deisenhofener Rosshändler Benedikt Hohenester.[2] Auf seinem Hof eröffnete sie eine „Praxis", wobei die Harnschau die wichtigste Methode der Diagnose war, die Therapie maßgeblich aus Hinweisen zur Lebensführung, z. B. der Diät, bestand, außerdem aus pflanzenheilkundlichen Rezepturen, die sie im Haus herstellen ließ und gewinnbringend verkaufte.[3] Den Behörden war ihr wachsender Erfolg ein Dorn im Auge, sie reagierten mit einer erneuten Anklage wegen „Kurpfuscherei und Quacksalberei." Die Ärzte standen ihrem Wirken skeptisch, jedoch auch machtlos gegenüber. Während sie selbst versuchten, eine naturwissenschaftliche Medizin an den Hochschulen zu etablieren, zog Amalie Hohenester mit der ihr eigenen Mischung aus traditioneller Medizin, rituellem Handeln, autoritärem Auftreten und Geschäftemacherei die Patienten in Scharen an. Deutlich wird dies in einem Artikel in der Süddeutschen Zeitung, der sich auf den Prozess am 06.09.1862 bezieht und in dem es heißt: „Es wurde in der Verhandlung konstatiert, dass die Frau Doktorin einer Praxis sich erfreut, wie wohl kein anderer Arzt in Bayern (da liegt der Hund begraben); täglich werde sie von 100 bis 200 Personen aus allen Ständen um ihren Rath förmlich bestürmt. Eine Anzahl Zeugen erklärte in offener Sitzung, dass die „Frau Wunderdoktorin" sie geheilt habe, nachdem das Wissen der studirten Doktoren gescheitert sei." (zitiert in Gleich 1862, S. 6).

1862 verkauften die Hohenesters ihren Hof und erwarben am 13.01.1863 ein ehemaliges, heruntergekommenes Heilbad, das als Wallfahrtsort gedient hatte und über eine heilkräftige Quelle verfügte: Maria Brunn.[4] Ein Jahr später eröffnete Amalie Hohenester das Heilbad und empfing schon bald zahlreiche Patienten. Göttler zitiert ein Schreiben des Dachauer Bezirksamtmanns, der sich ratsuchend an das königliche Ministerium des Inneren wendete: „Ganze Züge von Hilfesuchenden aller Stände finden sich in Mariabrunn ein, jegliche Strafeinschreitung hat ihre Zahl nur erhöht. Die Stimmung der umliegenden Ärzteschaft ist äußerst trübe. Das Innenministerium möge dringendst über außerordentliche Maßnahmen entscheiden!" (Göttler 1989, S. 74). Dank großer Hartnäckigkeit erhielt Hohenester eine Konzession des Bezirksamtes sowie eine Baderechtsame. Die Behörden versuchten daraufhin, das Bad aufgrund von Mängeln in anderen Bereichen (z. B. Hygiene) zu schließen. Der Betrieb in Mariabrunn wuchs weiter und kurbelte den regionalen Handel an: von jährlich 4000 Pfund Weißbrot und 30.000 Pfund Fleisch, die Hohenester von den

---

[2] Ausgeschmückt wird dieses Bild im Film „Mali" von 1977, der Hohenester in jungen Jahren als eher schüchtern und vor allem impotent darstellt, woraufhin er von Amalie mit den rechten Pflanzen erfolgreich behandelt wird.

[3] Der Film Mali zeigt eine Tante von Amalie als kräuterkundiges Vorbild, die Amalie zunächst anlernt, dann assistiert.

[4] Die Quelle war 1662 von dem Mochinger Bauern Stephan Schlairbeck entdeckt worden. 1670 hatte Kurfürst Ferdinand Maria eine Gnadenkapelle und einige Badehäuschen um die Quelle errichtet, 1808 war sie von Elisabeth Ludovica, der siebenjährigen Tochter des bayerischen Königs Maximilian I. besucht worden, die daraufhin von ihren Beschwerden (Hinken, möglicherweise Kinderlähmung) befreit worden sein soll (vgl. Göttler 2000, S. 16).

Bauern kaufte, ist wird gesprochen, 80 Rindern, 30 Pferden, einer Erweiterung des Geländes auf 300 Tagwerk. Neue Gebäude und eine Brauerei wurden errichtet. Mariabrunn verfügte über ein eigenes Fuhrunternehmen und insgesamt 90 Angestellte (Göttler 1989, S. 74). Hohenester wurde von Angehörigen des in- und ausländischen Adels aufgesucht, ihre Besucher sollen aus Frankreich, England, Schweden, Amerika, Russland und Persien angereist sein (Göttler 1989, S. 76). Um Konflikte mit den Behörden zu vermeiden, stellte Hohenester den ehemaligen Militärarzt Sigismund Weisbrod als Badearzt ein, so dass sie juristisch nicht belangt werden konnte. Amalie Hohenester starb am 24.03.1878 im Alter von nur 49 Jahren, vermutlich an Brustkrebs (Panzer, Plößl 2005, S. 104). Auf ihrem Totenschein ist vermerkt: „Amalie Hohenester. Badinhaberin und Gutsbesitzerin (Wunderdoktorin)" (Abschrift vom 06.02.1978 eingesehen im Stadtarchiv Dachau). Das Heilbad Mariabrunn wurde zunächst von der Nichte weitergeführt, dann jedoch im Betrieb eingestellt. Seit 1907 befindet sich das Anwesen Mariabrunn im Privatbesitz, heute beherbergt es eine Gastwirtschaft, die in einer Tafel, aber auch auf der Internetseite der Schlosswirtschaft an Amalie Hohenester als „Wunderdoktorin" erinnert.[5]

17.3 Heilkunde

Als Diagnoseverfahren legte Hohenester besonderen Wert auf die Harnschau.[6] Berichtet wird, dass ein kritischer Patient Hohenester Pferdeurin als eigenen Urin ausgab, sie ihn jedoch sofort erkannt. Ein Textabschnitt zur Urindiagnostik in dem posthum veröffentlichten *Arzneimittelschatz*, der auch separat publiziert wurde, zeigt die Analyse nach Farbe und im Urin enthaltenen Substanzen (o. A. 1881, S IX).[7] Woher Hohenester ihre Kenntnisse in der

---

[5] Hier heißt es: „Der große Wendepunkt für Mariabrunn kam im Jahre 1862 als eine Frau das Anwesen aufkaufte und das Bad übernahm. Unter Amalie Hohenester gelangte der Wallfahrts- und Kurort zu Glanz und Ruhm. Die Wunderdoktorin kurierte einst einen Baron von Rothschild, den Großfürsten Nikolai Nikolaijewitsch, „Sissi"die Kaiserin von Österreich oder die Exkönigin von Hannover mit brutalen Kaltwasserduschen und strenger Diätkost. Aus allen Ecken Europas kamen die Gäste angereist. Obwohl von den Ärzten wegen ihres großen Zulaufs angefeindet und als Kurpfuscherin abgestempelt, wurde sie von ihren Patienten wie eine „Heilige" verehrt. Amalie Hohenester war bis zu ihrem frühen Tod mit Geheimnissen behaftet.", http://www.schlosswirtschaft-mariabrunn.de/Geschichtliches/Geschichtliches.htm. Zugegriffen am 22.10.2011.

[6] Die Harnschau war klassische Diagnoseform der Medizin seit der Antike, das Harnglas („Matula") galt über viele Jahrhunderte als Symbol der ärztlichen Kunst. Der Harn wurde auf Farbe, Konsistenz, Beimengungen, Geruch und ggfs. Geschmack. Mit dem Aufkommen der naturwissenschaftlichen Medizin wurde die Harnschau in den Hintergrund gedrängt, später dann im Rahmen der Labordiagnostik wieder aufgegriffen.Ausführlich thematisiert Michael Stolberg in der jüngeren Publikation *Die Harnschau. Eine Kultur- und Alltagsgeschichte* die Thematik (Stolberg 2009).

[7] Die hier gelieferten Erklärungen für die Merkmale des Urins werden von der Humoralpathologie abgeleitet, es werden kalte und warme, trockene und feuchte, cholerische, phlegmatische, melancholische Krankheiten unterschieden bzw. ein Bezug zu inneren Organen wie Milz, Leber, Galle, Nieren etc. hergestellt.

Harnschau hatte, ist unklar. Von den Ärzten wurde die Harnschau Hohenesters mit Skepsis betrachtet, wie ein Zitat von Fritz zeigt, in dem sich der Autor über die Systematik der Urinsedimente amüsiert: „Daß sie keine „Ärztin" – im guten Sinne des Wortes – sondern nur eine geniale Dilletantin gewesen, das beweist ein Buch, das nach ihrem Tode unter dem Titel „Amalie Hohenesters Arzneimittelschatz" erschienen ist. Es enthält eine recht dürftige Beschreibung von Pflanzen und Mineralien und hat mit „Heilkunde" nicht viel zu tun. Ausgesprochen komisch ist darin das Kapitel über Urinuntersuchung. Es heißt da u. a. „Im Harn sind enthalten die Substanzen: 1. Zirkel, 2. Schaum, 3. Blut, 34. Sand, 5. Samen, 6. Bläschen, 7. Körnlein, 8. Nebel, 9. Flockige Materie, 10. Schuppen, 11. Kleienmaterie, 12. Staub, 13. Weizenmaterial, 14. Eiter, 15. Bodensatz, 16. Wasser. Ad 1: Ist der Zirkel gefärbt, so ist der Kopf von cholerischer Feuchtigkeit eingenommen u.s.f.""" (Fritz o. J., 54 f)

Aus medizinhistorischer Sicht sind die diagnostischen Überlegungen Hohenesters nicht unplausibel. Manche ihrer Begrifflichkeiten decken sich mit den gängigen Begriffen der historischen ärztlichen Harnschau, so z. B. der Begriff „Zirkel", mit dem eine auf dem Urin schwimmende Schicht gemeint ist, „Blasen", „Wolken", „Sandkörnchen" (vgl. dazu Stolberg 2009, S 55 f). Andere Begriffe lassen vermuten, dass Hohenester überliefertes Wissen oder eigene Beobachtungen mit neuen Wortschöpfungen versah („Kleienmaterie", „Weizenmaterial"). Die Harnschau als Attribut der ärztlichen Kunst wurde mit der Entwicklung der naturwissenschaftlichen Medizin zurückgedrängt. Heute ist die Labordiagnostik des Urins selbstverständlicher Bestandteil des Arztbesuchs.

Neben Fähigkeiten in der Urinschau verfügte Hohenester offenbar über eine große Menschenkenntnis, die ihr die Einschätzung der Patienten erleichterte: „Die Natur hatte ihr eine große Tatkraft, einen unbändigen Geltungs- und Herrschertrieb, eine scharfe Beobachtungsgabe, ein ausgezeichnetes Gedächtnis und eine instinktive Kenntnis der Massenseele verliehen. Sicherlich hat sie auch in der langen Zeit ihrer „Wanderjahre" die Augen offen gehabt, die Menschen studiert und ihre Schwächen kennen gelernt." (Fritz o. J.54 f)

Neben diesen auch in der ärztlichen Praxis durchaus gängigen Methoden, setzte Amalie Hohenester jedoch auch noch andere, fragwürdigere Methoden ein, um etwas über die Krankheiten ihrer Patienten zu erfahren. Aus der mündlichen Überlieferung ist belegt, dass sie ihre Angestellten anhielt, die Gespräche der anreisenden Kranken während der Anreise im Pferdewagen vom Bahnhof zum Kurbad zu belauschen und ihr dann kleine Notizzettel mit den Gesprächsnotizen zuzuschieben (Göttler mündlich 18.06.2012).

Hohenester achtete darauf, keine Schwerkranken aufzunehmen, die bei ihr sterben könnten, um den Ruf des Bades nicht zu gefährden. Im historischen Roman berichtet wird von einem Cholerakranken, der in ihrem Bad starb und dessen Leichnam heimlich begraben wurde (Göttler 2000, S. 109 ff)

Amalie Hohenester behandelte Kranke in Kuren, die maßgeblich aus Ordnungstherapie (Umstellung der Lebensführung), Bewegung in Form von Fußmärschen, Ernährungsumstellung, Abstinenz von Genussmitteln, pflanzenheilkundlichen Anwendungen, Hausmitteln, Güssen und Bädern bestanden. Ein Teil der Anwendungen wurde kurmäßig allen Patienten verordnet, unabhängig von den Beschwerden. Dazu gehörte beispielsweise ein „blutreinigender" und appetitanregender Frühstückstee (Fritz o. J., S. 54 f)

Die von ihr verordneten Arzneien bestanden bevorzugt aus einheimischen Heilpflanzen. Sie wurden zunächst in Eigenproduktion hergestellt, später dann angekauft, dabei – so zumindest manche Quellen – als eigene Rezepturen ausgegeben: „Viele Mittel und Salben, die überall zu haben waren, wurden umgefüllt, gefärbt, anders verpackt und dann als „eigenes Fabrikat" zu erhöhten Preisen verkauft. Einen Teil der Kräuter lieferten alte Sammelweiber aus der Umgebung, während Amalie und ihr Anhang verbreiteten, sie hole solche jedes Jahr aus der Schweiz und beziehe manche sogar aus Indien." (Fritz o. J.,. S. 54)

Einen entscheidenden Einfluss auf ihren Erfolg hatten nicht nur die Heilmittel und Behandlungsmaßnahmen an sich, sondern offensichtlich auch die Art und Weise, wie Hohenester sich als Doktorbäuerin und Autorität inszenierte. Sie selbst gab an, ihre Kenntnisse von einem Vorfahren, einem ägyptischen Arzt erhalten zu haben, empfing die Patienten in einer Samtrobe mit schwerem Goldschmuck. „Das robuste und energische Auftreten dieser Naturdoktorin, ihr Befehlston und das bayrische „Du" mit dem sie auch Prinzessinnen und Grafen anredete, imponierte den hohen Herrschaften gewaltig. Sie hatten vor dieser Person mehr Respekt als vor ihren Leib- und Hausärzten, die sich devot einem hohen Willen und einem großen Geldsack anschmiegten. Amalie (…) war nicht sparsam mit der Drohung, dass bei Nichtbefolgung ihrer Verordnungen ein baldiger Tod in Aussicht stünde. So wurden auch ihre Kuren aus Angst u. Respekt meistens gewissenhaft befolgt und eine Besserung herbeigeführt." (Fritz o. J., S. 56)

Auch in *Die Doktorbäuerin von Mariabrunn. Ein Beitrag zur Geschichte der Kurpfuscherei in Altbayern* (1935) beschreibt Schaehle Hohenester als kraftvolle Persönlichkeit: „Die ganz wenigen Dorfveteranen, die sich ihrer noch aus frühester Kindheit her durch eigenes Erleben erinnern, stimmen in dem einen Punkte überein, dass die körperlich stattliche, aufdringlich vornehm gekleidete Dame von Energien strotzte. In ihrer Nähe gab es nur unbedingte Unterordnung unter die starre Hauszucht. Auch die leiseste Andeutung einer abweichenden Meinung war völlig ausgeschlossen. Sie überprüfte persönlich mit Sachkunde und Leidenschaft alles und jedes bis ins kleinste und brauste leicht und unvermittelt auf, um dann in blinder Wut ihrer Missstimmung durch kräftig ausgeteilte Hiebe Luft zu schaffen." (Schaehle 1935, S. 920)

Aus ärztlich-naturheilkundlicher Sicht befasst sich die knapp 30-seitige Schrift von Dr. Lorenz Gleich, mit dem Wirken Hohenesters. Bereits 1862, also 16 Jahre vor ihrem Tod, verfasste er *Die Doktorbäuerin in Deisenhofen. Amalie Hohenester und das Naturheilverfahren ohne Arznei*. Gleich war ein naturheilkundlicher Arzt – er selbst bezeichnete sich als „praktischer Naturarzt und ärztlicher Dirigent der „Naturheilanstalt in München" der insbesondere im Bereich der Hydrotherapie vielfach publizierte. Gleich äußert sich positiv über Hohenester, er stellt in Frage, ob eine Heilkunde falsch sein müsse, bloß, weil sie den geltenden wissenschaftlichen Standards nicht entspräche und forderte: „Wer am sichersten kuriren kann, der ist der beste Arzt, sei er graduirt oder nicht." (Gleich 1862, S. 15) Ihre therapeutischen Maßnahmen findet er vertretbar und nachvollziehbar: „Kommen nun aus monatelanger, medicinischer Behandlung mit den verschiedensten Giften und sonstigen unverdaulichen Stoffen Kranke zu ihr, so regt sie zunächst die gestörte Verdauungskraft mit ihren heilsamen Mitteln an, die gleichsam gelähmten Magennerven treten wieder in Thätigkeit, die Blutbereitung, sowie die Ernährung des kranken Körpers werden allmählig normaler und der kranke Organismus fängt auf diese Weise an, neuerdings zu gedeien und frisch wieder aufzuleben. Dieser ganz einfache, naturgemäße Vorgang in Verbindung mit der noch besonderen Wirkung ihrer Heilmittel auf Stuhl, Urin Schweiß u.s.w. sichert ihren Kuren einen Erfolg, der im Gegensatze zu den vorausgegangen Ergebnissen der Patienten an das Wunderbare gränzt, und ihr ein unbedingtes Vertrauen verschafft." (Gleich 1862, S. 19 f)

Auch an anderer Stelle bricht er eine Lanze für Hohenester, die er offenbare als fachkundige und erfolgreiche Heilerin einstuft: „Eine Frau kurirt vorzüglich durch Kräutermedizin die verschiedensten Krankheiten mit Sicherheit; heilt Zustände, die kein Arzt mehr heilen kann, und nicht versuchsweise, sondern sie sagt ganz bestimmt voraus, dass sie den Kranken heilen werde, und die Wissenschaft weiß nichts anderes zu thun, als Gendarmerie um ihr Haus zu stellen und über sie zu schmähen." (Gleich 1862, S. 15)

17.4   Schriften

Amalie Hohenester selbst hinterließ keine Schriften. Ein Jahr nach ihrem Tod wurde der Titel *Amalie Hohenester's Arzneimittelschatz. Ausführliche Beschreibung der wirksamsten Heilmittel aus dem Pflanzen-, Thier- und Erdreiche* veröffentlicht, ohne Angabe eines Autors (o. A. 1879). Der Titel ist in der Bayerischen Staatsbibliothek München einsehbar.

17.5   Infos für heute

Mariabrunn ist auch heute noch einen Besuch wert, nicht zuletzt auch wegen des Biergartens. Regelmäßig werden Führungen von dem Gutsbesitzer Dr. Florian Breitling angeboten. Informationen dazu finden sich auf der website www.mariabrunn.de. Das Therapiekonzept von Amalie Hohenester deckt sich in der Behandlungsrichtung (Naturheilkunde, Umstimmung, Ausleitung, Stärkung, Kurgedanke) mit modernsten etablierten Verfahren. Eine genauere Untersuchung der einzelnen Verfahren und Anwendungen steht noch aus. Eine weitere Beforschung wäre wünschenswert. Unstrittig ist, dass Kuranwendungen, pflanzenheilkundlichen Anwendungen, Diät, Detox (Leberanwendungen), aber auch ritualisierte Therapeut-Patienten-Interaktion keinesfalls als „Placebo" abzuwerten, sondern wichtige Heilungselemente darstellen, wie sich dies auch im Schamanismus zeigt. Jüngste Forschungen zur Placebotherapie beginnen den Wert der positiven Erwartung an eine Therapie angemessen zu erfassen und als eigenen Heilungsfaktor ernstzunehmen (auch in der konventionellen Medizin). Vor diesem Hintergrund müssen Auftreten, Ansprache und Selbstinszenierung von Amalie Hohenester ebenfalls als Baustein der Gesamttherapie angesehen werden.

18.1 Bedeutung für die Naturheilkunde

Maria Keller schuf in hohem Alter noch einen Ort, der Menschen der unterschiedlichsten Herkunft anzog: Schüler und Studenten, Ärzte und Krankenschwestern, außerdem Künstler, Gärtner und Landwirte (vgl. Kerckhoff 2009c). Zudem war sie ein Ansprechpartner für chronisch Kranke, die sie bei sich aufnahm. Sie war Vorbild und Leitfigur für Persönlichkeiten im Freiburger Raum, die sich für die Phytotherapie engagieren, so z. B. Ursel Bühring, Gründerin und ehemalige Leiterin der Heilpflanzenschule Freiburg und Prof. Dr. Christoph Schempp, Biologe und Mediziner, Facharzt für Dermatologie und Leiter des Foschungszentrum skinitial an der Universitäts-Hautklinik Freiburg. Auch andere bedeutende komplementärmedizinische Ärzte, wie der anthroposophische Arzt und Homöopath Dr. Johannes Wilkens, wurden durch sie geprägt.

18.2 Leben

Maria Keller, geborene Heiß, wurde 1905 in Stuttgart geboren. 1914, als das Mädchen gerade 9-Jahre alt war, starb erst ihr Vater an der Front in Frankreich, im gleichen Jahr die Mutter. Maria und ihre vier Geschwister wurden zur Adoption freigegeben. Sie selbst und ein Bruder wurden von einem Pfarrer auf der Schwäbischen Alb aufgenommen, zwei ihrer Schwestern wurden von der Schwester Hermann Hesses adoptiert, der zweite Bruder musste ins Waisenhaus. Nach Auseinandersetzungen mit den Adoptiveltern besuchte Maria Keller ein Internat, absolvierte nach der Schulzeit Ausbildungen als Wirtschafterin, Säuglingspflegerin und Kinder-Krankenschwester, daneben nahm sie Gesangs- und Kunstunterricht. 1930 heiratete sie den Künstler und Kunsterzieher Hans Keller. Aus der

© Springer-Verlag GmbH Deutschland, ein Teil von Springer Nature 2020

A. Kerckhoff, *Wichtige Frauen in der Naturheilkunde*,

https://doi.org/10.1007/978-3-662-60459-5_18

Ehe gingen fünf Kinder hervor, vier Mädchen und ein Junge. Der Haushalt war durch die künstlerischen Aktivitäten des Vaters geprägt, später auch den Einfluss der Anthroposophie. Eine Tochter, Dr. Suse Keller, wurde Mikrobiologin bei der Heilmittelherstellung einer anthroposophischen Firma (Wala) und Waldorflehrerin, ein Sohn leitender Arzt an einer Berliner Klinik.

Hans Keller fiel im 2. Weltkrieg im Jahr 1944. Er war Mitglied der NSDAP. Da die Gefallenen zuletzt entnazifiziert wurden, bekam Maria Keller zunächst keine Witwenpension. Um ihre Kinder zu ernähren, begann sie, künstlerisch zu arbeiten, richtete eine Keramikwerkstatt ein und stellte Geschirr her. Die Begegnung und Auseinandersetzung mit der Anthroposophie prägten sie. Sie intensivierte ihre künstlerischen Arbeiten, konzentrierte sich auf die Herstellung von Terrakotta-Plastiken und war im Internationalen Kulturzentrum Achberg in Wangen/Allgäu aktiv. Mittlerweile wohnhaft zwischen Bodensee und Schwarzwald entwickelte sie eine tiefe Naturverbundenheit, befasste sich intensiv mit Heilpflanzen, bildete sich autodidaktisch in der Pflanzenheilkunde fort und entwickelte zahlreiche Rezepturen. Als Künstlerin arbeitete sie viel mit Kindern, nahm bereits zu diesem Zeitpunkt immer wieder notleidende Menschen in ihr Haus auf. Mit über 75-Jahren kaufte Maria Keller ein Haus in Löffingen im Hochschwarzwald und gründete hier die Schule „Freie Schule für Heilen im Tun", in der sie Aktivitäten bot, die durch einen ganzheitlichen Ansatz geprägt waren: Hier wurde gemeinsam gekocht und gebacken, plastiziert und gemalt, Theater gespielt, gelesen und gesungen. Maria Keller selbst bot Heilpflanzen-Kurse an. Im Untergeschoss des Hauses befand sich ein Ansatzraum für Heilpflanzenessenzen und Salben, unter dem Dach wurden Heilpflanzen getrocknet. Fast zwei Jahrzehnte war Maria Keller Mittelpunkt dieser Schule. Im Alter von 93-Jahren starb sie 1998 an den Folgen eines Schlaganfalls.

18.3   Heilkunde

Der therapeutische/gesundheitsfördernde Ansatz von Maria Keller hatte verschiedene Elemente, wobei die Kunst und die geistige Anregung durch die Anthroposophie, daneben die Pflanzenheilkunde und die Veränderung der Lebensweise eine wichtige Rolle spielten. Keller entwickelte intuitiv Rezepturen für die verschiedensten Beschwerden, die sie dann in der Praxis ausprobierte. Diese Rezepturen gehen über die üblichen, gezielt auf die Beschwerden ausgerichteten Rezepturen der naturwissenschaftlich ausgerichteten Pflanzenheilkunde und Phytopharmakologie hinaus. Sie enthalten vielfach Blumen und Blüten, die Augen und Nase ansprechen, aber üblicherweise nicht als Heilpflanzen eingesetzt werden.

In ihrem künstlerischen Werk hinterließ Maria Keller ca. 500 Terrakotta-Plastiken, ein Werkverzeichnis gibt es nicht.

18.4 Schriften

- Maria Keller hinterließ handgeschriebene Notizen mit Heilpflanzenkombinationen zu bestimmten Beschwerdebildern. Diese Listen illustrieren, dass Keller oft eine Vielzahl von Heilpflanzen, aber auch Blüten kombinierte. Sie betrachtete den Menschen und auch die einzelne Erkrankung ganzheitlich, so dass sich in den Rezepturen zu bestimmten Beschwerden oft auch Heilpflanzen einsetzte, die in ihrer Wirkrichtung auch auf andere Organsysteme bezogen waren.
- Einzige Publikation über sie ist der Band *Maria Keller. Dem Engel entgegen* von Norbert Carstens (2006), in dem es vor allem um ihre künstlerische Arbeit geht. Freundlicherweise darf ich aus diesem Buch die Abbildung von Maria Keller verwenden, nachdem die Suche nach dem Fotografen erfolglos blieb.

18.5 Infos für heute

Handschriftliche Notizen der Rezepte von Maria Keller liegen der Autorin dieses Buches vor. Das sehr schöne Buch *Maria Keller. Dem Engel entgegen* ist im FIU-Verlag erhältlich (www.fiu-verlag.de). Einige ihrer insgesamt ca. 500 Terrakotta-Skulpturen werden hier im Bild gezeigt. Am Ende findet sich ein Lebensabriss über Maria Keller.

19.1 Bedeutung für die Naturheilkunde

Catharine Kohlhoff ist keine Frau, die – so wie Ida Hofmann oder Amalie Hohenester – große Einrichtungen aufgebaut oder wie Anna Fischer-Dückelmann oder Klara Muche beutende Schriften verfasst hat. Catharine Kohlhoff wird als außergewöhnliche Frau mit hellsichtigen Fähigkeiten beschrieben, die in Bad Saarow lebte und dort nicht nur den Einheimischen wohl bekannt war.

Ihr zu Ehren wurde in Bad Saarow bei Berlin ein Denkmal errichtet. Finanziert wurde das Denkmal *Die Moorhexe* von dem Rotary-Club Scharmützelsee, errichtet wurde es 2009. Der Entwurf stammt von der Berliner Künstlerin Elke Kirstaedter. Gebaut wurde die Skulptur von dem Kunstschmied Heinz Schefler. Nach Catharine Kohlhoff ist zudem die mineralhaltige Quelle im Ort gegenüber der SaarowTherme benannt. Über Catharine Kohlhoff informiert die Broschüre *Die Moorhexe*, die die wesentliche Quelle für die folgenden Ausführungen darstellt (*Die Moorhexe* (1997) Broschüre der Kur- und Fremdenverkehrs GmbH Bad Saarow (heute Bad Saarow Kur GmbH)), Nachdrucke gibt es vom Förderverein „Kurort Bad Saarow" e.V.

19.2 Leben

Catharine Ida Luise Friederike Kohlhoff, geb. Fischeder stammte aus einem wohlhabenden, gebildeten Haus. Sie absolvierte eine künstlerische Ausbildung, wurde Malerin, heiratete 1918 den Maler Wilhelm Kohlhoff (1893–1971), der eine wichtige Figur der Berliner Sezession darstellte. 1919 ließen beide in Saarow (Bad Saarow ab 1923) in der heutigen Moorstraße 6 ein Haus bauen, das in seiner Bauweise an eine tschechische Kate erinnerte und von dem Architekten Harry Rosenthal entworfen wurde. Sie waren mit Max

© Springer-Verlag GmbH Deutschland, ein Teil von Springer Nature 2020   129
A. Kerckhoff, *Wichtige Frauen in der Naturheilkunde*,
https://doi.org/10.1007/978-3-662-60459-5_19

Schmeling und seiner Frau Anny Ondra befreundet. Kohlhoffs bekamen zwei Söhne (Peter 1918, Demetrius 1922). Die Ehe wurde 1928 geschieden. Beide Söhne starben früh, Demetrius 1938 an Malaria, Peter fiel 1944 als Soldat. Nach Kriegsende wurde der Vater von Catherine beim Einmarsch der Russen erschlagen, Catherine und ihre Mutter vermutlich vergewaltigt. Nach diesen traumatischen Erlebnissen lebte Catharine Kohlhoff zurückgezogen gemeinsam mit zahlreichen Hunden und Katzen in ihrem Haus mit äußerst bescheidenen Mitteln. In späteren Jahren verarmte sie, ihr Haus wurde als verwahrlost beschrieben. Die Gemeinde duldete ihre Existenz, in den 1950er-Jahren jedoch warnten die „Ortsoberen" die Einheimischen und Touristen, Kohlhoff aufzusuchen (o. A. *Die Moorhexe* 1997, S 21) (Abb. 19.1).

Ihre Nichte beschreibt Catharine Kohlhoff als feinsinnige und gebildete Frau: „Sie war gebildet, sowohl von den asiatischen Kulturen, der Feinheit und des Lichts, der charmanten Höflichkeit, wie von dem frühen, sozialdemokratischen Gedankengut und den humanistischen Idealen des Existenzphilosophen Karl Jaspers, der zu ihrem Bekanntenkreis gehörte.

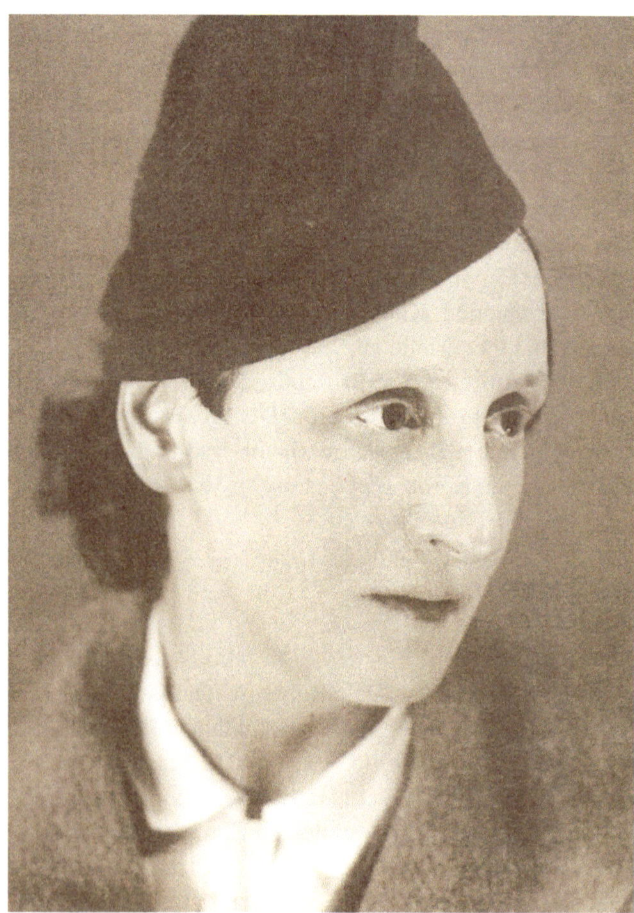

Abb. 19.1 Catharine Kohloff als junge Frau. (ca. 1930). Mit freundlicher Genehmigung von Konstanze Münstermann

Sie war getragen und gefördert durch die künstlerischen Ströme der Berliner Sezession, die sie als nahe Vertraute von Lovis Corinth zum Teil selbst mitprägte. In den letzten 30-Jahren ihres Lebens hat sich Catharine Kohlhoff mit ihrer offenen und faszinierenden Art für neugierige und problembelastete Menschen durch ihre magischen und hellseherischen Kräfte auf natürliche Weise heilend eingesetzt." (Fakih in o. A. *Die Moorhexe* 1997, S. 6)

19.3   Heilkunde

Kohlhoff verstand sich auf das Handlesen. Sie gab Ratschläge für die Gesundheit, die maßgeblich aus dem Bereich der Phytotherapie (z. B. Tees wie Schafgarben- oder Brennnesseltee) und Volksmedizin (Kampferspiritus, Wacholderspiritus, Tee aus Dillkraut, in Milch gekochte Hanfsamen, Waschungen mit warmem Essigwasser u. ä.) stammten, empfahl jedoch auch Präparate aus der Drogerie (o. A. *Die Moorhexe* 1997, S. 27). Sie beschrieb bei den wildwachsenden Heilpflanzen Aussehen, Standort und Verarbeitung. Da Bad Saarow am Moor lag, empfahl sie auch Moorbäder. Ihre Empfehlungen gab sie mündlich weiter oder notierte sie handschriftlich, jedoch oft kaum leserlich auf Zetteln. Sie selbst praktizierte Moorbäder, eine naturnahe Lebensweise, Gymnastik, Freikörperkultur, Sonnenbäder u. ä. Kohlhoff forderte kein Geld für ihre Ratschläge, sondern erhielt Spenden.

19.4   Schriften

Kohlhoff hinterließ verschiedene handschriftliche Zettel mit Notizen.

19.5   Infos für heute

In Bad Saarow kann das Denkmal „die Moorhexe" besichtigt werden. Es steht im Kurpark, direkt am Wasser. Das Wasser aus der Catherinenquelle fließt direkt in die Therme Bad Saarow. Zur Erinnerung an das Kohlhoff- Haus steht am Schmeling-Rundweg vor Ort eine Erinnerungstafel des Fördervereins.

Hier in Bad Saarow ist Catherine Kohlhoff auch heute noch eine bekannte Persönlichkeit. Erst 2017 wurden zwei ihrer Bilder, eins signiert mit Fischeder, in der Ausstellungsreihe „Kunst & Kultur am Märkischen Meer" des Fördervereins im Bad Saarower Scharwenka-Kulturforum, Moorstr. 3, ausgestellt. Das eine Bild heißt „Landschaft mit Teich", das andere Bild ist namenlos.

Die Informationsbroschüre „Die Moorhexe" zu Catherine Kohlhoff ist u. a. bei der Gästeinformation im Bahnhof Saarow und im Scharwenka Kulturforum erhältlich. Weitere Infos unter www.foerderverein-bad-saarow.de.

20.1   Bedeutung für die Naturheilkunde

Emma Kunz wird als „Forscherin, Naturheilpraktikerin, Künstlerin" (Infobroschüre Emma Kunz-Zentrum, o. J.) beschrieben und beeindruckt durch ihre Vielseitigkeit. Emma Kunz entdeckte ein Heilgestein.

Zu ihren Ehren wurde 1986 in Würenlos, 20 km nordöstlich von Zürich, das Emma Kunz Zentrum eröffnet. Es wird geleitet von Anton C. Meier, einem ehemaligen Patienten und dem maßgeblichen Informanden zu Emma Kunz.[1] Es wurde geleitet von Anton C. Meier, einem ehemaligen Patienten und dem maßgeblichen Informanden zu Emma Kunz.[2] Herr Meier ist am 21. Juli 2017 verstorben (Abb. 20.1).

---

[1] Meier erkrankte im Alter von 6 Jahren an Kinderlähmung. Seine Eltern suchten Emma Kunz auf, sie pendelte über seinem Kopf und suchte daraufhin auf dem Gelände seiner Eltern in einem von drei Steinbrüchen, die ihnen gehörten, ein Heilgestein. Durch die innerliche Einnahme und regelmäßige äußerliche Anwendung in Form von Umschlägen um Füße, Knie, Schilddrüse und Hals wurde Meier im Laufe von mehreren Monaten wieder gesund. Meier veröffentlichte 1994 eine Biographie über Emma Kunz, auf die sich die folgenden Ausführungen maßgeblich beziehen. Meier kaufte später den Steinbruch zurück, betrieb die Vermarktung des Heilgesteins AION A.

[2] Meier erkrankte im Alter von 6 Jahren an Kinderlähmung. Seine Eltern suchten Emma Kunz auf, sie pendelte über seinem Kopf und suchte daraufhin auf dem Gelände seiner Eltern in einem von drei Steinbrüchen, die ihnen gehörten, ein Heilgestein. Durch die innerliche Einnahme und regelmäßige äußerliche Anwendung in Form von Umschlägen um Füße, Knie, Schilddrüse und Hals wurde Meier im Laufe von mehreren Monaten wieder gesund. Meier veröffentlichte 1994 eine Biographie über Emma Kunz, auf die sich die folgenden Ausführungen maßgeblich beziehen. Meier kaufte später den Steinbruch zurück, betrieb die Vermarktung des Heilgesteins AION A.

© Springer-Verlag GmbH Deutschland, ein Teil von Springer Nature 2020   133
A. Kerckhoff, *Wichtige Frauen in der Naturheilkunde*,
https://doi.org/10.1007/978-3-662-60459-5_20

Abb. 20.1 Emma Kunz ©
Emma Kunz Zentrum

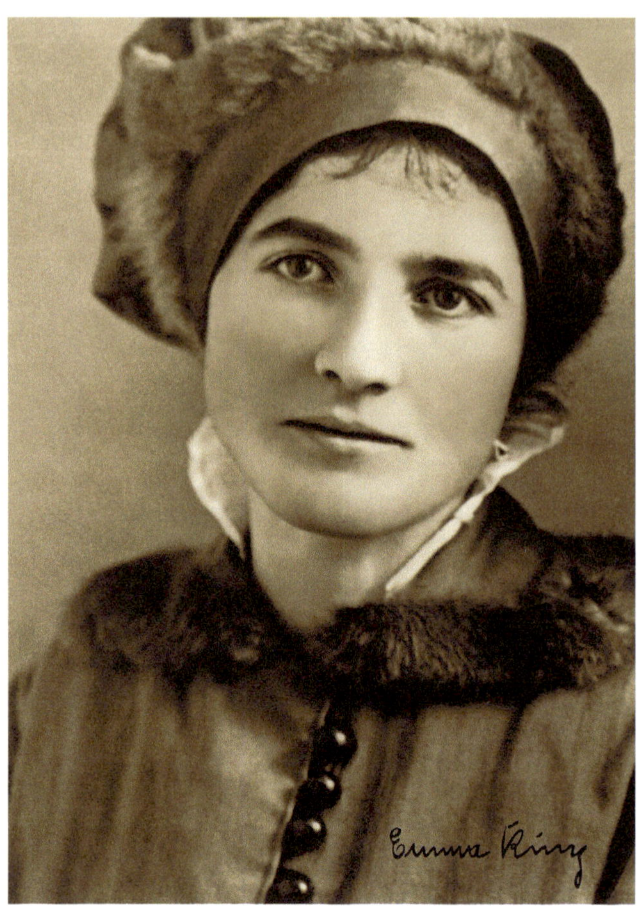

## 20.2	Leben

Emma Kunz wurde am 23. Mai 1892 in Brittnau, im Kanton Aargau, geboren (vgl. Kerckhoff 2010a, S. 110 ff). Ihr Vater war Handwerker, die Familienverhältnisse waren bescheiden. Sie hatte insgesamt 9 Geschwister. 1909 nahm sich der Vater das Leben, zwei Geschwister starben ebenfalls kurz darauf „aus lauter Kummer" (Meier mündlich 18.06.2012). Kunz absolvierte eine Schulbildung auf der Grundschule (Primarschule, Aufnahmeprüfung), jedoch keine Berufausbildung. 1911 reiste Kunz mit geringen finanziellen Mitteln ausgestattet einer Jugendliebe nach Amerika nach, kehrte jedoch bald wieder nach Brittnau zurück. Zunächst half sie in einer Weberei aus, von 1923–1939 arbeitete sie in den Sommermonaten als Haushälterin und Gesellschafterin bei der Familie des Kunstmalers und Kunstkritikers Jakob Friedrich Welti (1871–1952) in Engelberg (Kanton Obwalden, Zentralschweiz). 1930 veröffentliche Kunz einen Gedichtband mit dem Titel *Leben* im Verlag Gutzwiller AG, Zürich." 1933 begann sie, zu pendeln. 1938 zog sie nach Brittnau zu ihren Schwestern zurück, begann zu zeichnen und nannte sich fortan „Penta" (abgeleitet von Pentagramm). Sie entwickelte eine besondere Zeichentechnik, in der sie das Pendel einsetzte: Kunz malte mithilfe ihres Pendels auf großformatigem Millimeterpapier. Sie stellte sich mental eine Frage, das Pendel setzte durch seine Bewegungen die markanten Punkte der Zeichnung, die sie dann verband und farbig ausfüllte. Bereits in dieser Zeit empfing Kunz Patienten, die sie energetisch/magnetopathisch behandelte. Meier berichtet von zahlreichen Konsultationen, u. a. einer Heilung von Veitstanz.[3] 1941 beschäftigte sich Kunz mit Versuchen zur „Direktmagnetisierung von Krebszellen." 1947 wurde sie von der Gesundheitsdirektion des Kantons Aargau aufgefordert, ihre Tätigkeit einzustellen. 1951 siedelte Kunz von Brittnau nach Waldstatt im Kanton Appenzell-Ausserrhoden über, dem einzigen Kanton in der Schweiz, in der die Ausübung der Heilkunde durch Laien zu dieser Zeit erlaubt war. Veranlasst wurde der Umzug nicht nur durch die günstigeren rechtlichen Bedingungen in dem Kanton Appenzell-Ausserrhoden, sondern auch durch das Interesse des Kantonschemiker Dr. Franz Decurtins an ihren Forschungen. Decurtins stellte in seinem Labor „Rochus" Medikamente nach den Anweisungen von Kunz her. 1953 führte sie zudem ein außergewöhnliches Experiment durch: sie „polarisierte Ringelblumen.[4]

Als zentralen Motor ihrer Aktivitäten beschreibt sie ihre Suche nach übergeordneten Ordnungsprinzipen. Geistig stark verbunden fühlte sie sich mit „Bruder Klaus" (Niklaus von Flüe 1417–1487), dem Schutzpatron der Schweiz. Am 16.01.1963 starb Emma Kunz im Alter von 71-Jahren in Waldstatt, vermutlich an Unterleibskrebs. Sie selbst sagte sich diesen Tod bereits 35 Jahre zuvor voraus.[5] Begraben ist Emma Kunz in Brittnau (Abb. 20.2).

20.3 Heilkunde

Emma Kunz diagnostizierte Krankheiten durch das Pendel. In verschiedenen Krankenberichten wird beschrieben, dass dadurch bislang unberücksichtige Ursachen von Erkrankungen von ihr genannt wurden (Meier 1997,S. 15 f). Meier beschreibt sie als „hellsichtig" (Meier mündlich 19.06.2012). Zur Therapie: Kunz entwickelte zunächst phytotherapeutische Arzneien, so aus 3 Heilpflanzen den „Hausgeist Rochus." Diese Rezeptur war bis

---

[3] Die Familie der betroffenen Patientin stellte Emma Kunz von nun an unentgeldlich Millimeterpapier, Farbstifte und Ölkreiden zur Verfügung (Meier 1994, S. 16).

[4] „… stellte sie sich vor das Blumenbeet und begann, Blume um Blume der ersten Reihe zu „bependeln." Links beginnend, gab sie jeder Pflanze laut und deutlich einen Auftrag, nämlich der ersten fünf, der zweiten sieben, der dritten neun, der vierten elf und der fünften dreizehn Tochterblüten hervorzubringen. Stumm fuhr sie fort, Blumenreihe um Blumenreihe zu „bependeln." Binnen weniger Tage konnten sich ihre Freunde davon überzeugen, dass die von Emma Kunz geplante Anzahl an Tochterblüten aus dem Kelch jeder Mutterblüte hervorspross. Sie standen vor je einer Fünfer-, Siebner-, Neuner-, Elfer- und Dreizehnerreihe." (Meier 1994, S. 28).

[5] Einer Freundin gegenüber soll Kunz geäußert haben, sie würde, um ihren Auftrag zu erfüllen, ohne Mann leben. Dies aber sei gegen die Natur und würde nicht ohne Folgen bleiben. (Meier mündlich 18.06.2012).

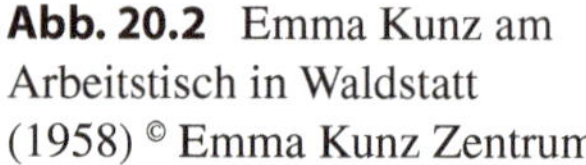

Abb. 20.2 Emma Kunz am Arbeitstisch in Waldstatt (1958) © Emma Kunz Zentrum

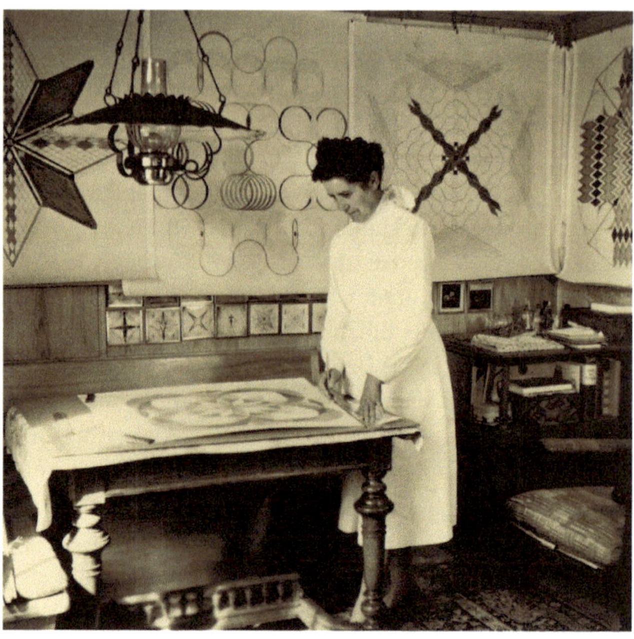

2014 unauffindbar. Heute ist diese unter dem Namen „Kräuteressenz nach Originalrezept von Emma Kunz" im Emma Kunz Zentrum wieder erhältlich. 1942 entdeckte sie das Heilgestein, dem sie starke energetische Kräfte zuschrieb und das sie später AION A nannte.[6] Das Gestein besteht aus Muschelkalksandstein. AION A ist seit 1984 in der Schweiz als „Medizinprodukt der Klasse I" anerkannt und in Schweizer Drogerien und Apotheken erhältlich. Einsatzbereiche sind vor allem rheumatische Erkrankungen, Schmerzzustände, Sportverletzungen und Hauterkrankungen.

Auch Licht und Luft als Kräfte der Natur waren Kunz in der Therapie wichtig. Sie empfahl ihren Patienten zudem ordnungstherapeutische Empfehlungen im Sinne einer Lebensgestaltung nach übergeordneten kosmischen Gesetzmäßigkeiten (Meier mündlich 07.04.2012). Meier schreibt: „Heilkraft ist nach Emma Kunz Ausdruck einer allumfassenden Kraft im Universum. Jedes Wesen, das in vollkommener Harmonie mit den kosmischen Gesetzen lebt, bedient sich in ganz selbstverständlicher und ungezwungener Weise dieser Kräfte. Einer Krankheit liegt folglich als allgemeine Ursache immer ein unausgewogenes Verhältnis zur Natur zugrunde." (Meier 1994, S. 16)

Emma Kunz wurde als „Naturärztin" bezeichnet. Sie wird beschrieben als eine strenge, kraftvolle Frau, die ihre Patienten im weißen Kittel empfing. Sie nahm kein Gehalt für ihre Dienste, erhielt jedoch Spenden und hatte vermutlich finanzielle Förderer. Sie behandelte

---

[6]Meier berichtet später, dass sie mit dem Pendel in den Steinbruch ging und schreibt: „Hier begann sich das Pendel plötzlich unerklärlich schnell vertikal zu drehen. Begeistert rief Emma Kunz aus: „Noch nie habe ich derart starke, heilende Strahlkräfte verspürt! Dieses Gestein ist es, das wir zu Pulver mahlen müssen." (Meier 1997, S. 7).

2 Tage in der Woche Patienten und widmete sich 5 Tage ihrer forschenden und künstlerischen Arbeit.

Emma Kunz selbst verfügte über ein unmittelbares Verhältnis zur Natur, eine außergewöhnlich starke Sensibilität in Bezug auf energetische und feinstoffliche Zustände.

Sie selbst jedoch sah sich nicht primär als Heilerin, sondern als Naturforscherin und war seit 1951 vor allem in diesem Bereich tätig. In Waldstatt am Säntis baute sie ein Haus und richtete darin ein Forschungslabor mit zahlreichen Apparaturen aus verschiedenen naturwissenschaftlichen Gebieten ein, von der Medizin bis zur Physik. Vor dem Haus hatte sie einen großen Blumengarten, in dem sie Heilpflanzen für ihre Tinkturen und Salben zog.

20.4   Schriften

- Emma Kunz hinterließ ein künstlerisches Werk von rund 400 Bildern. 1974 wurden ihre Bilder erstmals im Aargauer Kunsthaus präsentiert. Bis heute gibt es mehr als 30 Ausstellungen, u. a. auch in der Städtischen Kunsthalle Düsseldorf („Richtkräfte für das 21. Jahrhundert" von Harald Szeemann, 1999 im Kunsthaus Zürich, gewidmet Rudolf Steiner, Joseph Beuys und Emma Kunz) und im Musée d'Art Moderne in Paris, an den Biennalen von Venedig, Lyon und Gangju.
- Kunz, Emma (1930): *Leben* (Gedichtband), Zürich. Es handelt sich dabei um 70 Gedichte mit zum Teil philosophisch-nachdenklichen Titeln wie „Leben", „Vergänglichkeit", „Unsterblichkeit", „Weltanschauung", „Seelenverwandtschaft", „Friede auf Erden", „Sehnsucht", „Seelenfrieden".
- Kunz, Emma (1953): *Das Wunder schöpfender Offenbarung. Gestaltung und Form als Maß, Rhythmus, Symbol und Wandlung von Zahl und Prinzip.*

20.5   Infos für heute

Das Emma Kunz Zentrum wie auch die Grotte in den Römersteinbrüchen Würenlos in der Schweiz sind beliebte Besuchsziele. Emma Kunz als Künstlerin wird international immer bekannter, so gab es jüngst zwei neue Ausstellungen mit Katalogen über Emma Kunz „Weltempfänger" (Ausstellung Lenbachhaus) sowie „Emma Kunz Visionary Drawings" (Serpentine Galleries und Muzeum Susch). Aion A Schweizer Heilgestein ist in der Schweiz erhältlich, im Emma Kunz Zentrum, in Drogerien und Apotheken. Ebenfalls im Emma Kunz Zentrum erhältlich ist die Kräuteressenz nach Originalrezept von Emma Kunz.

21.1 Bedeutung für die Naturheilkunde

Magdalene Madaus, die auch gerne als „Frau Pastor Madaus" bezeichnet wird, gilt als „Wegbereiterin der modernen Komplexmittelhomöopathie, die bis heute ihre Handschrift trägt." (Schnepp 2007, S. 332). Sie wirkte in einer Zeit, die noch maßgeblich durch die von Samuel Hahnemann (1755–1843) begründete Einzelmittelhomöopathie geprägt war. Madaus erschuf ein Therapiesystem mit 121 Komplexmitteln („Oligoplexe"), von denen heute noch viele Mittel erhältlich sind. Sie entwickelte zudem die Augendiagnose weiter, hier insbesondere das konstitutionelle Denkmodell als Charakteristikum der Augendiagnose, (Lindemann 1997, S. 21) außerdem die zirkuläre Topographie im Auge.[1]

Wesentliche Quelle zu Magdalene Madaus ist ein Portrait von Dr. Carl C. Schneider der Madaus GmbH, das seinerzeit noch „von Dr. Udo Madaus, einem die Familiengeschichte pflegendem Enkel, abgesegnet worden war" (Schneider in einer Email an mich vom 11.03.2008), daneben einige Hinweise aus Lehrbüchern zur Irisdiagnose (Lindemann 1997). Zwei weitere Portraits über Madaus fanden sich in der *Naturheilpraxis* (Schnepp 2007) und *Der Heilpraktiker & Volksheilkunde* (o. A. 2007), daneben die Information der Website der Firma Madaus (Abb. 21.1).[2]

---

[1] Der Humoralpathologe, Augendiagnostiker und Homöopath Joachim Broy (1921–2003) schreibt: „2026 doch war es Magdalene Madaus vorbehalten, das konstitutionelle Moemnt der Irisfärbung in seiner ganzen Tragweite zu erkennen. Sie unterschiedet auch streng zwischen Konstiution und Disposition … besonders bemerkenswert erscheint die Tatsache, M. Madaus die Konstitution nicht im damals üblichen statischen, erbanlagebestimmten Sinne sieht, sondern als Phänomen der Persönlichkeitsentwicklung, sogar bis zur Vorstellung einer pathogenetischen Reihe (und das in den Jahren 1916–1925!!)" (Broy, zitiert in Lindemann 1997, S. 21).

[2] www.oligoplexe.de/Magdalene-Madaus, Zugegriffen am 02.05.2008.

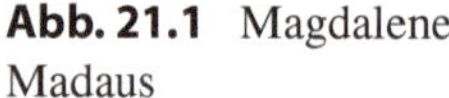

Abb. 21.1 Magdalene
Madaus

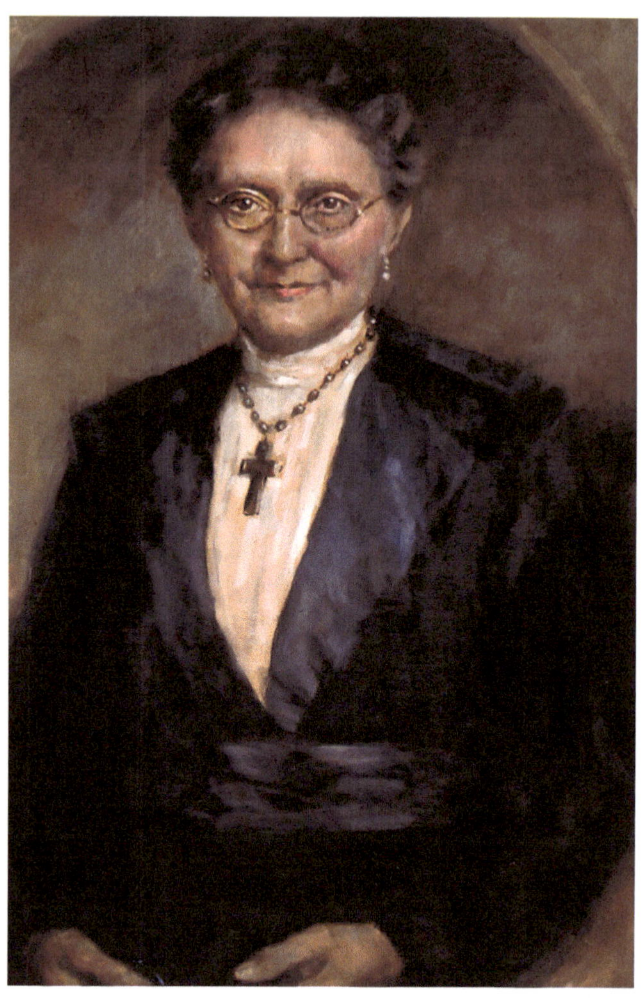

21.2 Leben

Magdalene Johanne Marie Madaus wurde am 12.01.1857 als Tochter des Magdeburger
Juweliers Heyer geboren (vgl. auch Kerckhoff 2008b, Kerckhoff 2011, S. 37 ff). Sie wuchs
in Magdeburg auf, half zunächst in dem Geschäft des Vaters. Mit 28 Jahren heiratete sie
den altlutherischen Pfarrer Heinrich Friedrich Pieter Madaus aus Hamburg. Es kam zu
mehreren Umzügen, so von Fürth im Saarland zunächst nach Rastau bei Uelzen. Nach
einem Streit (über Bibelauslegungen) zog die Familie nach Langenberg im Rheinland.
Nächster Wohnort war Radevormwald im Bergischen Land bei Wuppertal, wo auch das
jüngste von sieben Kindern geboren wurde, Sohn Hans. Die wirtschaftlichen Verhältnisse
waren bescheiden, der Lebensstil bereits jetzt gesundheitsbewusst und spartanisch
(Nahrung aus Nüssen, Milch und Vollkornprodukten) (o. A, Der Heilpraktiker & Volks-

heilkunde 6/2007, S. 25). Hans erkrankte an Polio, auch der Gesundheitszustand von Magdalene, die einige Jahre zuvor eine Fehlgeburt im fünften Monat hatte, wird als kränklich beschrieben, durch Angstzustände, Herzklopfen und körperliche Schwäche gekennzeichnet. Sie besuchte daraufhin den Laienheiler Emanuel Felke („Lehmpastor Felke"), einen Verfechter der naturheilkundlichen Lebensweise, der Augendiagnose praktizierte, bereits Kombinationen von homöopathischen Arzneimitteln für einzelne Organsysteme entwickelte (Schnepp 2007, S. 332) und daneben Licht- und Luftbäder, Wasserbehandlungen und Lehmpackungen empfahl.[3] Felke praktizierte in Repelen bei Moers am Niederrhein, ca. 100 km von Radevormwald entfernt.

Für Magdalene Madaus stellte die Begegnung mit Felke ein Schlüsselerlebnis dar: „Pastor Felke sah in meine Augen und sagte: ‚Sie haben eine schwere Gebärmutterentzündung.' Zunächst schwieg ich. Dann sah er noch einmal in meine Augen. ‚Und was macht Ihr Herz?' Und damit traf er meinen Angstpunkt. Hatte ich doch insgeheim schon meinen Sarg bestellt. Er aber sagte: ‚Nein, das Herz ist nicht so schlimm, es ist der Unterleib.' Wie ich danach aufatmete. Es war nicht das Herz. Zwei Wochen blieb ich zur Kur in Repelen. Die Art der Untersuchung und Behandlung war für mich so beeindruckend, dass ich mir sagte: ‚Das will ich auch lernen.' Immerhin hatte ich schon als Kind und bei der Betreuung meiner Kinder Erfahrungen mit der Homöopathie gesammelt. In diese Zeit fiel auch die Polio-Erkrankung meines Sohnes Hans. Die ansässigen Ärzte konnten ihm nicht helfen. Pastor Felke heilte ihn vollständig. Ist es ein Wunder, dass ich nun vollends von der segensreichen Kraft der Homöopathie und der Naturheilkunde überzeugt war?" (Madaus, zitiert in o. A., Der Heilpraktiker & Volksheilkunde 6/2007, S. 25)

Madaus assistierte bei Felke, arbeitete sich im Selbststudium in Homöopathie und Augendiagnose ein, entwickelte, aufbauend auf den Ansätzen Felkes, ihr System komplexhomöopathischer Mischungen, die sie auch in Apotheken vertrieb („Complexmittel Madaus"). 1908 eröffnete sie eine naturheilkundliche „Praxis" in Radevormwald bei Wuppertal. 1911 veröffentliche sie *Arzneimittellehre und praktisches Rezeptierbuch*, später das *Taschen-Rezeptierbuch für Konstitutionsbehandlung* (o. J., 6. Aufl. 1931/1932). Auch wenn zum damaligen Zeitpunkt die Kurierfreiheit herrschte, war Madaus dem Widerstand von Kirchengemeinde, Apotheker- und Ärzteschaft ausgesetzt, deren Anfechtungen offenbar besonders ihrem Mann zugesetzt haben müssen:„Hinter dem Haus baute ich Heilkräuter an. Die Gemeinde hat meine Arbeit als Heilerin nie akzeptiert. Nach dem Hauskauf wurde die Gegnerschaft zur Feindschaft, und meinem Mann wurde die Pfarrstelle gekündigt. Er hatte nie wieder die Kraft, eine neue Stelle anzunehmen. Er starb 1915 an einem Schlaganfall. Ich selber führte meine Praxis unbeirrt weiter (…) und gab mein Wissen an meine Kinder weiter. In der Zeit in Radevormwald hatte ich leider auch die Apotheker und vor allem die beiden Ärzte, Dr. Küll und Dr. Budde, zum Gegner. Der Apotheker weigerte

---

[3] Über Leben, Wirken und Werk von *Lehmpastor Emanuel Felke* informiert das gleichnamige Buch, das 1986 von Waldemar Kramer im Eigenverlag herausgegeben wurde. Interessant im Kontext dieser Arbeit hier ist u. a. der Hinweis auf das von Frau Lina Dhonau 1927 im Selbstverlag in Sobernheim herausgegeben *Kochbuch für die vegetarische Küche*.

sich, die von mir angefertigten homöopathischen Arzneimittel zu vertreiben." (M. Madaus, zitiert in o. A. 2007) Die Aktivitäten von M. Madaus wurden von der Familie unterstützt: Für die Gründung ihrer kleinen Naturheilpraxis erhielt sie die finanzielle Unterstützung ihres Vaters.

1915 zog sie nach Bonn, verfasste 1916 das *Lehrbuch über Irisdiagnose* und gründete, ebenfalls in Bonn, das Lehrinstitut „Iris," welches mit den Schlagworten „Homöopathische Arzneiwissenschaft", „Naturgemässe Krankenbehandlung" und „Eigenes System" warb und eigene Zeugnisse ausstellte.[4] Madaus selbst erhielt einen Dr. h.c. der American School of Naturopathy in New York, das dort 1902 von dem deutschen Auswanderer Benedict Lust gegründet worden war.[5] 1925 wurden die Komplexmittel unter dem geschützten Warennamen Oligoplexe® eingetragen. Madaus starb am 3. Januar 1925 in Dresden.

Ihre Söhne Gerhard, Hans und Friedemund Madaus gründeten 1919 die Arzneimittelfabrik „Dr. Madaus & Co., Pharmazeutisches Laboratorium", in der die Oligoplexe produziert wurden und die heute noch existiert. Angaben zu den heute erhältlichen Oligoplexen finden sich in einem Kompendium der Firma Madaus.[6] Dr. Gerhard Madaus schrieb das umfangreiche dreibändige Standardwerk *Lehrbuch der biologischen Heilmittel,* eine umfassende Enzyklopädie zur Phytotherapie (Madaus G. 1938).

21.3 Heilkunde

Magdalene Madaus wird aufgrund ihrer Pionierleistung in beiden Bereichen vorrangig mit der Irisdiagnose und der Komplexhomöopathie in Verbindung gebracht. Ihr Hauptwerk, das *Lehrbuch über Irisdiagnose* in seiner 2. Auflage, zeigt jedoch, dass ihr Diagnose- und Behandlungsspektrum weit darüber hinausging. So bezog sie als diagnostische Verfahren Augendiagnose, Gesichtsdiagnose im Sinne der Pathophysiognomik, Handdiagnose (Handlinien, Nageldiagnostik), Urindiagnose und Erkennung des Naturells (Ernährungs-, Bewegungs-, Empfindungsnaturell, harmonisches Naturell) mit ein.

Als Behandlungsverfahren nennt sie pflanzliche und homöopathische Arzneimittel, hier auch die homöopathischen Kombinationsmittel (Stärkungsmittel, Konstitutionsmittel, Spezialmittel,[7] Organmittel), Volksmittel (Abführmittel, Tees, Salben, Einreibungen, Bäder, Umschläge, Packungen, Ausspülungen, Inhalieren, Tampons), Diät, Spezialbehandlungen

---

[4] So z. B. das Zeugnis für Frau Alma Kötter vom 22. August 1919.

[5] Lust stammte aus dem Schwarzwald, war in die USA emigriert, kehrte jedoch aufgrund einer schweren Erkrankung (vermutlich Tuberkulose) zurück, um sich von Sebastian Kneipp behandeln zu lassen. Nach erfolgreicher Wasserkur kehrte er in die USA zurück, um dort die naturheilkundlichen Ansätze Kneipps zu verbreiten http://en.wikipedia.org/wiki/Naturopathy, Zugegriffen am 25.10.2011, http://en.wikipedia.org/wiki/Benedict_Lust, Zugegriffen am 25.10.2011.

[6] Online einsichtig für Fachkreise unter www.oligoplexe.de

[7] Gemeint damit sind, so von Madaus bezeichnet, Fiebermittel (F), Pectorale Mittel (P), Nervenmittel (N), Rheumamittel (Rh), Hautmittel (H) (Madaus 116, S. 244 f).

(elektrische Bäder, Vibrationsmassage, violette Lichtstrahlen, Radiumbestrahlungen, magnetisch-elektrisches Wasser), Injektionen, Aderlass, Blutegel, Schröpfen, Magnetismus, Hypnotismus, Turnen und Massage. Im Indikationsteil ihres Lehrbuchs untergliedert sie in die Rubriken „Besprechung", „Symptome", „Iris-Symptome", „Ursache", „Arzneimittel", „Stärkungsmittel", „Bäder", „Einreibung", „Diät" (Madaus 1916, S. 305 ff).

21.4 Eigene Schriften

- Arzneimittellehre und praktisches Rezeptierbuch. 1911 (Abb. 21.2).
- Taschen-Rezeptierbuch für Konstitutionsbehandlung. o. J. (6. Aufl. 1931/1932).
- Lehrbuch über Irisdiagnose. Mit Erg. von anderen Diagnosen, Physiognomik, Chirologie usw. 3. verb. Aufl., P. Rohrmoser, Bonn a. Rhein [1926].

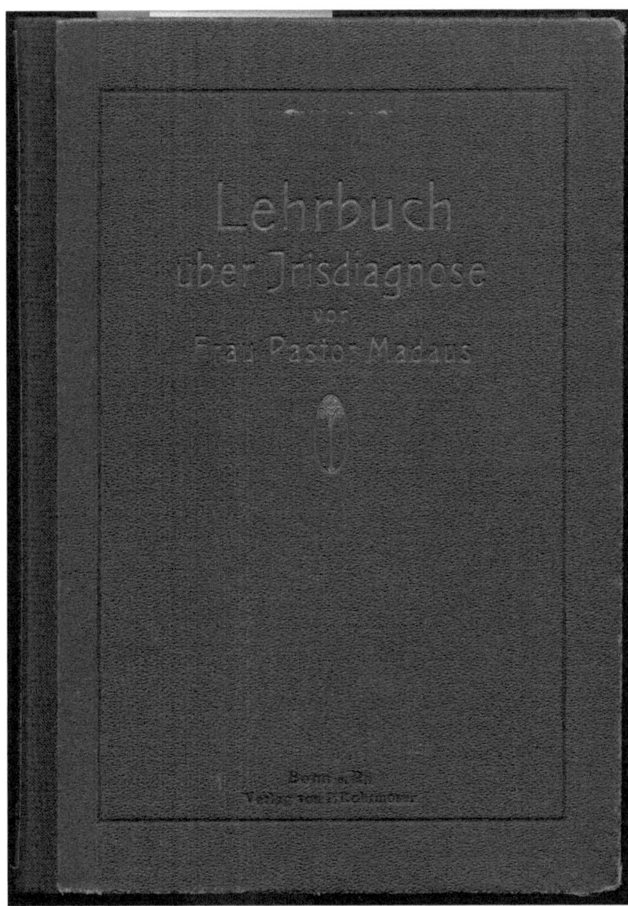

Abb. 21.2 Das Lehrbuch über Irisdiagnose (o.J.)

21.5 Infos für heute

Magdalene Madaus wird in Lehrbüchern der Augendiagnose erwähnt. Ihre oligoplexe haben sich in der Komplementärmedizin etabliert.Auf der website www.oligoplexe.de im Menü Homöopathie findet sich unter der Übrschrift Wegbereiter der Oligoplexe ein kurzer Lebensabriss mit einem Gemälde und einem Zeugnis. Hier wird auch auf ihren Sohn Gerhard Madaus verwiesen, dem wir das dreibändige Standardwerk Lehrbuch der biologischen Heilmittel zu verdanken haben, eine bis heute unglaublich interessante Sammlung von Pflanzenporträts. Die Firma Madaus, die mittlerweile mehrfach weiterverkauft wurde, entwickelte weit verbreitete pflanzliche Arzneimittel wie z. B. Saliviathymol.

Umfangreich hat der Lichtensteiner Arzt Dr. Patrick Bochmann zu Klara Muche geforscht und sie in seiner Doktorarbeit der Ärztin Dr. Anna Fischer-Dückelmann gegenübergestellt (Bochmann 2017) Das, was wir heute über Klara Muche wissen, basiert maßgeblich auf seiner Recherche. Auch das folgende Kapitel basiert maßgeblich auf Bochmanns Schriften, zudem hat er es freundlicherweise kritisch gegengelesen und diverse Fehler in der ersten Fassung entlarvt.

22.1 Bedeutung für die Naturheilkunde

Klara (Clara) Muche ist eine der wenigen Frauen, die im Inneneinband des populären Ratgebers *Das neue Heilverfahren. Lehrbuch der naturgemäßen Heilweise und Gesundheitspflege* von Friedrich Eduard Bilz, der hier die „Pioniere der Naturheilkunde" abbildet, aufgeführt werden (Bilz 1888). Er zeigt insgesamt fünf Frauen, davon drei Frauen aus dem angloamerikanischen Raum („Mrs. Jurik", „Dr. Rohrer, New-York", „Carola Staden, New York"), als deutsche Frauen die naturheilkundliche Ärztin Anna Fischer-Dückelmann und eben Klara Muche, die vor allem als Referentin in der Naturheilbewegung und weniger als Autorin bekannt war.

Weder Rothschuh (1983) noch Jütte (1996) erwähnen Muche. Heyll (2006) kommt auf Muche im Hinblick auf ihre Äußerungen in einem Aufsatz im *Naturarzt* (Muche 1901) bezüglich einer Vibrationstherapie zu sprechen (Heyll 2006, S. 82). Klara Muche ist heute weitgehend in Vergessenheit geraten und nur einem kleinen Kreis von an der Geschichte der Naturheilkunde Interessierten noch ein Begriff.

© Springer-Verlag GmbH Deutschland, ein Teil von Springer Nature 2020   145
A. Kerckhoff, *Wichtige Frauen in der Naturheilkunde*,
https://doi.org/10.1007/978-3-662-60459-5_22

22.2   Leben

Klara Muche wurde als Karoline Ernestine Klara Schwarz am 25.12.1851 in einem Ort namens Niederschönau geboren. Ihre schulische Ausbildung ist nicht genauer geklärt, sie absolvierte jedoch ein Lehramtsstudium in Breslau. Von 1869–1872 arbeitete sie als Erzieherin in Oberschlesien, zog dann nach Breslau und arbeitete bis 1880 als Lehrerin. Bereits in dieser Tätigkeit widmete sie sich der Gesundheitserziehung. 1880 heiratete sie den Lehrer Oskar Muche. Sie hatten zwei Töchter (Margarethe, geb. 1881, möglicherweise früh verstorben, da keine weiteren Daten; Elisabeth, geb. 1884). Ab 1882 arbeitete Klara

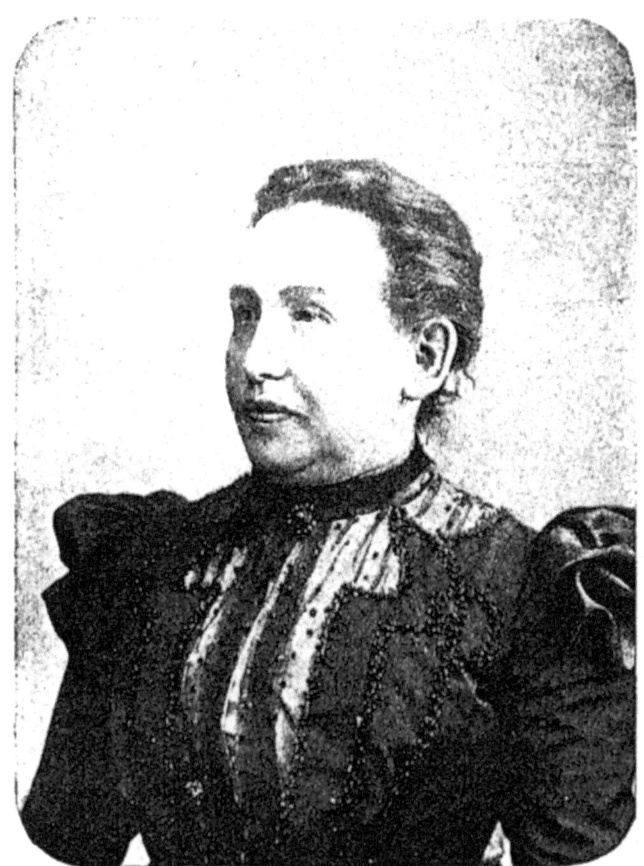

Abb. 22.1   Klara Muche, abgebildet in dem „Bilz"

Muche in der von ihrem Mann gegründeten Privatknabenschule, daheim wurde ein Pensionat angeboten. Die Schule musste jedoch Konkurs anmelden (Abb. 22.1).

Klara Muche hatte starkes Interesse an gesundheitlichen Fragen, verwarf jedoch die Überlegung, noch Medizin zu studieren. Aufgrund eigener gesundheitlicher Überlastung erholte sie sich auf dem von Vinzenz Prießnitz gegründeten Kaltwasser-Heilanstalt auf dem Gräfenberg und wurde zu einer „begeisterten Vorkämpferin naturgemäßer Heilwissenschaften" (Mummert O 1926, S. 16, zitiert in Bochmann 2017, S. 80). Aus dem Jahr 1894 wird berichtet, dass Muche in Eisleben einen Vortrag nur für Damen über die Aufklärung und Erziehung der Töchter halten wollte, der sich nur an erwachsene Frauen richtete. Offenbar war bekannt, dass Muche offen und unverblümt zu den Frauen sprach, auch zu Fragen der Sexualität, und sie auch in einem feministischen Sinne aufforderte, selbstbestimmter in der Ehe und Familie aufzutreten. Für die Veranstaltung wurde ein Polizeikommissar zur Überwachung des Vortrages einbestellt, um zu kontrollieren, ob und wie, so der Bericht des Eislebener Naturheilvereins, über „delikate" oder „anstößige" Sachen gesprochen wurde (zitiert in Lienert 2002, S. 117). 1887 veranlasste sie eine formale Gütertrennung von Ihrem Ehemann, im gleichen Jahr ging sie mit ihrem Mann nach Berlin, um sich dort in der Naturheilkunde weiter zu bilden. Hier gründete sie „Muches Kurbad", ein Vorhaben, dass jedoch scheiterte. 1892 ging sie nach Loschwitz bei Dresden und eröffnete eine Einrichtung, ein Jahr später eine neue Einrichtung für „blutarme, nervöse, skrophulöse und rhachitische Kinder" in Radebeul (Anonym 1892, S. 93) ihr Mann blieb in Berlin. 1896 ging sie nach Hessen. Hier war sie bis 1900 als Leiterin des Sanatorium Stolzenberg tätig. Während dieser ganzen Zeit hielt sie zahlreiche Vorträge. Muche zog nun nach Merxheim bei Bad Sobernheim und eröffnete das „Mucheheim". Während ihre wirtschaftlichen Unternehmungen schwierig waren, war sie eine beliebte und engagierte Rednerin in Sachen Gesundheit und Frauenreformbewegung. 1908 ging Muche nach Wien und vermutlich 1911 in die damalige Kolonie Deutsch-Ostafrika, wo ihre Tochter Elisabeth mit Familie lebte. Auf der Anreise bereits in Afrika erkrankt sie an Malaria, konnte sich jedoch erholen. Mit Tochter und Enkeln zog sie um, wurde jedoch im 1. Weltkrieg mit ihrem Enkel interniert. 1919 konnten die Beiden nach Europa zurückkehren, wo sie schließlich den Rest der Familie wieder trafen. Nach 7-jähriger Abwesenheit und 3-jähriger Internierung in englischer Gefangenschaft zogen sie gemeinsam in Muches Haus nach Merxheim. 1920 verkaufte sie das Anwesen an ihren Stiefsohn, der es jedoch 1921 weiterverkaufte. Klara Muche zog nach Wanrsdorf/Böhmen, sie hatte eine einladung des Herausgebers des Reformblatt für Gesundheitspflege erhalten. Auc hier war sie als Autorin und Referentin weiterhin aktiv. 1924 „wurde sie auf der Ferientagung des Deutschen Bundes der Vereine für naturgemäße Lebens- und Heilweise als verehrte Vorkämpferin gefeiert". Am 06.01.1926 verstarb sie im Alter von 75-Jahren.

22.3   Heilkunde

Muche imponiert in ihren Schriften als Aufklärerin. Sie richtete sich in besonderem Maße an die Frauen und forderte sie auf, mehr Verantwortung für die eigene Gesundheit und die Gesundheit von Kindern und Familie zu übernehmen, auch bereits vor der Geburt,[1] verdeutlichte die Bedeutung von Hygiene und gesunder Lebensführung (frische Luft, Sonnenlicht, Bewegung, Abhärtung, gesunder Ernährung mit viel Obst und Gemüse). Im Krankheitsfall empfahl sie Wasseranwendungen, Sitzbäder, Dampfkompressen. Mit ihrem Artikel über die Vibrations-Massage kam sie auch auf Apparate der Elektrotherapie zu sprechen, denen sie durchaus aufgeschlossen gegenüber stand.[2] Ordnungstherapie und sittliche Erziehung schienen ihr ein besonderes Anliegen zu sein, wobei sie umfangreich zu allgemeiner Gesundheitspflege und Prävention publizierte.

---

[1] Muche war Herausgeberin eines Büchleins über *Die schmerzlose Entbindung. Verhaltungs-Maßregeln zur Vermeidung der Schmerzen und Gefahren der Niederkunft* von Prof. Dr. M. Collins, der nicht nur die Obstdiät empfahl, sondern auch über Empfängnisverhütung aufklärte. Muche schreibt hier im Vorwort: „Es liegt diesem kleinen Werke die Absicht vor, die Natur und Wichtigkeit des Gebärens, die Geringfügigkeit seiner wirklichen Gefahren und die besten Methoden zur Erleichterung seiner Unbequemlichkeiten und Leiden klar und bündig auseinanderzusetzen. Eine gesunde Lebensweise, eine befestigende, vorbereitende und vorbeugende Erziehung kann allein die Beschwerden beseitigen, welche durch Unnatur, Verweichlichung und durch das Kulturleben entstanden. Die kühlende, mildernde und nährende Fruchtdiät ist, neben Wasserbehandlung und Bewegungskur, die Zentralidee des Buches. Andererseits mussten auch den sittlichen und sozialen Missständen Rechnung getragen werden, die so tief eingreifen in die Gesundheit der Frauen, aus denen die größten Gefahren für Schwangerschaft, Geburt und Wochenbett hervorgehen, der nachkommenden Generation schwere erbliche Belastungen und schon der frühesten Kindheit Notlagen physischer und moralischer Art auferlegen. Dies veranlasste uns, auch der Einschränkung der Kinderzahl durch vernünftige Beherrschung des Triebes und durch entsprechende Vorbeugung der Empfängnis das Wort zu geben." (Muche 1909, o. S.).

[2] Muche drückt zunächst ihre Skepsis gegenüber den technischen Errungenschaften ihrer Zeit aus. Sie habe sich „trotz einer gewissen Abneigung" mit der Anwendung eines Vibrationsapparates „besonders befreundet, da mir der Wert desselben infolge so mancher bedeutsamen Erfolge vor Augen trat. Sie selber arbeite seit vier Jahren mit dem Erlanger Concussor, mittlerweile mit dem Bihlmaierschen Vibrationsapparat (Braunschweig), dessen äußerliche Anwendung sie beschreibt. Die erreichte Vibration, so Muche, „ersetzt und übertrifft an Kraft und Wirkung die Handmassage, soweit dieselbe mechanisch, nicht magnetisch wirkt." Sie „dringe bis „in die Tiefen der Leibeshöhlen." Die Geräte, so Heyll, bestanden aus einer Kurbelwelle, die durch einen Motor oder ein Fußpedal in Drehung versetzt wurde und mit verschiedenen Aufsatzstücken versehen werden konnte. Spezielle Aufsätze konnten wie eine Sonde in Körperöffnungen eingeführt werden. (Muche 1901, zitiert in Heyll 2006, S. 82). Fraglich blieb mir, ob es sich um die Vibrationsmaschine handelt, die auf die Aktivitäten Robert Ziegenspecks, einem Verfechter der Thure-Brandt-Massage, zurückgehen und in dem pikanten Verdacht der Masturbation durch den Arzt stehen (vgl. Mildenberger 2009).

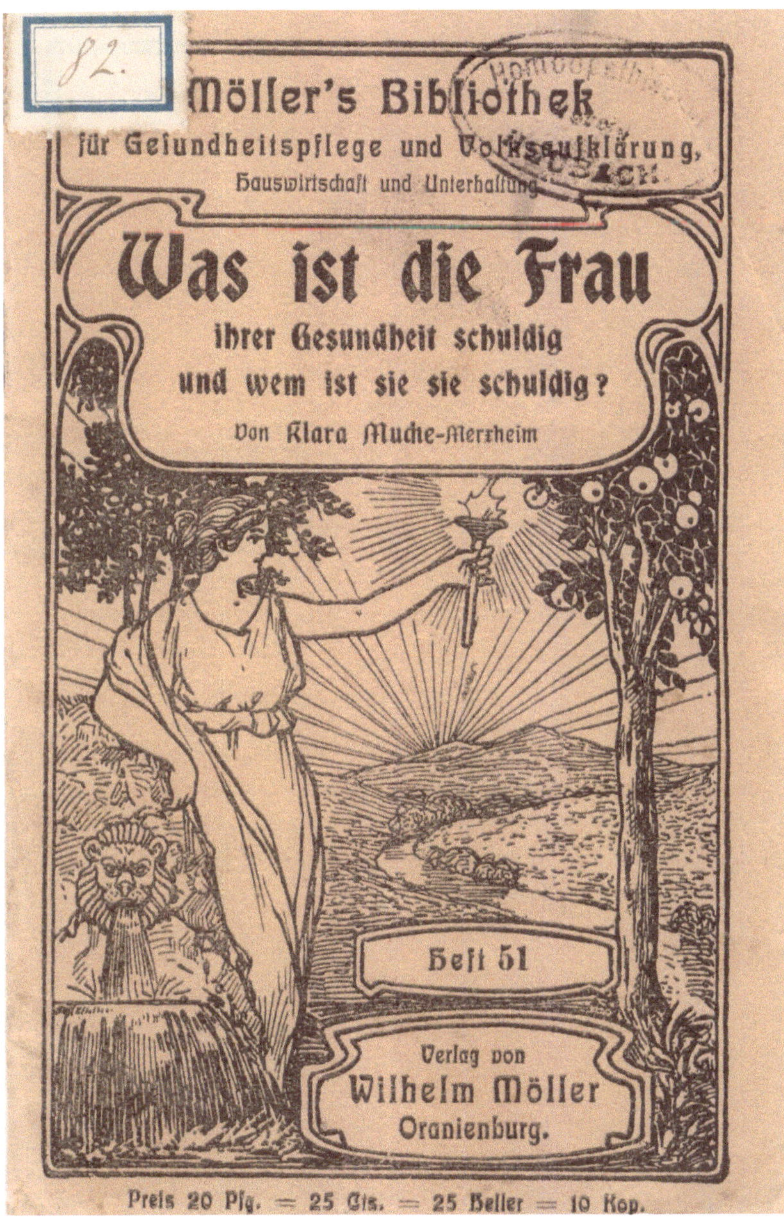

Abb. 22.2 Was ist die Frau Ihrer Gesundheit schuldig und wem ist sie es schuldig? Klara Muche-Merxheim, 1907

22.4   Schriften (Auswahl)

Klara Muche hat umfangreich veröffentlich. Wenn es sich auch nicht dabei um dicke Ratgeber handelt, so doch um zahlreiche kleinere Bände, Artikel, Herausgaben, gedruckte Vorträge, Vorworte etc. Ausgewählte Beispiele sind (Abb. 22.2):

- Muche K (1889): *Ueber das Unwohlsein bei Frauen,*
- Muche K (1899): Anregende Wasserkuren bei ausbleiender oder verminderter Periode. Der Naturarzt 27(4): S. 310–312
- Muche K (o.J.): *Unsere Nahrung als Heilmittel*
- Muche K (1889): *Über den physischen und moralischen Einfluß der Mutter auf ihr Kind vor der Geburt*
- Muche K (1897): *Einfluß der Diät bei der Krankenbehandlung*
- Muche K (1897): *Ursache, Verhütung und Behandlung der allgemeinsten Frauenleiden* („Damen-Vortrag")
- Muche K (um 1900): *Geschlechtsleben/Partnerschaft. Hygiene der Ehe*
- Muche K (1900): *hat eine Mutter ihrer erwachsenen Tochter zu sagen*
- Muche K (1907): *Was ist die Frau Ihrer Gesundheit schuldig und wem ist sie es schuldig?*
- Muche K (1908): *Luft und Sonne! Ihre Wirkung auf den gesunden und kranken Organismus*

Auch hat sie übersetzt, so z. B. *Chiromantie/Chirologie/Handdiagnostik. – Die Handlesekunst, ihre Bedeutung als Charakter- und Schicksalsschlüssel* von Katharine Hill (um 1920). Sie gab ein Buch über *Die schmerzlose Entbindung. Verhaltensmaßregeln zur Vermeidung von Schmerzen und Gefahren der Niederkunft; mit einem Anhang: Über die Vorbeugung der Empfängnis* (1898) heraus.

23.1 Bedeutung für die Naturheilkunde

Margarete Retterspitz hat die Rezeptur des „Retterspitz" umgesetzt und mit viel Engagement die Produktion und Vermarktung dieses „Heilwassers" begründet und vorwärtsgetrieben.

23.2 Leben

Über das Leben von Margarete Retterspitz, geb. Riegel, ist wenig bekannt. In erster Ehe war sie mit Georg Weber verheiratet, einem Arzt, der jedoch bereits 1884 starb. Ihr zweiter Mann war Friedrich Retterspitz (Abb. 23.1).

Mit großem Eifer widmete sich Margarete Retterspitz der Verbreitung und dem Verkauf ihres „Heilwassers", war jedoch erheblichen Widerständen ausgesetzt.

1902 verkaufte Margarete Retterspitz das Rezept an den Nürnberger Apotheker Hans Scheck, der selbst ein langjähriges Magenleiden mit Retterspitz-Umschlägen hatte kurieren können. Er verkaufte seine Apotheke, um sich ganz der weiteren Vermarktung des Retterspitzwassers widmen zu können. Die Warenzeichen-Anmeldung war bereits 1901 erfolgt, vermutlich auch durch Hans Scheck, 1902 dann wurde die Produktion von ihm gegründet. Margarete Retterspitz wanderte in die Schweiz aus, im Kanton Appenzell gründete sie ein Retterspitz-Kurhaus. Sie starb 1905.

© Springer-Verlag GmbH Deutschland, ein Teil von Springer Nature 2020   151
A. Kerckhoff, *Wichtige Frauen in der Naturheilkunde*,
https://doi.org/10.1007/978-3-662-60459-5_23

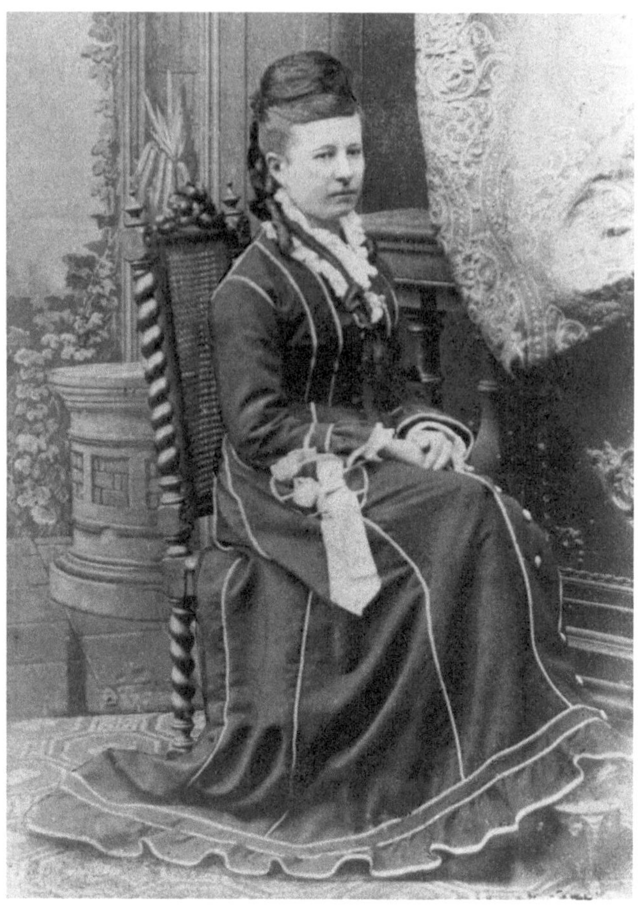

Abb. 23.1 Margarete
Retterspitz

23.3   Heilkunde

Margarete Retterspitz, geb. Riegel, hatte von ihrem ersten Mann Georg Weber, der Arzt
werden wollte, das Rezept eines befreundeten Arztes für ein Schönheitswasser zur Hautpflege und äußerlichen Behandlung von Hautbeschwerden kennen gelernt (vgl. Kerckhoff 2009).[1] Sie produzierte das Mittel zunächst zuhause am Küchentisch. Gemeinsam
mit ihrem Mann verkaufte sie es unter der Bezeichnung „M. Webers Heilwasser" und
empfahl es als Schönheitsmittel, zur Haarpflege sowie zur Behandlung von Verletzungen
und Hautauschlägen. Nach dem frühen Tod Webers setzte die Witwe die Produktion fort
und verkaufte das Wasser angeblich bereits an 60 Apotheken. Juristisch herrschte zu die-

---

[1] Wesentliche Quelle für diesen Textteil ist: www.de/de/html/meilen.html, Zugegriffen am
22.10.2011, außerdem ein persönliches Interview mit Markus Valet, Geschäftsführer der Retterspitz
GmbH bei einem Besuch von mir im September 2009.

ser Zeit die Kurierfreiheit. Ihr zweiter Mann, Friedrich Retterspitz unterstützte sie bei ihrem Vorhaben. Hinweise über den äußerlichen Einsatz als Auflage auch bei inneren Erkrankungen, z. B. Blinddarmentzündung, Rippenfellentzündungen, Lungenentzündung erweiterten den Anwendungsbereich und machten das Heilwasser zu einem beliebten Produkt. Margarete Retterspitz benannte ihr Heilwasser um in „Universal-Heilwickel-Bäder von Margarete Retterspitz" und setzte sich für die staatliche Anerkennung als Arzneimittel ein.

1902 verkaufte sie das Rezept an Heinz Schenk, der in Nürnberg die Retterspitz-Produktion ausbaute, die Produktpalette erweiterte und 1920 das Produkt „Retterspitz innerlich" auf den Markt brachte. Heute wird das Unternehmen in vierter Generation von den Brüdern Markus und Florian Valet familiengeführt.

In der Lösung „Retterspitz äußerlich", auf die an dieser Stelle als Ursprungsprodukt etwas genauer eingegangen werden soll, finden sich zahlreiche ätherische Öle wie z. B. Rosmarinöl, Zitronenöl, Bergamottöl, Orangenblütenöl und vor allem das Thymol. Das Thymol aus dem Thymian wirkt besonders gegen Bakterien und Pilze. Außerdem findet sich in der Lösung Weinsäure, Arnikatinktur, denaturiertes und gehärtetes Hühnerei, Alaun und medizinische Seife.

Das Mittel wird vom Hersteller vor allem bei entzündlichen Beschwerden empfohlen. Empirisch bewährt hat es sich zur äußerlichen Auflage bei Verletzungsfolgen wie Bänderdehnung, Zerrung, Distorsion oder Fraktur (Bruch eines Knochens), auch Sportverletzungen, schmerzhaften Schwellungen nach Protheseneinsatz, nach Amputationen, bei Fieber (Wadenwickel), chronischer Polyarthritis, aktivierter Arthrose, Fibromyalgiesyndrom, Schwellungen an Gelenken, Milchstau und Mastitis, Insektenstichen, Hämatomen und Halsentzündung. (vgl. Knaub 2014)

Für die äußerliche Auflage wird „Retterspitz äußerlich" 1:1 mit frischem, kaltem Wasser verdünnt. Es kommt zunächst zu einem Kältereiz auf der Haut. Als Reaktion auf diesen Kältereiz wird die Haut im betroffenen Bereich verstärkt durchblutet („reaktive Mehrdurchblutung"). Dies wiederum führt zu einer Erwärmung der Haut. Bei einer Hauttemperatur von 28 °C werden die pflanzlichen Inhaltsstoffe aus der Retterspitzlösung freigesetzt. Es entsteht die so genannte „Dunstatmosphäre" zwischen Haut und Wickeltuch, die die Wirkung weiter verstärkt.

23.4 Schriften

23.5 Infos für heute

Die Retterspitz-Produkte sind fest in der Naturheilkunde etabliert. Neben den klassischen Produkten wie Retterspitz äußerlich und Retterspitz innerlich gibt es mittlerweile zahlreiche andere Produkte, darunter Heilmittel, aber auch Wickeltücher, Mundhygiene, Haarpflegeartike, Saunaartikel etc. Weitere Infos unter www.retterspitz.de.

24.1 Bedeutung für die Naturheilkunde

Die Österreicherin Maria Schlenz entwickelte 1920 das später nach ihr benannte „Schlenzbad,“ ein Überwärmungsbad, aus dem sich in Kombination mit anderen naturheilkundlichen Maßnahmen die „Schlenzkur“ entwickelte.

1945 wurden die Schlenzbäder an der Universitätsklinik in Innsbruck eingeführt und mit der Leitung der Bäderabteilung der Sohn von Maria Schlenz, der Arzt Dr. Josef Schlenz, beauftragt. Josef Schlenz überarbeitete das Werk seiner Mutter und brachte 1956 *Die Schlenzkur* erneut heraus.

24.2 Leben

Zu Maria Schlenz' Leben ist die Datenlage in der einschlägigen Literatur eher dürftig. Asbeck spricht von ihr als „österreichischer Heilerin (ohne Konzession)" (Asbeck 1977, S. 25). Biographische Hinweise lieferte das Innsbrucker Stadtarchiv (Abb. 24.1).[1]

Maria Schlenz, geborene Kren, wurde am 16. Juni 1881 in Reisnitz geboren. Sie war verheiratet mit Prof. Rudolf Schlenz (1874–1965), einem Schulrat und Hauptlehrer an der Lehrerbildungsanstalt in Innsbruck, verheiratet. Sie hatte drei Söhne: Rudolf, (geb. 28.03.1916 in Innsbruck, später Architekt.) und Josef (geb. 07.05.1920 in Mühlau, später

---

[1]Charakterlich wird Maria Schlenz als engagiert und hilfsbereit beschrieben. Asbeck zitiert Heisler: „Ich habe in Frau Schlenz einen Menschen von einer seltenen Beobachtungsgabe, von einem ungewöhnlichen Helferwillen, einer Güte und Einsatzbereitschaft für ihre Mitmenschen, von einer Selbstlosigkeit und Opferbereitschaft für eine Idee gefunden, die mich zu tiefer Ehrfurcht zwingt." (Asbeck 1977, S. 27).

© Springer-Verlag GmbH Deutschland, ein Teil von Springer Nature 2020   155
A. Kerckhoff, *Wichtige Frauen in der Naturheilkunde*,
https://doi.org/10.1007/978-3-662-60459-5_24

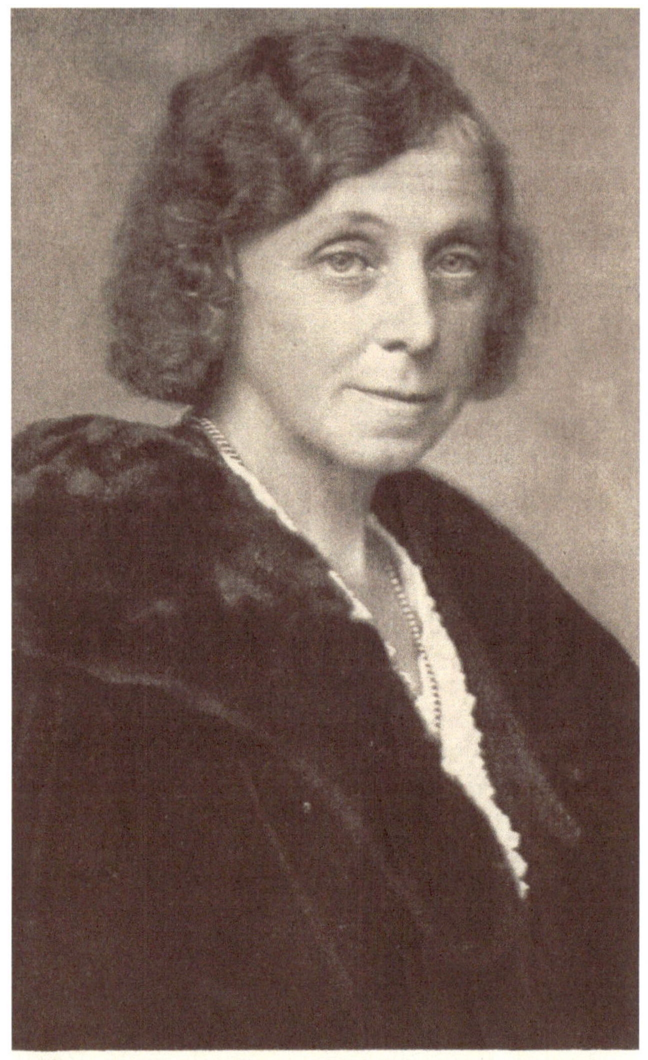

Abb. 24.1 Maria Schlenz, Foto mit freundlicher Genehmigung von Christof Schlenz

Arzt, der auch mit Schlenzbädern therapierte). Wilhelm Schlenz, genannt Willi, starb als gerade ‚fertiger' Architekt mit nur 23 Jahren in Russland. Die Familie lebte in Innsbruck-Hungerburg, einem Stadtteil von Hoch-Innsbruck. In der zweiten Auflage ihres Buches ist Maria Schlenz auf den ersten Seiten in auf einem Foto abgebildet. Es zeigt sie mit goldener Kette, gelegten Haaren und schwarzem, voluminösen Pelzmantel. Maria Schlenz selbst starb im Alter von 65 Jahren am 5. Juli 1946.

24.3 Heilkunde

Maria Schlenz entwickelte mit ihrem „Überwärmungsbad" ein Vollbad, bei dem die Wassertemperatur zu Beginn der Körpertemperatur entspricht, jedoch nach und nach erhöht wird, üblicherweise bis maximal 40 °C, bisweilen auch höher. Die Badedauer beträgt zwischen 15 Minuten und 2 Stunden. Angeregt wurde sie durch einen Ausspruch, den sie in der zweiten Auflage ihres Buches Prießnitz zuschreibt, „Gebt mir die Macht, Fieber zu erzeugen, und ich heile alle Krankheiten."[2] Sie berief sich zudem auch auf ihren „Lehrmeister" Sebastian Kneipp und dessen Ausspruch „Jede Krankheit hat ihre Ursache in Störungen und Vergiftungen des Blutes." Sie nutzte zunächst die Wasseranwendungen Kneipps, hier die Kalt-, später die Warmwasseranwendungen in Bädern und warmen Wickeln. Anlass für die Entwicklung des Überwärmungsbades war, so wird in der Sekundärliteratur beschrieben, dass ihr kleiner Sohn an einer „Gehirngrippe" erkrankt und von den Ärzten aufgegeben worden sei (Asbeck 1977, S. 25). Diese Geschichte findet sich in den beiden mir vorliegenden Ausgaben von 1935 und 1944 nicht. Hier weist sie darauf hin, dass ihre Kinder „gesunde, lebens- und schaffensfrohe Menschen werden" sollten, in der Ausgabe von 1944, dass ihre Kinder vor der Kurz nicht „krank und nicht gesund seien" (Zabel, Schlenz 1944, S. 27).

Maria Schlenz entwickelte das heiße Bad später weiter durch die Zugabe von Gräsern (vermutlich Heublumen) und Salz, modifizierte auch die Haltung des Badenden dergestalt, dass der Hinterkopf ebenfalls unter Wasser liegen sollte. Nach dem Bad kam der Patienten in eine „Trockenpackung." Aus dieser ersten Anwendung entwickelte sich die so genannte Schlenzkur, in die weitere Maßnahmen wie Darmpflege, Wickel, die Einnahme von Heilerde, bestimmte Ernährungsformen, Atemübungen, Massage, Einreibungen und Gymnastik aufgenommen wurden.

Auch wenn von Maria Schlenz heute vor allem das Überwärmungsbad bekannt ist, lässt sich ihr Ansatz mehr in einem breiten Therapieregime mit verschiedenen Maßnahmen verstehen, die zudem einen stark präventiv und gesundheitserhaltenden Akzent haben. Es ist in seiner Ausrichtung deutlich gemäßigter als bei anderen Vertreterinnen der Naturheilkunde. Schlenz war, wie sie in ihrem Buch deutlich macht, eine Vertreterin der natürlichen Ernährung und der Abhärtung, legte viel Wert auf die Vorbeugung von Erkrankung, die Stärkung des Organismus und die Hygiene. Sie setzte Heilpflanzen als Tees oder frischgepresste Säfte ein, daneben eine von ihr als „Lebenselixier" bezeichnete Kräutertinktur[3] wie auch Hausmittel (z. B. Knoblauchsaft). Ihre Ernährungsempfehlungen sahen ruhige Mahlzeiten mit gründlichem Kauen vor, sie war eine Befürworterin des mäßigen

---

[2] In anderen Quellen wird der Ausspruch dem griechischen Philosoph Parmenides zugeschrieben. Die Prießnitz setzte bevorzugt Kaltwasseranwendungen ein.

[3] Die Rezeptur enthielt Walnussblätter und unreife Nüsse, Rosmarin, Thymian, Jochkamilen, Minze, Melisse, Raute, Kamillen, Kümmel, Fenchel, schafgarbe, Schlehdornblüten, Ringelblumen, Salbei, den kleinsten Teil davon Wermut und Schöllkraut, die mit Wacholderschnaps, Meisterwurzschnaps oder Kirschschnaps angesetzt werden (Schlenz 1935, S. 74).

Fleischgenusses, ebenso billigte sie mäßigen Genuss von Bohnenkaffee. Als Getränk zum Mittagessen empfahl sie „Gläschen von gutem Apfelwein," für Kinder Apfelsaft, außerdem Buttermilch. Gegenüber einer überwiegenden Rohkosternährung war Schlenz kritisch eingestellt, da es bei schwacher Verdauung durch Rohkost zu Gärung und Fäulnis komme. Milch befürwortete sie. Sie riet, weißes Brot durch Grahambrot zu ersetzen, Weißmehl durch Grahammehl.[4] Rauchern empfahl sie, Pfeife zu rauchen und den dazugehörigen Ehefrauen riet sie: „als Gegenleistung für diese Erlaubnis wird einmal wöchentlich die „Entgiftung" durch ein zweistündiges Bad mit 38 Grad Celsius angewendet!" (Schlenz 1935, S. 149). Um sich zu bewegen, empfahl sie zwar auch Sport, riet aber noch mehr zu Radfahren, Ballspiel, Spazierengehen, Bergsteigen und Skifahren. Von besonderer Bedeutung war für sie die Tiefatmung zur Sauerstoffversorgung und bezog in diesem Punkt auch gesundheitserzieherische Überlegungen ein: „Wenn wir nun bedenken, dass der Sauerstoff vom Blut aufgesogen wird, dass die Bildung und die Reinigung des Blutes, jede Körperfunktion, ja das Leben des Menschen vom Sauerstoff abhängt, dann werden wir es verstehen, was für ein Verbrechen das Fehlen einer ausgiebigen Ventilation in den Schulräumen, in den Amtslokalen, in den Wohn- und Schlafräumen ist." (Schlenz 1935, S. 158). Sie sprach sich für grobe Wäsche und entschieden gegen das „Mordinstrument Mieder" aus. Schließlich waren für Schlenz Charakterschulung, Seelenpflege und innere Ordnung elementare Voraussetzungen für Gesundheit.

24.4 Schriften

Die Publikation dieser zunächst dünnen Schrift von Schlenz fiel in die Zeit der von den NS-Ärzten angestrebte Verbindung von Schulmedizin und biologischer Medizin. Das Buch von Maria Schlenz wurde als Präzedenzfall behandelt, am Beispiel Schlenz wollten die Vertreter der biologischen Medizin ihr Interesse an der Laienheilkunde demonstrieren. Heyll schreibt dazu: „Zum Testfall geriet das Buch der Innsbrucker Hausfrau und Mutter Maria Schlenz. Angeregt von Kneipp hatte sie bei Erkrankungen ihrer Kinder heiße Wickel und Bäder angewendet und ihre Erfahrungen später in einer kurzen Schrift zusammengefasst, die 1932 unter dem Titel *So heilt man unheilbar scheinende Krankheiten* erschien. Dieses Buch war überraschend erfolgreich. Deshalb sah sich die Schriftleitung des *Hippokrates* veranlasst, Stellung zu nehmen. Frau Schlenz sei zwar keine Ärztin und ihre Darstellung des Verfahrens gäbe wohl auch „zu recht erhebliche Bedenken Anlass." Aber im Sinne der Neuen Deutschen Heilkunde begreife man es als Verpflichtung, „unbeschadet solcher berechtigten Hemmungen zu einer sachlichen Prüfung derartiger Verfahren anzuregen." Man beschloss, die ausführliche Bewertung eines sachverständigen Arztes einzuholen. Eine weitere Prüfung der „Schlenzkur" wurde während des Krieges unternommen und ging auf eine Initiative von Bernhard Hörmann, dem Leiter der Abteilung Volksge-

---

[4] Das Grahammehl und –brot wurde 1829 von Sylvester Graham (1794–1851) entwickelt, es wurde aus fein geschrotetem, ungesiebtem Vollkornweizen ohne Treibmittel gebacken.

sundheit der NSDAP, zurück. Der biologische Arzt Werner Zabel gab die Schrift von Maria Schlenz 1944 erneut heraus und fügte eine längere gutachterliche Stellungnahme hinzu. „Alle Experten kamen zu positiver Bewertung der „Schlenzkur". Gemäß den Grundsätzen der Biologischen Medizin basierte die Einschätzung der Gutachter einzig auf den Erfahrungen der verschiedenen Anwender. Der Versuch einer klinischen Prüfung nach wissenschaftlichen Prinzipien wurde nicht unternommen. So zeigte sich am Beispiel der „Schlenzkur", wie sich die biologischen Ärzte den Umgang mit neuen Verfahren wünschten." (Heyll 2006, S. 240) (Abb. 24.2)

Das Buch von Maria Schlenz wurde fünfmal aufgelegt. Die zweite Auflage 1935 erhielt den noch gewagteren Titel *So heilt man „unheilbare" Krankheiten,* sie war bereits deutlich umfangreicher. Nach Veröffentlichung ihres Buches wurde Schlenz laut Asbeck der Kurpfuscherei angeklagt: als Österreicherin war ihr die Behandlung von Kranken nicht erlaubt, sondern den Ärzten vorbehalten. Sie wurde jedoch freigesprochen, weil sie unentgeltlich behandelte (Asbeck 1977, S. 25 f). Die fünfte Auflage des Werks wurde vom

Abb. 24.2 Schlenz, Maria (1932): *So heilt man „unheilbare" Krankheiten,* Eigenverlag

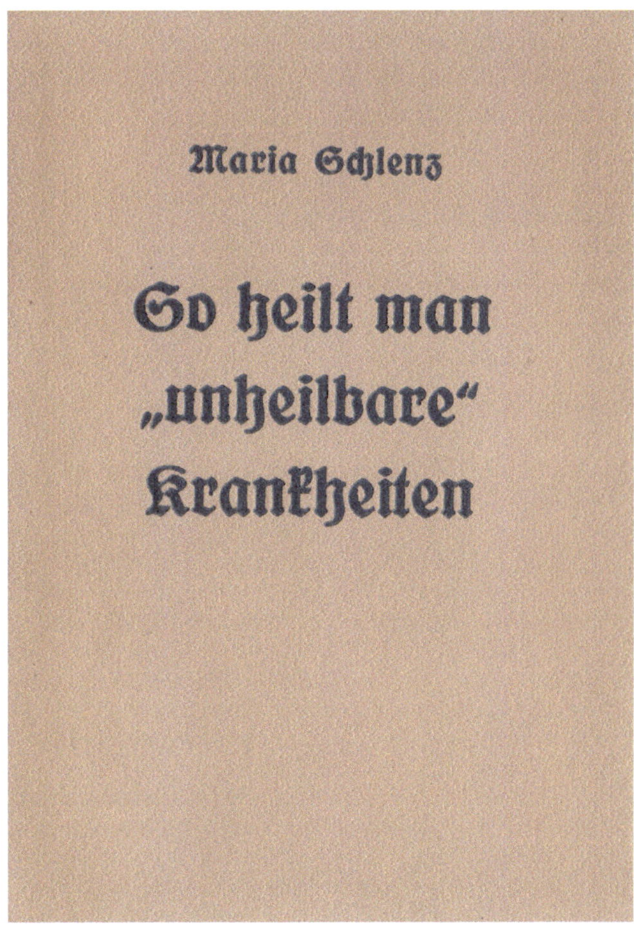

Propagandaministerium in Berlin beschlagnahmt. Schlenz schlug das Angebot von Rudolf Heß, sie mit einem Dr. h.c. zu ehren, aus. Schlenz publizierte nun gemeinsam mit den Ärzten Prof. Zabel und Dr. med. Heisler, die das Verfahren zuvor geprüft hatten und „die wissenschaftliche Begründung geschaffen hatten" (Asbeck 1977, S. 25). Der Titel des Werkes wurde nun wieder etwas bescheidener und lautete *Die Schlenzkur – Praxis und Theorie der Fiebererzeugung durch Überwärmungsbäder.* Schlenz selbst bringt ihren Textteil nach einer Einführung von Prof. Dr. med. W. Zabel unter der Überschrift *Mein Heilverfahren.*

Das Schlenzbad/die Schlenzkur wurde in der naturheilkundlichen Fachliteratur auffällig häufig kommentiert und diskutiert. Neben den bislang erwähnten Artikeln erschienen zwei Artikel in der Deutschen Zeitschrift für Homöopathie (Smolny 1939), u. a. ein Artikel über *Homöopathie und Schlenzkur* von Devrient (Devrient 1941), der 1942 eine an Ärzte gerichtete Fachpublikation zum Thema verfasste, die mehrfach neu aufgelegt wurde, und mit der unter Ärzten für ihre Methode wirbt.[5] Außerdem erschienen zwei weitere Artikel in der *Heilkunst,* darunter ein Artikel über die Behandlung von Krebserkrankungen durch die Überwärmungsbäder (Hofmann 1951), dann ein Übersichtsartikel über die Anwendung, mögliche Wirkmechanismen und klinische Studien.[6] Später folgte eine Buchbesprechung des überarbeiteten Werkes von Schlenz in den 1970er-Jahren (Homöopathische Monatsblätter 1973, S. 143).

24.5　Infos für heute

Das Überwärmungsbad ist in der Naturheilkunde fest etabliert und findet sich auch in der derzeitigen naturheilkundlichen Fachliteratur, z. B. im *Lehrbuch Naturheilverfahren*(2010) von Prof. Karin Kraft und Dr. Rainer Stange (Hrsg.). Der Begriff „Schlenzbad" wird hier

---

[5] „Das Buch von Frau Schlenz (…) ist von einem begeisterten Laien geschrieben worden und richtet sich in der Hauptsache auch an Laien. Es ist infolgedessen auch begreiflich, dass dadurch ihrer Methode unter den Aerzten weniger Gehör verschafft wurde, als sie es in Wirklichkeit verdiente." (Devrient 1942, S. 5).

[6] Es handelt sich um ein Buch von Parade: *Übersicht. Das Überwärmungsbad.* Parade stellt hier u. a. Ergebnisse zahlreicher Laboruntersuchungen vor, die den Effekt des Überwärmungsbades auf das Differentialblut, Blutzucker etc. untersuchen. Als Indikationen nennt er rheumatische Krankheiten (Muskel-, Gelenkrheuma, Arthritis, Arthrosis), den Erkrankungen des Bandscheibenapparates der Wirbelsäule (Cervicales, lumbales Syndrom; Ischias, Lumbago, Omago), Nervenschädigungen (Neuritis, Neuralgie, Polyneuritis, Lähmungszustände usw.), verschiedene Infektionskrankheiten, insbesondere solche, die sich lange hinziehen und einen Heilungsanstoß benötigen (Poliomyeltis, Typhus exanthematicus, chron. Gonorrhoie), allergische Störungen (Asthma bronchiale), Entzündungen der Atewege (Bronchitis, schwer beeinflussbare Nebenhöhlenkatarrhe), schließlich vegetative Störungen. Als Gegenanzeigen nennt er Patienten mit Herzleiden, die zur Dekompensation neigen, schwere Erkrankungen, Kreislaufschwache, Erkrankungen der Nebennierenrinde und der Hypophyse, Niereinsteine (Kolik durch Erhöhung der Harnkonzentration nach Schwitzen) (Parade 1954, S. 155).

nicht genannt: „Überwärmungsbad. Wirkungen: Deutliche Erhöhung der Körperkerntemperatur, verbunden mit einer Immunmodulation. Milde Hyperthermiegrade regen das Immunsystem an, stärkere (ab ca. 40 Grad C) hemmen überschießende Reaktionen. Durchführung: Die Anwendung erfolgt als länger andauerndes heißes bzw. ansteigendes Vollbad, wobei Kreislaufkontrollen und gegebenfalls auch Überwachungen der Körperkerntemperatur erfolgen sollten. Indikationen: Überschießende Immunreaktionen, z. B. bei entzündlichen rheumatischen Erkrankungen, allergien, Asthma bronchiale. Kontraindikationen: Unzureichende Belastbarkeit des Herz-Kreislaufsystems. Das Fasten stellt eine relative Kontraindikation dar. Die Anwendung sollte der Klinik vorbehalten bleiben. Ein gewisses Risiko heißer Bäder besteht auch für Schwangere. Lie et al fanden ein zweifach erhöhtes Risiko zu Fehlgeburten, wenn in der Frühschwangerschaft heiße Bäder oder der Whirlpool angewandt wurden." (Kraft, Stange 2010, S. 205 f)

Das Schlenzbad hat sich auch im Ausland etabliert. So wird ausführlich in *The Family Herbal* (Barbara und Peter Theiss 1989, Vermont) darauf eingegangen. Hier heißt es: „Baths for Increasing Body Temperature: If a cold is not accompanied by fever, it is advisable to support the body's fight against it by temporarily raising the body temperature. Three methods have proved to be most successful: the sauna or steam bath, the so-called Schlenz baht and the increasing temperature foot bath." (Theiss 1989, S. 72)

25.1 Bedeutung für die Naturheilkunde

Im Alter von über 70 Jahren veröffentlichte Maria Treben 1980 den Ratgeber *Gesundheit aus der Apotheke Gottes*, der erfolgreicher als jeder andere Heilpflanzenratgeber ist: er wurde bis jetzt in über 80 Auflagen herausgegeben, in 27 Sprachen übersetzt, mittlerweile sind nach Angaben des Verlags 9,8 Millionen Exemplare verkauft. Die hier propagierten Rezepte, vor allem der so genannte Schwedenbitter, sind auch heute noch vielfach bekannt.

Maria Treben selbst und ihre Rezepte werden kontrovers diskutiert. In jüngster Zeit hat der Medizinanthropologe und Pflanzenkenner Dr. Wolf-Dieter Storl seine Hochachtung vor Maria Treben zum Ausdruck gebracht. Sein ausführliches Vorwort zu dem erst 2008 herausgegebenen Buch *Maria Trebens Heilpflanzen* beginnt er mit den Worten: „Maria Treben ist nicht nur eine von vielen Kräuterfrauen, die altüberliefertes Erfahrungswissen weitergeben. Sie hat einen ganz besonderen Zugang zu den Pflanzen, einen Zugang, der auch eine Verbindung zu übersinnlichen, göttlichen Quellen mit beinhaltet." Maria Treben hat etwas an sich, was man als schamanisch bezeichnen kann: sie hat eine „schamanische Persönlichkeit." (Storl, in Treben 2008, S. 7).

25.2 Leben

Wesentliche Quelle für den folgenden Lebensabriss ist die Biographie Maria Trebens von ihrem Sohn Kurt Treben, Werner Treben und Elisabeth Mayr-Treben mit dem Titel „Maria Treben. Biographie, Hausmittel und Heilkräutertipps der Erfolgsautorin des Buches ‚Gesundheit aus der Apotheke Gottes'" (Treben 1993), aus dem ich freundlicherweise zitieren darf (ein herzliches Dankeschön an den Verlag Ennsthaler!) (Abb. 25.1).

© Springer-Verlag GmbH Deutschland, ein Teil von Springer Nature 2020
A. Kerckhoff, *Wichtige Frauen in der Naturheilkunde*,
https://doi.org/10.1007/978-3-662-60459-5_25

Abb. 25.1 Maria Treben

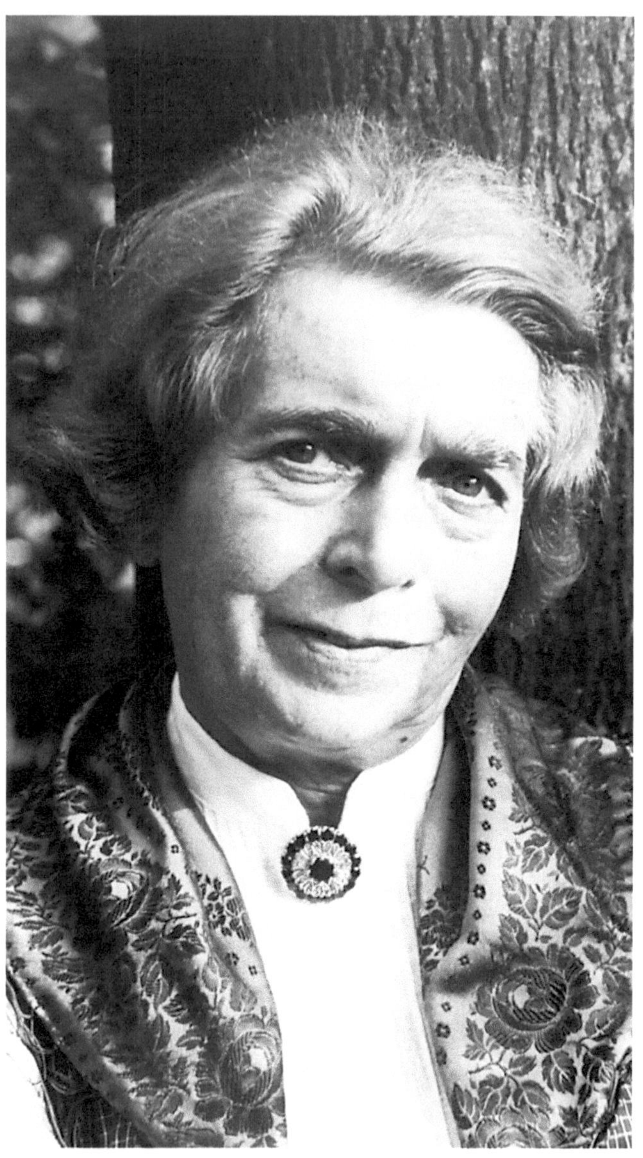

Maria Treben wurde am 27. September 1907 geboren (vgl. auch Kerckhoff 2007). Sie
war die zweite Tochter von Anna und Ignaz Günzel und wurde in Saaz (Sudetendeutsch-
land) geboren. Saaz war im Regierungsbezirk Eger gelegen. Der Vater war Zeitungsverle-
ger, er hatte eine eigene Buchdruckerei und zahlreiche Angestellte. Die Mutter war Hausfrau. Maria hatte eine jüngere und eine ältere Schwester. Ihre Ferien verbrachte sie bei der
Familie eines Försters auf dem Land und erhielt hier erste Einblicke in die Natur. Als
Maria 10 Jahre alt war, starb ihr Vater in einem Unfall: er wurde von einem Pferdefuhr-
werk erfasst, dessen Pferde vor einem Auto scheuten. Zwei Jahre später zog die Mutter mit

den Töchtern nach Prag. Hier absolvierte Maria ihren Schulabschluss.[1] Maria besuchte in Prag das „Lyzeum" (Höhere Mädchenschule, Gymnasium nur für Mädchen).[2] Sie entschloss sich für eine Beschäftigung im Bereich Journalismus: „Nach dem Abschluss des Lyzeums traf ich meine Berufsentscheidung, trat als Praktikantin in die Redaktion des „Prager Tagblattes" ein. Meine Mutter nahm keinen Einfluss auf diese Entscheidung. Für sie war nur wichtig, dass mir die Arbeit Freude macht." (zitiert in Treben 1993, S. 57) – eine für damalige Verhältnisse sehr moderne Entscheidung von Maria Treben, eine tolerante Haltung ihrer Mutter. In der Redaktion des Prager Tagblattes wurde der Schriftsteller Max Brod auf sie aufmerksam, der in dem Journal publizierte.[3] Treben willigte ein, ihm neben ihrer Tätigkeit in der Redaktion als Sekretärin zuzuarbeiten. Sie verbrachte, so Kurt Treben, vierzehn Jahre in der Redaktion des Prager Tagblattes, begann demnach ihre dortige Tätigkeit im Alter von 18 Jahren (Treben 1993, S. 12).[4] Maria Treben lernte hier über Jahre die journalistische und literarische Arbeit kennen. Max Brod war für das Prager Tagblatt als Theater- und Musikkritiker tätig. Sein schriftstellerisches Werk umfasste ansonsten Essays, Romane und Lyrik.

---

[1] In der Biographie führt Kurt Treben nun aus, dass seine Mutter im Alter von 16 Jahren einem Handleser begegnet sei, der ihr eine sehr gute Ehe prophezeite, aber auch: „Schwere Zeiten werden auf Sie zukommen, Ihr Mann wird noch im Alter ein neues Zuhause schaffen" (Treben 1993, S. 10).

[2] Die höhere Schulbildung für Mädchen hatte in Prag durchaus Tradition: hier entstand 1890 das erste private Lyzeum für Mädchen.

[3] Der jüdische Schriftstelle Max Brod (1884–1968) ist vor allem dadurch bekannt, dass er den Nachlass von Franz Kafka verwaltete und entgegen dessen Wunsch, sein Werk zu vernichten, die Schriften Kafkas publizierte. Brod setzte sich vor allem für exilierte deutsche Journalisten und Schriftsteller ein. Er selbst hinterließ ein umfangreiches literarisches Werk.

[4] Das Prager Tagblatt existierte von 1876 bis 1939, es war eine deutschsprachige Tageszeitung, galt zu seiner Zeit als hervorragendes Blatt, war liberal-demokratisch ausgerichtet. Bekannt war vor allem das Feuilleton. Egon Erwin Kisch, Friedrich Torberg, Alfred Polgar, Roda Roda, Johannes Urzidil, Joseph Roth und Sandor Marai waren bekannte Autoren, Kurt Tucholsky und Robert Walser wurden abgedruckt, ab 1933 fanden sich hier auch Artikel emigrierter oder verfolgter deutschen Schriftsteller. Brod schreibt in seinem Roman Prager Tagblatt (1957): „Es war ein ausgezeichnet informierendes, verlässlich gemachtes Blatt, gescheit und temperamentvoll, freiheitlich, ohne grade Sturmglocken zu läuten, farbig-interessant, in einigen Beiträgen von gutem literarischen Niveau und fast ohne Kitsch. Jeder, der daran mitarbeitete, setzte seinen Ehrgeiz daran, seine Sache möglichst perfekt zu leisten, knapp, ohne Phrasen, mit Einsatz aller Nerven." (Brod 1957, S. 9). Als unabhängiges deutsches Blatt kommentierte das Prager Tagblatt auch die politischen Geschehnisse in Deutschland. Bereits auf der ersten Seite von Max Brods Roman Prager Tagblatt. Roman einer Redaktion, der autobiographische Züge hat, heißt es: „Die freie tschechoslowakische Republik war von Hitler bedroht, einem übermächtigen Gegner. Man konnte um ihre Existenz bangen, denn auch im Innern des Staates gab es in einem Teil der sudetendeutschen Bevölkerung Kräfte, die in wachsendem Maße auf Hitler und seinen inländischen Platzhalter, Herrn Henlein schworen. Das „Prager Tagblatt", in das ich damals eintrat, war allerdings von diesen extremen Gruppen, einer Minorität vorläufig, sehr weit entfernt." (Brod 1957, S. 7) Es ist nicht klar, ob Max Brod Maria Günzel meint, wenn er in seinem Roman eine Mitarbeiterin des Blattes beschreibt: „unter denen, die die Telephonate aufnahmen und die Stenogramme in Maschinenschrift übertrugen, … als Trost gegenüber all den Mediokritäten die reizende, feine Frau Nora" (Brod 1957, S. 26).

In der Oper begegnete Maria Treben ihrem zukünftigen Mann Ernst Gottfried Treben aus Kaplitz (Böhmerwald), einem Elektrotechnik-Studenten. Sein Vater war Oberlehrer, seine Mutter Hausfrau. Die Familie war wohlhabend und besaß ein großes Haus. 1935 fand er eine Anstellung bei der Oberösterreichischen Kraftwerke AG (OKA) und erhielt die Aufgabe, „den ganzen Böhmerwald sukzessive zu elektrifizieren." (Treben 1993, S. 13). 1939 heirateten Ernst und die mittlerweile 32 jährige Maria. Sie zog mit ihm in das elterliche Haus in Kaplitz, wo sie Erdgeschoss und 1. Stock bewohnten. Ihre berufliche Tätigkeit für die Ehe aufzugeben war für sie selbstverständlich. Zudem wurde das Prager Tagblatt 1939 eingestellt. 1939 emigrierte Brod nach Palästina.[5] Maria Treben trat 1939 in die NSDAP ein (Beleg durch Bundesarchiv).

Als der zweite Weltkrieg begann, wurde Ernst Treben aufgrund seiner Tätigkeit „unab-kömmlich" gestellt. 1942 wurde der Sohn Kurt geboren. In diese Zeit reicht ein in der Biographie beschriebenes Erlebnis, das Maria Treben als „wundersame Erscheinung" und Vorboten eines schweren Schicksals deutete.[6] In ihrer unmittelbaren Umgebung jedoch bekamen die Trebens zunächst wenig vom Krieg mit und wähnten sich von den Folgen des Krieges geschützt.[7] Um so härter traf es Treben, als sie, wie drei Millionen anderer im Grenzland von Böhmen und Mähren lebende Deutsche mit Sohn, Mutter und Schwieger-mutter im November 1945 überstürzt flüchten und den gesamten Besitz zurück lassen musste: „Die Austreibung kam für uns alle überraschend. Und wenn ich sage, es war ein Weltuntergang für uns, übertreibe ich nicht." (zitiert in Treben 1993, S. 16). Zwei Tage später erreichten sie ein Lager in der Wülzburg, einem römischen Kastell, bei Weißenburg in Bayern. Hier erkrankten Maria Treben und ihr Sohn an Typhus. Durch Kontakte eines Arztes wurden sie ins Krankenhaus nach Weißenburg verlegt und dort ärztlich behandelt. Der Chefarzt Dr. Schneider ordnete an, sie solle den Saft von Schöllkrautblättern pressen und in Tee verdünnt trinken,[8] was Kurt Treben in der Biographie als Schicksalswink für

---

[5] Seit etwa 1910 war Brod auch in der zionistischen Bewegung engagiert; 1918 wurde er Vizepräsi-dent des jüdischen Nationalrats.

[6] Ein Tiefflieger flog vorüber, ohne zu schießen, die Sonne verdunkelte sich, Maria Treben sah am Himmel „das Haupt der Gnadenmutter" (Treben 1993, S. 15).

[7] „Die Trebens wohnten in einer Gegend, in der während des ganzen Krieges keine einzige Bombe gefallen war; still und verträumt lag das kleine Städtchen am südlichen Rande des Böhmerwaldes und es kam einem wirklich nicht im Entferntesten in den Sinn, einmal die Heimat und somit Haus, Besitz und Heim zu verlieren" (Treben, S. 15 f.).

[8] Aus heutiger phytotherapeutischer Sicht ist die Empfehlung, Schöllkrautsaft gegen Typhus zu trin-ken, interessant. Schöllkraut ist eine alkaloidhaltige Giftpflanze. Sie wird als gallewirksam beschrie-ben, mit leicht spasmolytischer, entzündungshemmender, zentral beruhigender und den Gallefluss anregender Wirkung. Die Kommission E nannte als Indikationen krampfartige Beschwerden im Bereich der Gallenwege und des Magen-Darm-Traktes. Schöllkraut wurde als Arzneimittel verab-reicht, allerdings 2008 alle schöllkrauthaltigen Arzneimittel vom Markt genommen, bei denen eine höhere Tagesdosis als 2,5 mg Gesamtalkaloide enthalten waren. Schöllkrautsaft wird traditionell äußerlich zur Behandlung von Warzen eingesetzt. Schilcher weist auf eine spamolytische und cho-lagoge Wirkung von frischen Zubereitungen wie z. B. Frischpflanzenpresssäften hin (vgl. Schilcher 2010).

die Zuwendung zu Heilkräutern beschreibt. Maria Treben blieb bis zur völligen Erholung noch 6 Monate im Krankenhaus, die Familie wurde in verschiedene Unterkünfte aufgeteilt. Sie selbst wohnte mit ihrem Sohn bei einem Bauern, erlebte die folgende Zeit als entbehrungsreich, im literarischen Rückblick jedoch auch als läuternde Erfahrung, sich nicht von materiellen Dingen abhängig zu machen.[9] Eine Odyssee durch mehrere deutsche Flüchtlingslager folgte. 1947 wurde ihr Mann, der 1945 von den Tschechen festgenommen worden war, freigelassen.

Nach seiner Freilassung aus der Gefangenschaft arbeitete Ernst Treben weiter bei der OKA (Oberösterreichische Kraftwerke AG) als „Rayonsleiter" (Bezirkschef) und wurde nach Lembach in Österreich versetzt, so dass die gesamte Familie (Maria, Kurt, Mutter, Schwiegermutter plus später ein Neffe von Maria, dessen Mutter gestorben war) in ein kleines, einfaches „Ausgedingehaus" in Witzersdorf nachziehen konnte, einem kleinen Dorf mit lediglich sieben Bauernhöfen und lebte sich allmählich ein.[10] In verschiedenen Situationen wurde Maria Treben mit Krankheitsfällen konfrontiert: als der Sohn des größten Bauern im Dorf sich am Ofen stark verbrannte, half sie ihm mit einer Auflage aus 8 Eiklar.[11] Als ihr Sohn von dem Schäferhund der Familie mehrfach ins Gesicht gebissen wurde, legte sie ihm zunächst intuitiv eine Auflage mit kaltem Wasser auf. Eine Bäuerin riet ihr zur Anwendung von Ringelblumensalbe und wies sie an, wie die Salbe aus frisch gepflückten Ringelblumen und Schweineschmalz herzustellen sei, die sie zuhause zubereitete (Treben 1993, S. 27). Auch, als ihr Sohn im Alter von sechs Jahren seine Typhuserkrankung aus dem Lager immer noch nicht überwunden hatte und an Fieberschüben und Schwäche litt, setzte sie den Rat einer Frau erfolgreich um und machte Bäder mit über Nacht gezogenem Wiesenthymian (Treben 1993, S. 30)

Nachdem sich die familiäre Situation etwas beruhigt hatte, bemühte sich Maria Treben in der folgenden Zeit aktiv darum, über den Suchdienst des Roten Kreuzes Kontakt zu ihrer bislang vermissten zweiten Schwester aufzunehmen und sie in dem von den Amerikanern besetzen Teil Österreichs zu besuchen. Mehrere Umzüge folgten. Schließlich zogen die Trebens 1951 nach Grieskirchen, eine kleine Stadt in Oberösterreich, hier in die Bahnhofstraße 23.

---

[9] „Die Aussiedelung aus der Heimat lehrte mich, was Besitzlosigkeit heißt. Ich musste unser Haus mit seinen wertvollen Möbeln, unseren gesamten Familienschmuck, all das Tafelsilber und teure Porzellan von einem Tag auf den anderen zurücklassen. Natürlich schmerzte das. Natürlich war dies ein großer ideeler und materieller Verlust. Aber diese Erfahrung zeigte mir auch, wie vergänglich all diese Dinge sind und deshalb erschreckt es mich bisweilen, wie viel Wert Menschen in unserer Zeit solch materiellen Dingen beimessen" (Treben 1993, S. 59).

[10] „Es war nicht leicht für Maria, sich in dieser neuen Umgebung als vermeintlicher Eindringling einzugewöhnen, einzig und allein die wunderbare Natur gab ihr wieder neue Hoffnung und Lebensfreude" (Treben 1993, S. 25).

[11] Die Anwendung von Eiweiß auf Brandwunden ist volksmedizinisch durchaus bekannt. Vermutet wird als Wirkprinzip ein die Wundheilung begünstigender Effekt der enthaltenen Proteine. Heute ist die Anwendung nicht mehr üblich.

In diese Zeit fiel die Bekanntschaft Maria Trebens mit der Rezeptur der Schwedenkräuter, die zu dem absoluten Favoriten in ihrem Buch werden sollte. Sie erhielt ein Fläschchen der Tinktur und machte einen ersten Selbstversuch (Treben 1980, S. 61).

1961, im Alter von 54 Jahren, lernte Maria Treben jedoch den Biologen Richard Willfort kennen, von dem sie auf Spaziergängen etwas über einheimische Heilpflanzen lernte. Verstärkt wurde ihr Interesse durch die Lektüre von Artikeln zu Heilpflanzen in „Westermanns Monatsheften" las. Dies veranlasste sie, Kräuterbücher zu lesen (u. a. Kneipp). Privat erfolgte in dieser Zeit ein Hausbau in Grieskirchen (Am Kalvarienberg). Nach dem Ruhestand unterstützte Ernst Treben seine Frau tatkräftig (Treben 1993, S. 39)

1971 machte Maria Treben erstmalig eine Kneipp-Kur in Bad Mühllacken. Ihr Interesse für Heilkräuter sprach sich herum und sie wurde von der leitenden Ordensschwester aufgefordert, einen Vortrag im Kursaal zu halten. Der Vortrag fand großen Anklang und ein in Bad Mühllacken anwesender Geistlicher überredete sie, in der vierteljährlich erscheinenden Kirchenzeitschrift *Ringelblume* Artikel über Heilpflanzen zu schreiben. Die Artikel zogen eine breite öffentliche Resonanz nach sich, Maria Treben erhielt Anrufe und Briefe, Einladungen zu weiteren Vorträgen. Eine rege Vortragstätigkeit begann, manche Vorträge wurden auf Band mitgeschnitten. Ein solches Band geriet in die Hände von Pfarrer Rauscher, dem Vorsitzenden vom „Verein Freunde der Heilkräuter" (Sitz Karlstein). Rauscher forderte Maria Treben zur Erstellung eines Manuskriptes in Form einer Mappe zum Nachschlagen auf. Maria Treben fertigte diese Mappe an, die wenig später unter dem Titel *Gesundheit aus der Apotheke Gottes* erschien und vom „Verein Freunde der Heilkräuter" in der Druckerei Ennsthaler in Steyr gedruckt wurde. Treben selbst gab im Vorwort zu *Heilkräuter aus dem Garten Gottes* als erstes Erscheinungsdatum ungefähr das Jahr 1978 an. 1977 fand der erste Vortrag im Ausland, in der Bundesrepublik Deutschland, statt, später auch in der Schweiz. *Gesundheit aus der Apotheke Gottes* erschien 1980 erstmalig in Buchform beim Ennsthaler Verlag. Weitere Vorträge folgten. Bereits zu der zuvor gefertigen Mappe hatte Maria Treben zahlreiche Dankesschreiben und Berichte von positiven Heilungsverläufen erhalten, die 1980 als *Maria Trebens Heilerfolge* herauskamen und Zuschriften aus den Jahren 1978–1980 enthalten. Die Zuschriften waren z. T. schon zuvor von Engelbert Zunhammer, katholischem Pfarrer in Vachendorf unter dem Titel *Aus Briefen an Frau Maria Treben. Heilerfolge durch Kräuter* veröffentlicht worden (Zunhammer 1978).

Der große Erfolg Trebens blieb nicht ohne Widerstand. In Österreich, wo die Heilkunde allein den Ärzten vorbehalten war und ist, formierten sich Gegner. In Deutschland waren die von bis zu mehreren tausend Menschen besuchten Vorträge den Ärzten ein Dorn im Auge. Laut Tagespresse kam es zu einer Klage in Wuppertal wegen Verstoß gegen das Heilpraktikergesetz, da Maria Treben auf einer Veranstaltung Behandlungsvorschläge erteilt hatte, ohne dazu legal befugt zu sein (Main-Echo 07.11.1984). Die Stuttgarter Nachrichten berichten von einer weiteren Strafe, da Treben im Anschluss an einen Vortrag medizinische Fragen beantwortet hatte (Stuttgarter Nachrichten 11.09.1987). Vertreter der Ärzteschaft, aber auch das bayerische Innenministerium warnten vor den Empfehlungen Trebens. Maria Treben ließ sich durch die Kritik nicht beirren. Vielmehr sah sie sich zur

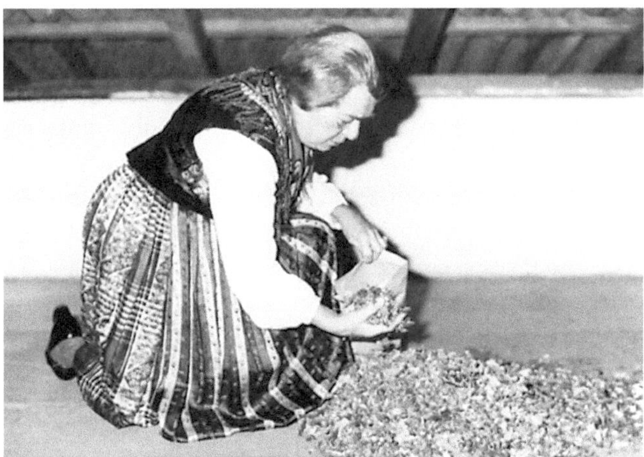

Abb. 25.2 Maria Treben beim Trocknen von Heilkräutern

Heilkunde und Aufklärung berufen und verwies auf Sebastian Kneipp, der ebenfalls Anfechtungen ausgesetzt war.

Eine Einladung nach Amerika folgte. Am 03.10.1985 flog Maria Treben in Begleitung von Sohn und Schwiegertochter zum ersten Mal in ihrem Leben mit einem Flugzeug, hielt in Los Angeles und Umgebung Vorträge in einem österreichischen Club, dann an der so genannten Sumnit University.[12] Sie erhielt einen Termin bei dem Radiosender ABC. Maria Treben sprach kein Englisch, die Frau eines Bekannten übersetzte. Danach reiste sie nach Kanada und hielt einen Vortrag in Vancouver. Das Buch *Gesundheit aus der Apotheke Gottes* wurde 1986 vom Ennsthaler Verlag als englische Ausgabe *Health through Gods Pharmacy* herausgegeben.

Bis 1987 setzte Maria Treben ihre Vortragstätigkeit fort. Häufig hielt sie sich im Haus Sanitas bei Rohrbach auf. 1988 starb ihr Mann überraschend. Maria Treben zog sich daraufhin zurück und starb selbst am 26.07.1991 (Abb. 25.2).

25.3 Heilkunde

Maria Treben hatte sich viel mit alten Kräuterbüchern befasst. Entsprechend gab sie in den Begegnungen mit Kranken immer wieder Ursachen für die Erkrankungen an, die zwar von der schulmedizinischen Diagnose abweichen, jedoch vor dem Hintergrund der Säftelehre und traditionellen Pflanzenheilkunde plausibel sind. So wies sie wiederholt auf die Bedeutung des Blutes, der Leber, aber auch der ausscheidenden Organe hin, wie z. B. Darm und Nieren.

---

[12] Da sich unter „sumnit university" kein Eintrag im Internet fand, ist hier möglicherweise die „Summit University" gemeint, die auf www.summituniversity.com mit dem Slogan wirbt „Summit University is a modern-day mystery school where science and religion meet. Our curriculum targets the science of religion and the true spiritual foundation of all science" Stand 24.11.2012.

Therapeutisch setzte Maria Treben vor allem Heilpflanzen ein, maßgeblich in Form von Tees, Tinkturen, Salben, Auflagen, in seltenen Fällen auch von Arzneimittel. Sie animierte die Zuhörer und Leser, in die freie Natur hinauszugehen und sich wildwachsende Heilpflanzen selber zu pflücken. Ihre Botschaft war, dass einfache einheimische Heilpflanzen über ein weit unterschätztes therapeutisches Potenzial verfügen. Mittlerweile gibt es verschiedene Anbieter ihrer Produkte. In Österreich bieten die Maria Treben Naturprodukte GmbH in Deutschland die Ihrlich Kräuter + Kosmetik GmbH Produkte nach Treben an. Darüber hinaus riet sie zu einer gesunden Ernährung, regelmäßiger Bewegung. Sie war sehr religiös, was in ihren Schriften und Vorträgen an zahlreichen Stellen zum Ausdruck kommt.

Die wohl bekannteste Maßnahme Maria Trebens, die gleichsam mit ihrem Namen verbunden ist, ist der „Schwedenbitter," auch als „Schwedenkräuter" bezeichnet (vgl. dazu Kerckhoff 2012), der sogar Eingang in *Der Brockhaus Alternative Medizin. Heilsysteme, Diagnose- und Therapieformen, Arzneimittel* (2008) fand. Hier heißt es: „ Schwedentrunk, Schwedenbitter: aus u. a. Aloe, Angelika, Eberwurz, gelbem Enzian, Rhabarber, Kampfer, Krokus, Theriak und Vitamin C bestehendes, traditionelles Heilkräutergemisch in wässrig-alkoholischer Lösung zur Unterstützung der Verdauung." (Brockhaus 2008, S. 420)

In ihrem Buch empfiehlt Treben das Rezept des „Kleinen Schwedenbitters." (Treben 1980, S. 61). Sie hatte eine Abschrift des Rezeptes von einer Bekannten/Fremden erhalten, mit Verweis auf den „berühmten schwedischen Arzt, den Rektor der Medizin, Dr. Samst", der 104 Jahre alt geworden sein und bei einem Reitunfall ums Leben gekommen sein soll (Treben 1980, S. 61).[13] (In anderen Quellen wird der Schwedenbitter dem schwedischen Arzt Urban Hjärne (1641–1724) zugeschrieben, dem Leibarzt des schwedischen Königshauses und einem Anhänger von Paracelsus.[14] Auf der englischsprachigen Seite www.swedishbitters.com wird die Rezeptur des Schwedenbitters Paracelsus zugeschrieben.)

Der „Kleine Schwedenbitter" enthält aus phytopharmakologischer Sicht Bitterpflanzen (Enzianwurzel, Wermutkraut), gallewirksame Pflanzen (Zitwerwurzel), abführende Pflanzen (Aloe, Sennesblätter, Rhabarberwurzel), antibakteriell wirkende Pflanzen (Myrrhe, Eberwurz), weitere appetitanregende Pflanzen (Safran), kreislaufstärkende Bestandteile (Kampfer) wie schließlich auch Theriak venezian, eine Rezeptur mit langer Geschichte, die heute als „Stomachicum" gilt und heute standardisiert angeboten wird. Für Maria Treben stellten die Schwedenkräuter, die nach der überlieferten Abschrift bei unzähligen Krankheiten von Erkältungen bis hin zu Pestbeulen und Krebs empfohlen wurden, eine Universalmedizin dar. Aus heutiger Sicht steht die verdauungsanregende und abführende Wirkung der Originalrezeptur an oberster Stelle. Die traditionelle Vorstellung, dass eine

---

[13] Die Herkunft Samsts konnte von mir nicht verifiziert werden, Recherchen zu Samst verliefen im Sande. Prof. Dr. Dr. Uehleke, Hochschule für Gesundheit und Sport, und Dr. Meyer, Leiter der Arbeitsgruppe Klostermedizin wurden befragt. Sie vermuteten, dass Samst möglicherweise nicht existiert oder ein Fehler in der Schreibweise besteht, die die historischen Spuren verwischt.

[14] www.psiram.de, Stichwort Schwedenkräuter, Stand vom 04.01.2013. Von Hjärne stammt eine Mixtur „zur Lebensverlängerung" Ad longam vitam (Elixir amarum Hjaerneri), die wiederum ab 1796 im Deutschen Reich als „Kronessenz" erfolgreich vertreiben wurde.

funktionsfähige Verdauung für die Aufnahme von Nährstoffen, eine Förderung der Ausscheidung über den Darm auch für die Entgiftung von Bedeutung sei, wird von Experten geteilt.[15] Der Heilpraktiker Josef Karl äußerte sich bereits 1995 in *Neue Therapiekonzepte für die Praxis der Naturheilkunde: ein Wegweiser durch Erkrankung und Heilung aus ganzheitlicher Sicht* in ähnlicher Weise zum Schwedenbitter: „In den letzten Jahren haben wir geradezu eine Renaissance des „Schwedenbitters" erlebt, nicht zuletzt durch die Empfehlung von Maria Treben – und niemand wird sagen können, dass dies etwas Negatives sei. Viele nehmen, wenn auch zuweilen mit Verachtung, den fertig oder selbst zubereiteten Schwedenbitter und rühmen ihn besonders seiner positiven Wirkung auf die Verdauung (worunter der Stuhlgang gemeint ist)." (Karl 1995, S. 39)

Josef Karl weist darauf hin, dass bereits Paracelsus die Natur als „Hergotts' Apotheke" betrachtet und Treben diesen Ausdruck übernommen habe (Karl 1995, S. 403). Zur Studienlage: es existiert eine Anwendungsbeobachtung von 43 Patienten im Verlauf einer Kurbehandlung mit dem Präparat Schwedentrunk Elixier (Fa. Infirmarius Rovit), die eine sehr gute Wirksamkeit ergab und die Anwendung bei Völlegefühl, Obstipation, Blähungen, Übelkeit, Sodbrennen und Appetitlosigkeit bestätigte, die sich unter der Anwendung bei 27 Patienten teilweise besserte oder besserte und nur bei drei Patienten unverändert blieb oder verschlechterte (Scheurle 1992).[16] Kontrovers diskutiert werden die Nebenwirkungen des Schwedenbitters. In der Originalrezeptur enthält er abführende Substanzen, so dass eine Daueranwendung kritisch diskutiert werden muss. Aus heutiger Sicht gelten als Gegenanzeigen eine Überempfindlichkeit gegen die Inhaltsstoffe, Darmverschluss, akute Entzündungen, chronisch-entzündliche Erkrankungen des Darms. Aufgrund mangelnder Studienlage sollten Schwangere und Kinder zurückhaltend mit der Einnahme sein. Äußerlich sollte aufgrund des Kampfergehaltes keine Anwendung auf geschädigter Haut erfolgen. Zudem wird geraten, nach äußerlicher Anwendung Sonnenbestrahlung zu meiden. All diese Punkte finden sich bei Treben nicht.

---

[15] Prof. Dr. Dr. Bernhard Uehleke: „Wie viele andere alkoholische Zubereitungen mit Kombinationen von Bitterstoffdrogen sind günstige Wirkungen nicht nur bei Verdauungsbeschwerden zu erwarten, sondern darüber hinaus auch unspezifisch anregende und stärkende Wirkungen, sogar bis hin zu einer milden Immunstimulation." (zitiert in Kerckhoff 2012) Nach Ansicht des Historikers Dr. Johannes G. Mayer erinnert „die Zusammensetzung des Schwedenbitters an die Destillate der frühen Neuzeit, wie sie z. B. durch das ‚Große Destillierbuch' des Straßburger Wundarztes Hieronymus Brunschwig verbreitet wurden. Diese Lebenswasser (Aquae vitae) bestanden bereits aus asiatischen Gewürzen wie Zitwerwurzel, Ingwer und Galgant kombiniert mit heimischen Kräutern wie der Angelikawurzel(Telefonat mit G. Mayer 28.11.2011). Hier findet sich auch schon ein Rezept, das als Vorläufer des Melissengeistes bezeichnet werden kann. Dabei ging es immer darum die Verdauung mit Bitter- und Scharfstoffen zu stärken sowie – über Laxativa – für eine gute Ausscheidung zu sorgen." (ebenfalls zitiert in Kerckhoff 2012). Hinzuweisen ist zudem auf einen Aufsatz des Krebsforschers Dr. med. Dr. sc. nat. P.G. Seeger, der die von Maria Treben eingesetzten Empfehlungen von Heilpflanzen phytopharmakologisch begründet und eine Lanze für diese Anwendungen bricht (Seeger 1985).

[16] Zum Zeitpunkt der Studie enthielt der Schwedentrunk die von Maria Treben genannten Heilpflanzen plus Ascorbinsäure. Heute enthält das Schwedentrunk® Elixier (Fa. Infirmarius) eine abgewandelte Rezeptur.

Auf www.esowatch.de werden die Schwedenkräuter als Beispiel für Quacksalberei genannt. Hier heißt es: „Der ‚Arznei' wird eine intelligente, auswählende Wirkung zugeschrieben. Etwa bei den Schwedenkräutern nach Maria Treben: „Was zuviel ist, lindern sie und was zuwenig ist, ergänzen sie."[17] Dieser Begriff der „intelligenten Arznei" wurde so von Maria Treben nicht formuliert. Nichtsdestotrotz empfiehlt sie Schwedenbitter für verschiedene, durchaus auch gegensätzliche Beschwerden empfohlen. Die Vorstellung einer regulierenden Arznei, die Organsysteme und -funktionen harmonisiert, ist gerade in der traditionellen Naturheilkunde weit verbreitet und nicht auf Maria Treben beschränkt."

Neben den Heilpflanzen selbst müssen gerade bei Maria Treben noch andere Faktoren als mitbestimmend für die Heilung angesehen werden: Dies ist zum einen die Aufforderung zur Selbstverantwortung für die Genesung. Dazu schreibt Treben: „Seine Gesundheit zurückzuerobern, die Verantwortung darüber selbst zu tragen, erhebt die Menschenwürde in einem Maße, die den Kranken bereits halb und halb aus der Ausweglosigkeit seines kranken Lebens herausführt." (Treben 1980, S. 4). Zum zweiten fordert Sie hatte keinerlei Verständis für Genusssucht oder Maßlosigkeit. Der dritte wichtige Faktor ist die Bedeutung des Glaubens, den Maria Treben immer wieder betont hat – auch der titel ihres wichtigsten Ratgebers zeigt den religiösen Aspekt. All diese Faktoren sind mittlerweile wissenschaftlich belegt.

Neben all diesen Faktoren kommt jedoch noch etwas Weiteres hinzu: Maria Treben war durch ihre langjährige Tätigkeit bei der Zeitung, und hier im Feuilleton, eine Meisterin des Wortes – und zwar des geschriebenen, wie des gesprochenen Wortes. Wie kaum eine andere Laienheilerin war sie in der Lage, durch Geschichten von geheilten Personen Hoffnung zu wecken und zu motivieren, die Therapie durchzuführen. Allein in der *Gesundheit aus der Apotheke Gottes* werden in dem Buch 119 Fallgeschichten vorgestellt, viele davon aus dem engeren Umfeld von Maria Treben. Daneben werden zahlreiche Briefe zitiert, die positive Heilungsverläufe beschreiben und ihren Dank ausdrücken. Eine eigene Publikation fasst derartige Dankesschreiben zusammen.[18] Diese Fallgeschichten erfüllen nicht die

---

[17] http://www.esowatch.com/ge/index.php?title=Zehn_Indizien_für_Quacksalberei,   Stand   vom 05.12.2011.

[18] Eine andere Quelle der Fallgeschichten ist das Buch Maria Treben's Heilerfolge: Briefe und Berichte von Heilerfolgen mit dem Kräuterbuch ‚Gesundheit aus der Apotheke Gottes', das eine große Anzahl positiver Heilungsberichte wieder gibt. Die in „Heilerfolge" abgedruckten Briefe sind anhand der tatsächlichen Briefe an Frau Maria Treben abgedruckt worden. Diese erreichten Frau Treben bereits nach ihren Vorträgen. Nach Veröffentlichung der Bücher erreichten zahlreiche Leserzuschriften mit Fragen und Danksagungen an Frau Treben auch den Verlag. In den Briefen fanden sich entweder positive Aussagen und Schilderungen, oder es wurde um Rat gefragt, wenn sich noch keine Wirkung gezeigt hatte. Dass das Buch „Heilerfolge" bereits 1980 erscheinen konnte, erklärt sich dadurch, dass die erste Mappe bereits ca. 1978 erschien. Bei Folgeauflagen von „Heilerfolge" wurden auch Leserbriefe aus späteren Jahren (bis 1984) abgedruckt. Die erste Mappe wurde 1978 vom katholischen Pfarrer in Vachendorf herausgegeben wurde und hieß damals noch Aus Briefen an Frau Maria Treben. Heilerfolge durch Kräuter. Hier sind Briefe abgedruckt, die wiederum die Reaktion auf ihre erste Broschüre Gesundheit aus der Apotheke Gottes, zunächst herausgegeben von Pfarrer Karl Rauscher aus Karlstein, darstellten. Ich gehe an dieser Stelle davon aus, dass die Zuschriften nicht gefälscht sind und der Wahrheit entsprechen, nicht zuletzt auch deshalb, weil eine eigene Umfrage in der Mitgliederzeitschrift von Natur und Medizin e. V. ähnlich eindrucksvolle Schilderungen zum Ergebnis hatte.

Anforderungen an den medizinischen Fallbericht. Sie dokumentieren nicht den gesamten Verlauf, weisen Lücken auf, sind in der Beschreibung zu emotional, nur gute Verläufe werden beschrieben. Treffend wird dies in der Zuschrift einer Umfrage der Autorin für Natur und Medizin e.V. beschrieben. Hier heißt es: „Ca. 1985 erhielt ich das Buch von Maria Treben und habe es immer wieder gelesen. Da es uns damals etwas großsprecherisch vorkam, dachten wir, wenn die Hälfte davon wahr ist, ist es immer noch genug!" (C.P. aus Weidenberg).

Diese Geschichten sind Geschichten mit einer „guten Nachricht", die Hoffnung wecken. Die hier beschriebenen Erfolge grenzen vielfach bis ans Wunderbare, was gerade Kritiker Maria Treben besonders anlasten. Kritisiert wird also in Fachkreisen weniger die Anwendung an sich, sondern die damit verbundene hohe Erwartung, die durch die Fallgeschichten geweckt wird.

Damit besteht die Therapie Maria Trebens nicht nur aus der Heilpflanze, sondern aus drei Faktoren: der Kombination von Heilpflanze, Wort und Hoffnung. Mit dem Wort in Rede und Schrift fordert sie zur Selbsthilfe auf, motiviert dazu, die Gesundheit in die eigene Hand zu nehmen, die beschriebene Therapie durchzuführen und stellt, anhand eines Beispiels, Heilung in Aussicht. Ihr eigener Glaube an die Heilkraft der Pflanze aber auch die Fügung Gottes überträgt sich auf den Leser. In ihren Schriften stellt sie eine emotionale Beziehung zu den beschriebenen Patienten, aber auch zum Leser dar.

All diese Aspekte, die mittlerweile weit besser erforscht sind als in der Medizin des letzten Jahrhunderts – man denke nur an die Forschung zu Placebo, zu positiven Erwartungen, zu Kommunikation, zur Selbstwirksamkeit – darf nicht darüber hinwegtäuschen, dass die scharfe Kritik, die Maria Treben immer wieder gegenüber den Ärzten geäußert hat (und sei es indirekt durch die vielen Fallbeispiele, bei denen eine konventionelle Therapie keinen Erfolg gezeigt hat) und die Aufforderung, anstelle der ärztlichen Therapie ihre naturheilkundliche Therapie durchzuführen, äußerst problematisch sind und verständlicherweise selbst von toleranten und integrativ arbeitenden Ärzten bis heute abgelehnt werden. Als Hauptkritikpunkte dürfen dabei gelten, dass durch die Schriften von Maria Treben überhöhte Erwartungen geweckt werden, dass von den beschriebenen Einzelfällen nicht auf den eigenen Verlauf geschlussfolgert werden kann, dass Krankheiten verschleppt werden, dass eine schulmedizinische Therapie ohne Not abgelehnt wird und der Verlauf ohne begleitende ärztliche Überwachung nicht angemessen ärztlich überprüft wird.

An diesen Kritikpunkten ist vieles berechtigt, gerade, wenn man eine integatrive Medizin, das Miteinander von Schulmedizin und Naturheilkunde vertritt. Gleichzeitig konnte in der Vergangenheit immer wieder beobachtet werden, dass derartige Vorwürfe in gewisser Weise vorgeschoben werden, um in einem Zuge auch gleich die ganzen Therapieempfehlungen Trebens vom Tisch zu wischen. Man muss sich also fragen, ob die Empfehlungen, wenn sie von einem naturheilkundlichen Arzt im Rahmen eines integrativen Konzeptes ausgesprochen worden wären, auch so viel Ablehnung gefunden hätten.

Entsprechend wäre es wünschenswert, die Maßnahmen, die Treben aus der Volksmedizin übernommen und niedergeschrieben hat und die durch ihre Publikationen zigfach ausprobiert wurden, besser erforscht werden und dann im Rahmen eines Miteinanders von Schulmedizin und Naturheilkunde ihren Platz finden.

25.4 Schriften

Über frühe journalistische Texte von Maria Treben im Rahmen des Prager Tagblatts konnten bei einer stichprobenartigen Recherche der vierzehn Jahrgänge nichts in Erfahrung gebracht werden (Abb. 25.3 und 25.4).[19]

Maria Treben schrieb viel und gerne, so z. B. Gedichte zu zahlreichen Anlässen. Im Rahmen der Biografie sind 10 Gedichte aus der Zeit der Aussiedlung (1947, Weißenburg) und der neuen Heimat Grieskirchen (1955–1960) wiedergegeben, die jedoch nur als „Bruchteil" ihres lyrischen Werkes beschrieben werden (Treben 1993). In dem Band abgedruckt sind auch Empfehlungen zur Körperpflege, zur Ernährung wie auch zahlreiche Kochrezepte.[20]

Die wichtigsten Werke:

- Treben M (1980): *Gesundheit aus der Apotheke Gottes,* Ennsthaler. Steyr.
- Treben M (1980): *Maria Treben's Heilerfolge. Briefe und Berichte von Heilerfolgen mit dem Kräuterbuch „Gesundheit aus der Apotheke Gottes".* Überschwängliche Dankbarkeit, authentische Schilderungen im „O-Ton" und eindrucksvolle Heilungsgeschichten kennzeichnen den Band. Auch hier handelt es sich um eine Kladde mit weichem Einband in DinA4-Format.
- Treben M (1986): *Heilkräuter aus dem Garten Gottes. Guter Rat aus meiner Kräuterbibel für Gesundheit und Wohlbefinden. Das neue und umfassende Buch der „Apothekerin Gottes"* (Heyne, dann wieder bei Ennsthaler).
- Treben M (1989): Gesund leben mit Maria Treben. Krankheiten der Atemwege. Vorbeugen – erkennen – heilen. (Heyne, dann wieder Ennsthaler)
- Treben M (1990): Gesund leben mit Maria Treben. Streß im Alltag. Vorbeugen, erkennen, heilen. (Heyen, dann wieder Ennsthaler).
- Treben M (1989): Gesund leben mit Maria Treben. Kinderkrankheiten. Vorbeugen, erkennen, heilen. (Heyne, dann wieder Ennsthaler).
- Treben M (1993): Gesund leben mit Maria Treben. Herz- und Kreislauf-Probleme. Vorbeugen, erkennen, heilen. (Heyne, dann wieder Ennsthaler).

---

[19] Die Österreichische Nationalbibliothek hat die Jahrgänge des Prager Tagblatt in der Datenband http://anno.onb.ac.at zwar online eingestellt, es besteht jedoch noch keine Suchfunktion.

[20] Mit Schweinelende, auf Speck gebraten, Gulaschsuppe, Hühnertopf, Ikrainische Krautsuppe, Bierteig, Apfelküchlein, Reiterfleisch, Balkanpfanne, Rösti, Rinderschmorbraten, Thüringer Klößen, Rouladen, Gänsebraten, Kartoffelsalat findet sich hier eine deftige Küche, „Rezepte aus der sudetendeutschen Küche" wie Kartoffelknödel, Zwetschgenknödel, Kartoffelnudeln, Grießknödel, Schkubanken, sudentendeutscher Weihnachtsstollen und Faschingskrapfen runden die Sammlung ab.

Abb. 25.3 Gesundheit aus der
Apotheke Gottes Original

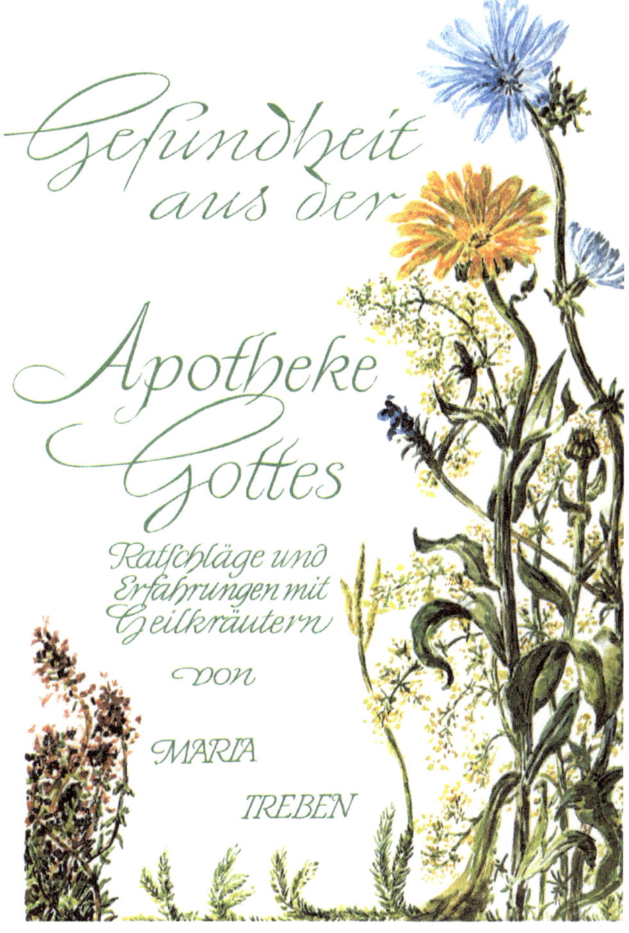

Nach ihrem 80sten Lebensjahr schrieb Treben *Meine Lebensphilosophie*, einen Text, der dann im Rahmen der Biographie 1993 abgedruckt wurde. Der Ennsthaler Verlag gab zum 100. Geburtstag von Maria Treben *Meine Heilpflanzen. Mit einem Vorwort von Dr. Wolf-Dieter Storl* heraus, dem auch 2 Vortrags-CDs beigefügt sind. Ein weiterer Vortrag, den Maria Treben am 06.09.1982 in Hannover hielt, wurde früher vom Verlag auf Kassette verkauft. Ein Vortrag von Maria Treben, den sie im April 1986 in St. Gallen hielt, ist in Treben, K. (1993) abgedruckt.

Der Verlag Ennsthaler hat auch posthum eine Vielzahl von Schriften, die die Empfehlungen zu bestimmten Themen bündeln, außerdem werden regelmäßig Kalender, seit 2019 regelmäßig Kräuterkalender herausgegeben. Die Schriften von Maria Treben werden in zahlreiche Sprachen übersetzt.

Abb. 25.4 Aus Briefen an Frau Maria Treben.
Heilerfolg durch Kräuter

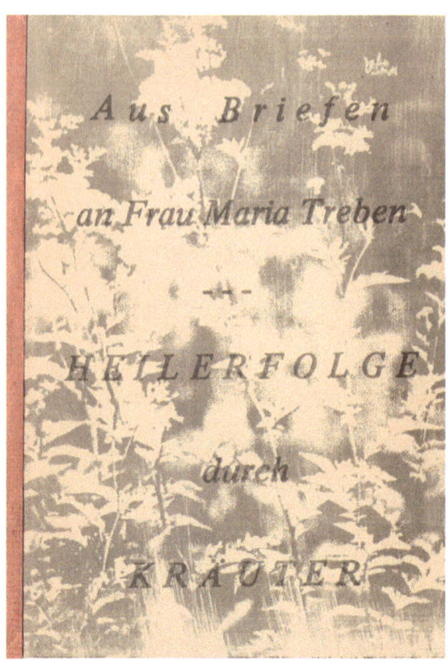

25.5   Infos für heute

Es gibt wohl keine Autorin in der Naturheilkunde, die als Nicht-Ärztin so populär und prominent war wie Maria Treben. Sie hat die Entwicklung der Naturheilkunde entscheidend geprägt, und auch heute, fast 40 Jahre nach ihrer Erstveröffentlichung, ist Maria Treben zumindest in der älteren Generation gut bekannt. Ihre Bücher haben weiterhin eine große Verbreitung und genießen unter Anhängern geradezu Kultstatus. Auch wenn Ihre starke Kritik der Schulmedizin – wenn man versucht, eine integrative Medizin zu etablieren – problematisch ist, hat sie doch zahlreiche Rezepturen und Empfehlungen aus dem Schatz der Naturheilkunde verschriftlicht und damit einem breiten Publikum zugänglich zu machen. Brennnesseltee, Schwedenbitter und auch das Kleine Weidenröschen sind Empfehlungen, die zur unterstützenden Therapie noch heute von Bedeutung sind. Daher ist die Lektüre der Originalschriften im Ennsthaler-Verlag jedem, der sich mit Pflanzenheilkunde beschäftigt, zu empfehlen.

Gleichzeitig weist Maria Treben durch die vielen Fallgeschichten z. B. in der *Apotheke Gottes* darauf hin, welch große Bedeutung das Wort im Prozess der Heilung hat. Gerade bei der Hilfe zur Selbsthilfe ist es das positive Beispiel, das motiviert, eine Lebensstilveränderung oder eine Selbsthilfestrategie anhalten umzusetzen.

Auch der Faktor „Glauben" ist mittlerweile als eigenen Heilungsfaktor unumstritten anerkannt.

Gleichzeitig muss eingeräumt werden, dass es sich in Maria Trebens Schriften um ausgewählte positive Fallberichte handelt. Da sie immer wieder fast ans Wunderbare grenzen, darf nicht davon ausgegangen werden, dass sich die Heilungserfolge selbstverständlich wiederholen. Vor einer ausschließlichen Selbsttherapie mit Ablehnung der schulmedizinischen Optionen bzw. der Begleitung durch einen naturheilkundlich orientierten Arzt ist dringend abzuraten. Als unterstützende Therapie in Abstimmung mit anderen Maßnahmen sind jedoch die Rezepturen und Empfehlungen von Maria Treben vor dem Hintergrund auch noch heute abrufbarer Therapieerfolge ernstzunehmende Bestandteile einer Therapie und ihre grundsätzliche Ablehnung vieler Ärzte allein aufgrund der Tatsache, dass Maria Treben Nicht-Ärztin war, borniert und selbstgerecht.

Die Produkte von Maria Treben, allen voran der Schwedenbitter, werden vielfältig im Internet angeboten, ua. von der Maria Treben GmbH (www.mariatreben.eu) und der Ihrlich GmbH, die seit 1982 die Produkte Maria Trebens herstellt. Hier ist auch der Selbstansatz erhältlich. Bitte achten Sie darauf, dass Mischungen mit den abführenden Sennesblättern nicht auf Dauer eingenommen werden sollten.

Im Internet gibt es Gruppen, die sich mit Maria Treben beschäftigen und Ratschläge austauschen. Die Gruppe „Die Heilkräuter der Maria Treben" hat derzeit über 19.000 Mitglieder.

26.1 Bedeutung für die Naturheilkunde

Rosa Treiner[1] sammelte zunächst aufgrund einer eigenen Krankheitsgeschichte Heil- und Kräuterwissen und wurde so zu einer bekannten Kräuterfrau in Südtirol. Sie wäre vermutlich in Vergessenheit geraten, hätte sich nicht ein Freundeskreis gebildet, der ihre Rezepte zusammen suchte und ein Buch mit kommentierten Rezepten und biographischem Abriss herausgegeben hätte: *Das Kräuterbuch der Treiner Rosa* (Schwienbacher 2003). Später wurde noch *Hausmittel einer Kräuterfrau* herausgegeben.

26.2 Leben

Rosa wurde am 20. Februar 1912 als achtes Kind (7 Töchter, 1 Sohn) von Anna Staffler und Mattäus Schwienbacher in St. Moritz, einem Bergweiler in Ulten (Ultimo) geboren, im südwestlich von Meran gelegenen Ultental in Südtirol (vgl. Kerckhoff 2010a, S. 116 f, 2010c). Der Vater war Landwirt. Schon als Kind interessierte sie sich nach Angaben einer Freundin für Heilpflanzen und sammelte diese. Der Vater starb, als das Mädchen 13 Jahre alt war, so dass nunmehr Mutter und Kinder den landwirtschaftlichen Hof alleine führen mussten. Im Alter von 16 Jahren hatte Rosa einen schweren Arbeitsunfall: Sie stapelte in der Futterscheune Getreidegarben und fiel dabei mehrere Meter auf die darunter befindliche Tenne, wobei sie sich eine schwere Wirbelverletzung zuzog. Das junge Mädchen suchte mehrere Ärzte auf und ließ sich in Meran operieren. Die Operation, so die biographischen Aufzeichnungen ihres Neffen, brachten jedoch keine spürbaren Verbesserungen, Rosa litt auch weiterhin an Schmerzen. Die Prognose der Ärzte, so heißt es, war

---

[1] Im Folgenden spreche ich, wie beim Buch, von Treiner Rosa.

© Springer-Verlag GmbH Deutschland, ein Teil von Springer Nature 2020
A. Kerckhoff, *Wichtige Frauen in der Naturheilkunde*,
https://doi.org/10.1007/978-3-662-60459-5_26

schlecht, ihr wurde prophezeit, sie würde nicht älter als 50 Jahre werden. In der Zwischenzeit war zudem ihre Mutter erkrankt. Rosa setzte sich nun mit der Heilpflanzenkunde auseinander, probierte Anwendungen der Volksmedizin bei sich selbst und der Mutter aus. Beruflich nahm sie eine Stelle als Hauswirtschafterin beim Gemeindeschmied im benachbarten Kuppelweis an, die sie über 32 Jahre bis zum Tod des Schmieds beibehielt. Weiterhin befasste sie sich mit Heilpflanzen und Volksmedizin und stellte naturheilkundliche und volksmedizinische Rezepturen her. Im Laufe der Zeit wandten sich Kranke aus der näheren Umgebungen wandten sich an sie, nicht zuletzt, weil der nächste Arzt weit war. „Für den Arzt war der Fußweg – es gab damals ja noch keine Straßen auf die Höfe hinauf – sehr weit und so versuchten sich die Leute so weit wie möglich selber zu helfen." (Schwienbacher 2003, S. 15 f). Ihr besonderes Interesse galt der Altenpflege.

Im Alter von 49 Jahren heiratete Rosa Johann Schwienbacher, den „Oberhofer Schneider" von St. Gertraud. Das stark religiös geprägte Paar unternahm zahlreiche gemeinsame Wallfahrten. 1958 übernahm Rosa die Pflege einer Tante und deren Mann. 1982 zogen die Eheleute Schwienbacher mit den Verwandten und einem alten Knecht in das von ihnen erbaute „Dornhäusl." Ihr Mann starb 1995 im Alter von 88 Jahren. Rosa, selbst, die zu dieser Zeit bereits im Rollstuhl saß, versuchte, trotz der Einschränkung ein möglichst selbstbestimmtes Leben zu führen, wobei sie von den Mietern des Dornhäusls unterstützt wurde. Auch als schwerer Pflegefall konnte sie dank vielfältiger Unterstützung in ihrem Haus bleiben, wo sie am 31.07.2000 verstarb.

In einer Dankesurkunde der KVW-Ortsgruppe St. Walburg (Katholischer Verband der Werktätigen) von 1977 heißt es: „Dank und Anerkennung für Frau Rosa Schwienbacher für die unzähligen Dienste und Ratschläge am Mitmenschen, wenn es um Heilung und Gesundheit geht." (abgebildet in Schwienbacher 2003, S. 154) Noch einen Monat vor ihrem Tod gab Rosa in ihrem Dornhäusl einer Gruppe von Frauen Anleitungen bei der praktischen Herstellung von Salben. Ihre Mitmenschen beschreiben sie in ihren Erinnerungen als tiefreligiöse, geduldige Frau, die ihre Schmerzen mit Fassung trug und der Überzeugung war, dass „der Herrgott für jedes Wehwehchen a Kraitl wochsn glott." (Schwienbacher 2003, S. 162)

26.3 Heilkunde

Von besonderer Bedeutung in der Therapie war für Rosa die Selbsthilfe. Schwienbacher schreibt: „Bevor sie einen Arzt rief, versuchte sie immer zuerst selbst das Leiden zu bekämpfen, vielmals mit Erfolg." (Schwienbacher 2003, S. 153). Auch Marsoner-Staffler weist darauf hin, dass es Rosa um die Weitergabe einfacher Selbsthilfestrategien ging, hier insbesondere Heilmittel mit Materialien und Substanzen, die im Lebensraum der Ultentaler verfügbar waren. Kennzeichnend für ihre therapeutischen Anwendungen sind daher Hausmittel mit Zutaten aus Garten und Küche, Teemischungen, Tinkturen, Heilweine, Salben. Ein Teil dieser Anwendungen ist nach Ansicht der Apothekerin Zita Marsoner-Staffler auch heute noch durchaus aktuell, andere sollten nicht mehr eingesetzt werden, da es mittlerweile bessere Mittel gibt oder Kenntnisse über Nebenwirkungen bestehen. Marsoner-Staffler schreibt:„Ihr besonderes Verdienst war es, dass sie Heilmittel gesucht hat, welche die Menschen tatsächlich leicht verfügbar hatten. Dazu zählen vor allem die Pflanzen, wobei sie fachkundig Pflanzen verwendet, die auch heute noch im selben Bereich angewendet werden, so zum Beispiel Brennnessel und Wermutkraut. ... Viele Anweisungen sind Beschreibungen von alten Hausmitteln. ... Oft hat sie Rezepte aus der Küche auf die Medizin übertragen. Es fällt auf, dass besonders Küchenkräuter und Lebensmittel, allen voran Knoblauch und Zwiebel, für Heilzwecke eingesetzt wurden. Probleme ergeben sich bei Rezepten, welche tierische Inhaltsstoffe aufweisen, so zum Beispiel das Regenwurmöl und der Ameisengeist. Diese tierischen Heilmittel werden heute aus Gründen des Tierschutzes abgelehnt. Früher hatten sie sicherlich ihre Berechtigung, da für bestimmte Krankheiten keine anderen Heilmittel zur Verfügung standen." (Schwienbacher 2003, S. 14 f)

Ihre Rezepturen basieren wesentlich auf Überlieferung und eigener Erfahrung: Rosa Schwienbacher probierte überlieferte Rezepturen aus, entwickelte eigene Rezepturen. Sie bildete sich autodidaktisch fort, las Kräuterbücher, sammelte Berichte aus Zeitschriften, nahm an Weiterbildungskursen teil (Schwienbacher 2003, S. 151). Erwähnt wird die Hildegardmedizin, zudem Hinweise auf Rezepte von Ärzten oder aus „Heilbüchern" (Schwienbacher 2003, S. 14).

26.4 Schriften

Rosa hinterließ keine Schriften in Buchform. Sie notierte jedoch ihre Rezepte, legte eine alphabetische Sammlung an, ergänzte ihre Aufzeichnungen. Für das Ultentaler Gemeindeblatt schrieb sie über Heilpflanzen, hielt in der „Altenstube" Vorträge, gab Hilfesuchenden Zettel mit Rezepturen mit. Nach ihrem Tod jedoch bemühte sich ihr Neffe Moritz Schwienbacher, der kräuterkundigen Frau ein Denkmal zu setzen. Er gründete den „Freundeskreis Treiner Rosa", sammelte die verstreuten Rezepte und publizierte diese gemeinsam mit der Apothekerin Dr. Zita Marsoner-Staffler, die die Rezepte aus pharmazeutischer Sicht kommentierte (Abb. 26.1).

26.5 Infos für heute

2016 wurde das Buch von Treiner Rosa neu aufgelegt und auch neu gestaltet. Es heißt nun *Treiner Rosa. Hausmittel einer Kräuterfrau.* Die Rezepte wurden nun von einem gesamten Index mit Rezepten von A-Z in Rubriken unterteilt wie Atemwege, Blasen und Nieren, Haut, Hygiene und Kosmetik, Mund und Rachen etc. Kapitel der Apothekerin Zita Marsoner-Staffler befassen sich mit den Heilpflanzen in den Rezepten, den Zutaten aus der Küche, besonderen Zusätzen und Kuriosem oder Giftigem. Neue Kapitel über altes Heilwissen im Ultental, altes Wissen in neuer Zeit und Das Ultental im Wandel der Zeit

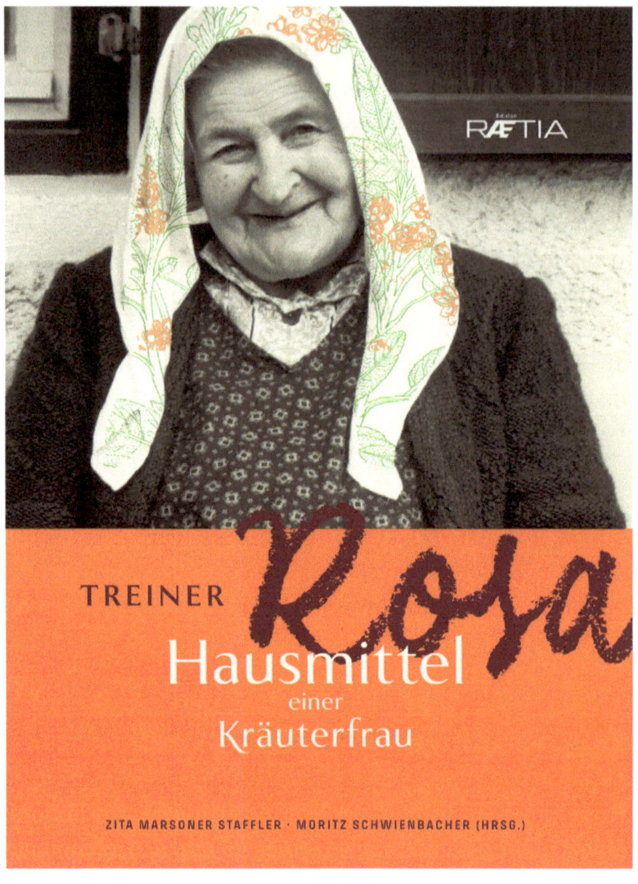

Abb. 26.1 Treiner Rosa auf dem Cover Ihres Buches, mit freundlicher Genehmigung des RAETIA-Verlags

sind hinzugekommen. War schon das *Kräuterbuch der Treiner Rosa* durch die Kombination von alten Rezepten und Begutachtung aus Sicht der Apothekerin von heute ein sehr gutes Format, um die alten Rezepte nicht nur als historische Daten zu verstehen, sondern sie auch für die Anwendung heute besser einordnen zu können, so hat das neue Buch zusätzlich gewonnen durch das strukturierte Inhaltsverzeichnis und das sehr schöne Layout. In meinen Augen ist es eines der besten Hausmittelbücher auf dem Markt.

Zita Marsoner-Staffer, Leiterin der Apotheke zur Mariahilf in Lana, hat auch an den Büchern *Südtiroler Kräuterfrauen* und *Die Kraft der Kräuter nutzen* mitgearbeitet.

27.1 Bedeutung für die Naturheilkunde

Katharina Vanselow-Leisen, geb. Leisen, ist die Tochter eines bekannten Rutengängers: Matthias Leisen (1879–1940) (vgl. Kerckhoff 2009). Gemeinsam mit ihrem Vater entwickelte sie ein System, Elementspuren u. a. in Heilpflanzen zu muten, außerdem ein Konzept, im Körper „verschlackte" Elemente durch Tees und Bäder zu lösen.

Peter Jentschura würdigt gemeinsam mit Josef Lohkämper in seinem Standardwerk „Gesundheit durch Entschlackung" Katharina Vanselow-Leisen und ihren Vater als Vorreiter der Entschlackungs- und Entsäuerungstherapie.

27.2 Leben

Zunächst einige Worte zur dem Vater von Katharina Vanselow-Leisen: Matthias Leisen (1879–1940), der ursprünglich eine Ausbildung als Maler absolviert hatte, stellte im ersten Weltkrieg fest, dass er in der Lage war, allein mithilfe seiner Hände die Granatsplitter im Körper verwundeter Soldaten aufzuspüren. Durch seine außergewöhnliche Sensibilität konnte er außerdem mit der Wünschelrute Wasseradern auffinden – und wurde entsprechend an der russischen Front eingesetzt, um Brunnenbohrpunkte zu finden. Nach dem Krieg weitete er seine besonderen Fähigkeiten auf den Bereich der Heilkunde aus und begann im menschlichen Organismus – wie auch bei Heilpflanzen – chemische Elemente aufzuspüren. Zu diesem Zweck entwickelte er einen eigenen Rutensatz mit insgesamt 48 Wünschelruten aus unterschiedlichen Metallen in Zusammenarbeit mit der Degussa (Alraune Vanselow, mündlich). 1929 erwarb Leisen ein burgähnliches Anwesen in Bad Bodendorf bei Sinzig am Rhein. Hier behandelte er Patienten, denen er in „der Burg" auch Unterkunft anbot. Von Anfang an eröffnete er in einem Anbau eine Bäderabteilung, wo

© Springer-Verlag GmbH Deutschland, ein Teil von Springer Nature 2020   183
A. Kerckhoff, *Wichtige Frauen in der Naturheilkunde*,
https://doi.org/10.1007/978-3-662-60459-5_27

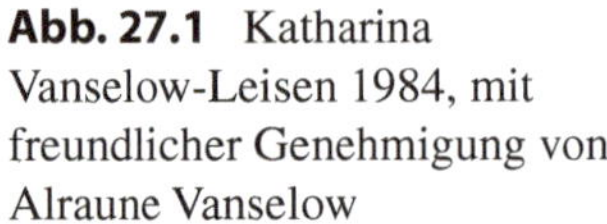

Abb. 27.1 Katharina Vanselow-Leisen 1984, mit freundlicher Genehmigung von Alraune Vanselow

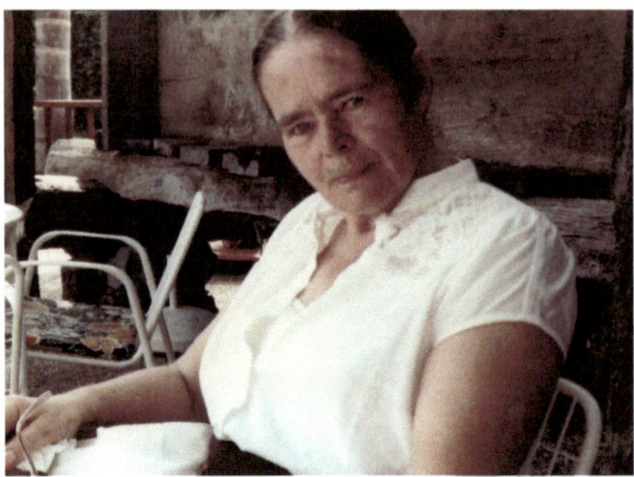

man kuren konnte. Bäder mit Heilpflanzenzusätzen waren eine wichtige Säule seiner Therapie, zudem hatte er auf dem Gelände eine heilkräftige radon-haltige Quelle entdeckt, deren Wasser dem Badewasser zugesetzt wurde. Dadurch konnte er seinen Patienten sowohl die Heilpflanzen wie auch das radonhaltige Wasser für Heilzwecke anbieten. Er nannte dies das „Bäderhaus Matthias Leisen", von dem es auch noch eine alte Postkarte gibt (Abb. 27.1).

Katharina Leisen, später Vanselow-Leisen, wurde 1914 in Dasburg geboren. Sie hatte die Begabung ihres Vaters geerbt, verfügte nach Angaben ihrer Tochter über „heilende Hände" (Alraune Vanselow, mündlich) und konnte ebenfalls mit der Wünschelrute muten. Von früher Jugend an unterstützte sie Leisen bei seiner Arbeit. Ein Medizinstudium brach sie ab und absolvierte später, als dies möglich war, die Heilpraktikerprüfung.

Sie arbeitete seit 1932 in Bad Bodendorf mit ihrem Vater,[1] entwickelte mit ihm gemeinsam die Theorie der Ausleitung durch Heilpflanzenanwendungen (als verdünnte chemische Elemente) bei Erkrankungen, die durch Schlacken (verdichtete Elemente) bedingt waren. Sie konzentrierten sin in ihrer Foschung auf die in den Pflanzen vorkommenden chemischen Elemente des Peridoensystem. 1940 starb der Vater. Im Zuge des Nationalsozialismus wurde die Praxis geschlossen und dann 1948 wieder aufgemacht. 1950 rief sie die Bäderabteilung wieder ins Leben. Die Patienten konnten nun wieder kuren, sie wurden betreut von der Schwägerin Katharina Vanselow-Leisens, die zu diesem Zweck auf demselben Gelände innerhalb der Burganlage eine Pension eröffnet hatte. In fortgeschrittenem Alter arbeitete Katharina Vanselow-Leisen vor allem energetisch. Katharina Vanselow-Leisen hatte eine große Praxis, ihr Ruf reichte weit über die Region hinaus.

---

[1] Nach Angaben von Alraune Vanselow arbeitete ihre Mutter ab 1932 in der elterlichen Praxis „als Heilpraktikerin".

Katharina Vanselow-Leisen heiratete 1944 ihren Mann Bruno Carl Vanselow, einen promovierten Volkswirt. Sie bekamen vier Töchter. Die Ehe wurde Mitte der 1960er-Jahre geschieden.

27.3 Heilkunde

Gemeinsam prüften Vater und Tochter über Jahrzehnte mit dem neu entwickelten Rutensatz ihre Patienten auf chemische Elemente. Sie konnten beobachten, dass bei bestimmten Erkrankungen ganz bestimmte Elemente in erhöhtem Maße im Körper angereichert waren. Parallel dazu untersuchten sie, welche Elemente in welchen Heilpflanzen enthalten sind. Ausgehend von ihren Beobachtungen entwickelten Matthias Leisen und seine Tochter die Krankheitstheorie, dass weit mehr Erkrankungen als bisher angenommen, durch Ablagerungen oder „Schlacken" im Mineralstoffwechsel verursacht werden. Diese Ablagerungen, die aus verdichteten chemischen Elementen bestünden, könnten jedoch gelöst werden, indem man das gleiche Element in verdünnter Form aufnimmt – entweder in Form eines Tees aus den Heilpflanzen, die das genannte Element erhalten, zur innerlichen Einnahme oder äußerlich, indem der Tee dem Badewasser als Badezusatz beigefügt wird und die Wirkstoffe über die Haut aufgenommen werden.

Diese Therapie kombiniert interessanterweise phytotherapeutische Wirkstoffe mit dem homöopathischen Grundgedanken – Ähnliches mit Ähnlichem zu behandeln – und führt zu einer individualisierten Heilpflanzentherapie.

Konkret prüften Leisen und seine Tochter mit dem Wünschelrutenset am Patienten, welche chemischen Elemente in verdichteter, verschlackter Form im Körper vorlagen. Dann wurde eine Mischung von Heilpflanzen ausgewählt, die die gleichen Elemente enthielten und damit in der Lage waren, die Verschlackung zu lösen und auszuschwem men.

Dazu ein Beispiel: Nach Katharina Vanselow-Leisen sind bei Rheuma die chemischen Elemente Lithium, Caesium, Magnesium, Chrom, Zinn, Quecksilber, Cerium und Kupfer in verdichteter Form vorhanden. Die Gewürze Borretsch und Fenchel, beim Obst der Apfel und die schwarze Johannisbeere, beim Gemüse grüne Bohnen, rote Beete, Endivien, Feldsalat und Sojabohnen wären entsprechende pflanzliche Vertreter dieser chemischen Elemente in verdünnter Form.

Ein wichtiger Tee, der die meisten Nährstoffbedürfnisse abdeckt, ist der so genannte Riegel-Tee. Er enthält Johanniskraut, Schafgarbe, Ringelbume, Kamillenblüten, Holunderblüten, Bohnenhülsen, Lindenblüten, Zinnkraut (Ackerschachtelhalm) und Löwenzahn und ist als „Allrounder" zu verstehen.

Eingebettet in das Therapieschema, das Tees, Kräuterbäder, Basenbrühen, daneben homöopathische Arzneimittel und biochemische Salze umfasst, ist ein ordnungstherapeutisches Lebensstilkonzept auf Grundlage einer basenüberschüssigen, vitalstoffreichen, vegetarischen Ernährung, ausreichend Schlaf, Gymnastik und Wanderungen. Der spirituellen Komponente maß Katharina Vanselow-Leisen, die in späteren Lebensjahren vorrangig energetisch behandelte, eine besonders große Bedeutung zu.

Auf Wunsch von Katharina Vanselow-Leisen forschten Peter Jentschura und Josef Lohkämper weiter und erweiterten das Elementespektrum von 48 auf 55 Elemente. Aus diesen Erkenntnissen entwickelten sie den so genannten „7×7-Kräutertee".

27.4   Schriften

Vanselow-Leisen, K., Feist (1971): *Die Leisenkur.* Katharina Vanselow-Leisen veröffentlichte gemeinsam mit ihrem Lebensgefährten, dem Volkswirt Ludwig Feist das Buch *Die Leisenkur. Zur Therapie schlackenbedingter Krankheiten* im Turm Verlag. Feist war auch an den Untersuchungen, die für die Ermittlung der in den Kräutern enthaltenen Elemente erforderlich waren, beteiligt. Das Buch war lange vergriffen, wurde 2008 jedoch wieder neu aufgelegt. Darin enthalten sind zahlreiche Tabellen und Listen, die angeben, welche Mineralstoffe bei schlackenbedingten Krankheiten von ihrem Vater und ihr nachgewiesen werden konnten und über welche Mineralstoffe die Heilpflanzen ihren Messungen nach verfügen. In der Beschreibung des Verlags heißt es: „Der Erfolg des Leisenschen Heilverfahrens beruht auf der Erkenntnis, dass die der Krankheit zugrundeliegenden mineralischen Schlacken in verdichteter Form im Körper vorhanden sind. Diese Rückstände auszuscheiden gelingt, wenn die gleichen Mineralien in verdünnter Form, wie sie in den Pflanzen vorkommen, aufgenommen werden. Das Buch gibt eine genaue Anleitung für Teezusammenstellungen und Kräuterbäder bei den verschiedensten körperlichen Beschwerden." (Abb. 27.2)

27.5   Infos für heute

Das Buch *Die Leisenkur. Zur Therapie schlackenbedingter Krankheiten* ist beim Turm-Verlag erhältlich (www.turm-verlag.de) und definitiv ein lohnender Kauf.

Abb. 27.2 Die Leisenkur, mit frdl. Genehmigung des Turm Verlages

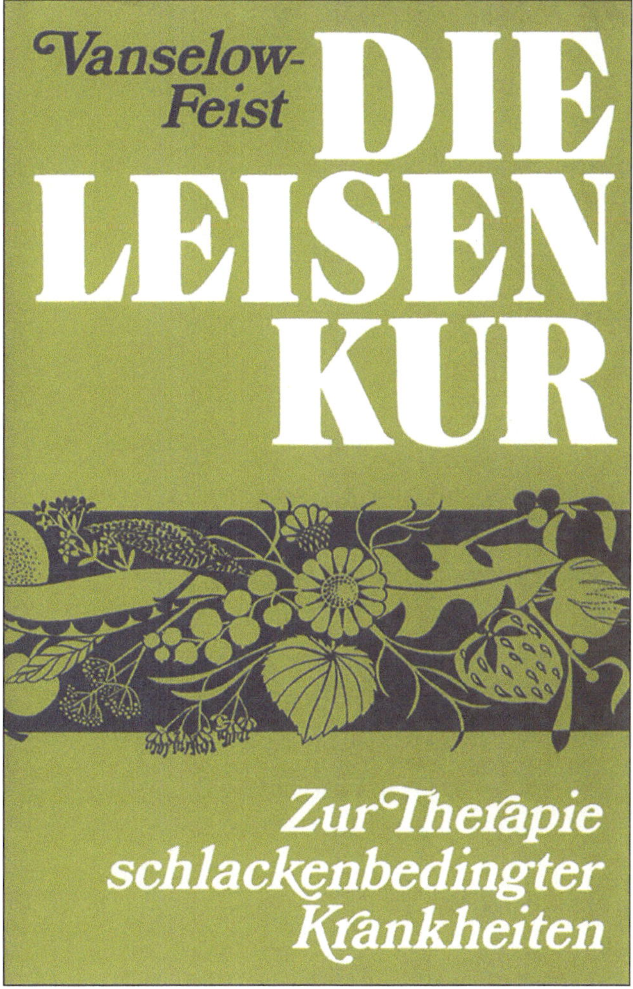

Dieses Kapitel enthält Textstellen der beschriebenen Frauen, außerdem von Lilly Wiesner und Hedwig Dorn.

Lilly Wiesner ist dem Leser von Gesundheitsratgebern als Autorin von Kapiteln aus dem umfangreichen Ratgeber von Pfarrer Künzle *Das große Kräuterbuch* vielleicht bekannt. Sie schrieb die „Gesundheitspflege in Familie und Heim" und „Das Krankenzimmer und die Krankenpflege" (Gesamtumfang 60 Seiten).

Hedwig Dorn (geb. 1842) war die Leiterin eines Instituts zur Haushaltsführung. Sie verfasste Bücher über Kochen und Haushaltsführung, so z. B. „Die Stütze der Hausfrau".

Ich habe vor allem diejenigen Frauen zitiert, deren Schriften vergriffen und antquarisch kaum noch erhältlich sind. Bei allen jüngeren Frauen verweise ich auf die Original-Literatur, dies gilt insbesondere für die Schriften von Maria Treben, Grete Flach (hrsg. von Kurt Maier), die neueren Ausgaben oder reprints von Anna Fischer-Dückelmann etc.

28.1 Leben

„Wie sichern wir uns ein schönes Alter und einen leichten Tod?

Indem wir uns vor Arzneisiechtum bewahren (…).

Verwandt der Arzneivergiftung ist jene der Alkoholvergiftung (…).

Durch genügend Zufuhr von Nährsalzen und durch reichlichen Obstgenuss. Beide schaffen uns gesunde Körpersäfte, kräftige Kochen, gute Verdauung, find also ein wesentlicher Faktor zur Erhaltung unserer Gesundheit (…).

Durch körperliche Arbeit und Genuss reiner Luft. Müßiggang, Stubenhockerei, sitzende Tätigkeit machen die Menschen krank. (…)

© Springer-Verlag GmbH Deutschland, ein Teil von Springer Nature 2020
A. Kerckhoff, *Wichtige Frauen in der Naturheilkunde*,
https://doi.org/10.1007/978-3-662-60459-5_28

Durch Luft- und Wasserbäder. Ein jeder kann sie sich schaffen, wenn auch mitunter in primitiver Weise, wenn er es nur versteht. Nichts hält Haut und Stoffwechsel so gesund wie diese, und keine andere Pflege ist so billig herzustellen. Auch vom Wasser erzählt man sich, wie es die Menschen jung und schön erhalte, und wie es verlorene Kräfte wiederbringe. Und das ist kein Märchen!

Durch Verkehr mit der Jugend, die uns froh und lebendig erhält, während Umgang mit dem Alter zu Griesgrämigkeit geneigt macht. Es ist, als würde die Jugend entwas von ihrem Reichtum abgeben, etwas von ihrer Wärme auf das oft fröstelnde Alter überstrahlen.

Schließlich durch geistige Interessen, durch selbstloses Wirken für andere. In der Hingebung an solche Ziele scheint ein Vergessen auf uns selbst einzutreten, es entwickeln sich unsere besten Seiten, und der Egoismus oder die Grilligkeit verkümmern dabei. Das Endergebnis ist ein liebenswürdiger, geistig lebendiger Mensch trotz 60 oder 70 Lebensjahren. (...)

Als verjüngendes und veredelndes Moment reihen wir noch die philosophische Entwicklung unseres Geistes oder die echte Religiosität an. Alles, was uns Versöhnung, Frieden, inneren Halt bringt, wirkt gut auf Seele und Körper ein. Das Verlangen so vieler Frauen nach einem schönen Glauben soll daher nicht bekämpft, sondern unterstützt werden, doch lasse man es nicht an naturwissenschaftlicher Bildung und allgemeiner Aufklärung fehlen. Wir verstehen unter „Glauben" nicht die konfessionelle Treue, den Hass dagegen Andersgläubige, die beschränkte Denkungsart nach *einer* Glaubenslehre, die stets die Wahrheit allein zu besitzen glaubt, sondern das starke Bedürfnis nach einer Sittenlehre, welche das menschliche Leben in feste Bahnen leitet und vor Willkür bewahrt, ferner uns eine harmonische Weltanschauung gibt."

(Anna Fischer-Dückelmann 1908, S. 275)

28.2   Gesundheit

28.2.1 Gesundheit allgemein

„Es ist die höchste Aufgabe, über unseren Körper zu wachen und alles zu tun, damit er gesund bleiben kann. Unser Organismus gleicht einer Maschine, zusammengesetzt aus unendlich vielen Feinheiten. Die leiseste Störung in dem kunstvollen Räderwerk muss daher sofort behoben werden."

(Wiesner 1945, S. 514)

„Es ist von großer Wichtigkeit, daß eine Hausfrau und Mutter auch in der Gesundheitspflege nicht ganz unerfahren sei und bei eintretendem Unwohlsein, leichten Krankheitsfällen oder Verletzungen durch eine richtige Wahl von Hausmitteln und durch guten Rat das Übel zu lindern oder ganz zu beseitigen wisse. Besonders auf dem Lande, wo der Arzt nicht immer schnell herbeigeholt werden kann, treten an die Hausfrau in dieser Beziehung mancherlei Anforderungen heran."

(Dorn 1922, S. 533)

„Die Frau aber hat doppelt die Pflicht, sich von allem zu unterrichten, was die Gesundheit fördernd und was sie gefährden kann. Durch ihre Lebensstellung wird sie die Pflegerin auch des leiblichen Wohles ihrer Angehörigen."

(Muche 1889, S. 5)

„Man wartet erst, bis man krank geworden ist, und dann beginnt man mit Reformen, die ganz zu ersparen gewesen wären, wenn man von Anfang an von natürlichen, einfachen Verhältnissen nicht abgewichen wäre."
(Fischer-Dückelmann 1908, S. 50)

28.2.2 Atmung und frische Luft

„Sicherlich kann die Luft nur in dem Kapitel über „Ernährung" besprochen werden, so sehr dies auch manchen Leser überraschen wird. Wir begründen diese Auffassung folgendermaßen: Alles dient zur Ernährung, was von unserem Körper zwecks seiner Erhaltung aufgenommen wird, in diesem Umwandlungen erfährt und zum Teil in anderer Form wieder zur Ausscheidung gelangt. Dies ist auch bei der Luft der Fall. (…) der Sauerstoff tritt sofort ins Blut über, wird allen Geweben zugeführt und ist das eigentliche Lebenselement von Pflanze und Tier, ohne welches alle Lebensäußerungen bald erlöschen. Daher das Siechtum so vieler Menschen, welche in geschlossenen Räumen oder in Dumpfigen Straßen stark bevölkerter Städte wohnen, wo sich die Menschen das bißchen Sauerstoff gegenseitig wegatmen, dabei die Luft mit ihren Ausdünstungsstoffen verpestend. Sauerstoffhunger steht auf ihren welken Gesichtern geschrieben, frühzeitiger Tod ist die weitere Folge. Bringt man dieselben Menschen in reine, sauerstoffreiche Luft, in eine waldige Gegend, so blühen sie merkwürdig auf, der Stoffwechsel hebt sich, das Gesicht rötet sich, die Augen bekommen wieder Glanz; Mut und Lebenslust, die oft schon verloren schienen, stellen sich wieder ein. Und dies alles hat der Sauerstoff bewirkt."
(Fischer-Dückelmann 1908, S. 117)

„Wenn wir nun bedenken, dass der Sauerstoff vom Blut aufgesogen wird, dass die Bildung und die Reinigung des Blutes, jede Körperfunktion, ja das Leben des Menschen vom Sauerstoff abhängt, dann werden wir es verstehen, was für ein Verbrechen das Fehlen einer ausgiebigen Ventilation in den Schulräumen, in den Amtslokalen, in den Wohn- und Schlafräumen ist."
(Schlenz 1935, S. 158)

„Wenn ich beim Essen und Trinken zur Mäßigung mahnte, so rufe ich Ihnen jetzt zu: „Seien Sie unersättlich im Luftgenuß!""
(Muche 1889, S. 17)

„Während der kühleren Jahreszeit nehme man die Luftbäder im Zimmer bei offenem Fenster, damit die Haut genügend frische Luft aufnehmen kann. Mit dem Luftbad fange man im Sommer an. Bis dann der Herbst und Winter kommt, ist der Körper soweit abgehärtet, daß man mit den Luftbädern ruhig fortfahren kann, ohne fürchten zu müssen, sich zu erkälten."
(Wiesner 1945, S. 522)

28.2.3 Sonnenlicht

„Reines Sonnenlicht tötet Bakterien, die im Dunkeln und wo die Lüftung fehlt am besten gedeihen, daher auch das alte Sprichwort: „Wo die Sonne scheint, kommt der Arzt nicht hin!" Das Sonnenlicht wirkt auf die Bewegung des Blutes nd die Bildung von Blutkörperchen ein und erzeugt daher eine warme blutreiche und gerötete Haut, während die blutleere Haut kalt und blaß ist. Die Licht- und Wärmestrahlen erregen und beleben die Sinnesorgane und das Nervensystem und fördern deshalb alle Lebrensvorgänge.

Man sollte daher Kranke und Schwache n i c h t in verdunkelte Zimmer legen und Säuglinge vor jedem Sonnenstrahl hüten, sondern ebenso wie frische, reine Luft zu ihnen geständigen Eintritt haben sollte, damit sich ihre Ausdünstungsstoffe in iherer Umgebung nicht anzusammeln vermögen, so sollten auch Kinder und Kranke täglich direkt in die Sonne gelegt werde, um ihren belebenden Einfluß zu genießen. Wie anders würden sie da gedeihen, und wie würde sich ihr Aussehen verändern!"
(Fischer-Dückelmann 1908, S. 126)

28.2.4 Bewegung und körperliche Arbeit

„Gründet Licht- und Luft-Haine, kräftigt Euren im Dienste des Hauswesens und sitzender Lebensweise zurückgebliebenen Körper durch Turnen, Spielen, vor Allem aber durch Gärtnerei."
(Hofmann 1905, S. 24)

„Ihr, die ihr so gleichgültig seid gegen die Natur um euch, gegen Ursache und Wirkung aller Lebenserscheinungen, lernt die Sonne mit dankbaren Blicken begrüßen und verlacht jene Völker nicht, welche die Sonne anbeteten. Ihre Gebräuche kamen der Wahrheit näher als die unserigen."
(Fischer-Dückelmann 1905, S. 124)

„Die Sonnenstrahlen erhöhen nicht nur die Lebensfreude, sondern auch die Lebenskraft."
(Wiesner 1945, S. 518)

„Die Hausfrauen können getrost sein, auch die Hausarbeit ist eine sehr gute Leibesübung. Es handelt sich hier um richtige Ausführung. Vorerst soll man für geöffnete Fenster beim Aufräumen sorgen. Mit Hilfe eines „Moppes" kann alles Stauben vermieden werden, das gefürchtete „Bücken" ist außerordentlich gesund, erhält den Körper elastisch. Das Bürsten des Parkettbodens geschieht am zuträglichsten mit der Maschine. Diese ist schwer, also ist eine Anstrengung notwendig. Diese Übung soll man als Turnen auffassen, folglich muß die Körperhaltung darnach sich richten, dass sie immer wieder eine Tiefatmung zulässt."
(Schlenz 1935, S. 153 f.)

„Machen Sie es sich hur heiligen Pflicht, täglich 1 bis 2 Stunden ins Freie zu gehen, sollten auch dadurch die Kinderbettchen der zierlich gearbeiteten Einsätze entbehren, sollten Hemdchen und Jäckchen nicht mit selbstgearbeiteten Spitzen geschmückt sein und Wiegen- und Wagendecke nicht kleine Kunstwerke sein. Thun Sie Ihrem zärtlichen Herzen Zwang an, das gern in emsigem Schaffen seine Liebe zu bethätigen sucht. Bedenkt, Ihr treuen Mütter, daß ein Pflegen der eigenen Gesundheit zugleich ein Schaffen für den geliebten Sprössling ist."
(Muche 1889, S. 17)

„Ein wenig Spazierengehen, so vortrefflich und notwendig es als tägliche Erholung ist, genügt nicht, denn ihm fehlt der anregende Zweck, die treibende Kraft. Darum muß die Frau rüstig schaffen und arbeiten im Haus oder Beruf, ja ich halte es für Frauen, deren Lebensstellung ihnen wenig Gelegenhiet zu körperlicher Thätigkeit giebt, empfehlenswert, durch eine weiße

Auswahl von Turnübungen ihr Blut in lebhaftem Kreisen zu erhalten. Dieser Vorschlag wird gewiss vielseitigen Widerspruch erregen, denn gerade über die in dieser Zeit zulässigen Bewegungsarten hat abergläubische Furch viel Herrschaft erlangt. Ich selbst darf mich Ihnen jedoch als Beweis für das Gegenteil hinstellen. Als Turnlehrerin an einem Privatkursus vor meiner Verheiratung beteiligt, wurde ich gebeten auch nach derselben den Unterricht zu erteilen."
(Muche: Einfluss Mutter auf ihr Kind 1889, S. 20)

„Die bisher in Verwöhntheit und Ueppigkeit verweichlichte, nur um Pflege der Toilette und der äussern Erscheinung besorgte Frau wird sich dieser schädigenden antivegetarischen Lebensweise allmählig zu entwöhnen und sich kraftvoll der körperlichen Tätigkeit zuzuwenden haben. Die übermässig angestrengte Frau der arbeitenden Klasse muss zu Gunsten ihrer geistigen Bildung um ein Bedeutendes entlastet werden."
(Hofmann 1905, S. 25)

„Vorausgesetzt, dass körperliche Arbeit auf ein richtiges Mass gebracht wird, hat keine Frau die Einbusse, ihrer natürlichen Reize zu befürchten; sie kann unbeschadet hobeln, sägen, graben, gerade sowie der Mann kochen und nähen kann, ohne deshalb die charakteristischen Merkmale der Männlichkeit verlieren zu müssen."
(Hofmann 1905, S. 25)

28.2.5 Ernährung

„Natürlicher Hunger muß also verloren gehen, wenn der Verdauungsschlauch beständig angefüllt ist, wenn der Säftestrom gewisse Stoffwechselprodukte gar nicht los wird. Nur wikrlicher Hunger aber berechtigt uns zur Nahrungsaufnahme, nur die fühlbare Tatsache, daß unser Körper Zufuhr von Bau- und Heizmaterial benötigt, soll uns zum Essen bewegen, nicht Gewohnheit, nicht Gaumenreize und Gelüste. Ein ganzes Heer von Krankheiten würde verschwinden, wenn man alle „gutessenden" Menschen von der Wahrheit dieser Worte überzeugen könnte; denn wie sehr unsere Nahrung Ursache und Quelle von Krankheit ist, ahnen die wenigsten."
(Fischer-Dückelmann 1908, S. 49)

„Es wird zu oft, zu fein und zu vielerlei gegessen und getrunken. Es wird zu wenig die Nahrung gekaut, nicht eingespeichelt und zu hastig gegessen. Der Magen braucht vier bis fünf Stunden zur Verdauung."
(Schlenz 1935, S. 12)

„Den gleichen Zustand (Appetitlosigkeit und Darmträgheit) veranlassen starke Erregungen, Aerger, Schreck etc., wenn man isst, bevor sich die Nerven beruhigten."
(Muche 1908, S. 16)

„Es ist so verfehlt und doch allgemeine Ansicht, bei geistiger Ueberanstrengung den Verlust an Nervenkraft durch nahrhafte Fleischspeisen, überhaupt durch reichliche Kost ersetzen zu wollen. Da ihre Vewertung dem Mange und Darm größere Arbeit macht, stellt sich gewöhnlich nach solch üppigen Mahlzeiten Schlaffheit und Uebellaunigkeit ein. Bier oder Wein steigern diese Wirkung."
(Muche 1908, S. 16)

„Leider ist die Überfütterung von Groß und Klein das schlimmste aller Übel! (Fresser werden nicht geboren, sondern erzogen!) Ich bedaure oft, dass es kein Sicherheitsventil in unserem Organismus gibt, das uns automatisch davor bewahrt, mehr zu essen, als uns gut tut."
(Backhaus 2002, S. 15)

„Ich rate meinen Patienten oft, besonders wenn es sich um korpulente oder auch ganz magere Leute handelt, einmal bewusst nur die Hälfte von ihrer sonstigen Durchschnittsquantität zu essen, aber mit der Uhr daneben in der gleichen Zeit, in der sie früher das Doppelte aßen, und dabei ehrlich zu beobachten, ob sie bei der geringen Menge etwa ausgesprochen hungrig bleiben, denn das müsste ja der Fall sein, wenn sie wirklich zu wenig gegessen hätten. Ehrliche Patienten bestätigen mir oft nach dem ersten Versuch bereits das Gegenteil: Das langsame Kauen und gute Einspeicheln macht einerseits das Essen mit absoluter Sicherheit bekömmlicher – das zeigt sich natürlich erst nach einigen Stunden bei fortgeschrittener Verdauung –, und andererseits tritt während des langsamen Essens das gesunde Sättigungsgefühl eher ein als beim Runterschlingen, das den armen Magen gewaltsam vollstopft und sehr bald ein unangenehmes Völlegefühl mit allen seinen Nebenerscheinungen, wie bleierne Müdigkeit, erschwertes Atmen usw., bewirkt."
(Backhaus 2002, S. 39)

„Es kostet oft große Mühe, den Menschen begreiflich zu machen, dass der Magen einerseits eine bestimmte Zeit zur Verarbeitung der aufgenommenen Nahrung braucht und dass man ihm andererseits über diese Arbeitszeit hinaus auch noch etwas Ruhe gönnen sollte. Was aber zu viel und in kurzen Abständen gegessen wird, schadet uns sogar dann, wenn es an sich gesunde Nahrungsmittel sind. Für eine ordnungsmäßige Verdauungsarbeit muss eine Pause von fünf bis sechs Stunden zwischen den Hauptmahlzeiten gelassen werden."
(Backhaus 2002, S. 40 f.)

„Vegetarismus (abgeleitet von dem lateinischen vegetus – fröhlich) bedeutet kräftiges, fröhliches Wohlleben und ganz falsch ist – die allgemein verbreitete Auffassung des Vegetarismus als eine Ernährungsweise, aus der lediglich der Fleischgenuss ausgeschlossen ist."
(Hofmann 1905, S. 4)

„Anstatt mit der uns umgebendem Lebewelt der Pflanzen und Tiere in Harmonie zu bleiben und ihr ausser der berechtigten Tötung des Tieres im Falle der Notwehr nur das zu entnehmen was wir zu unserer Selbsterhaltung brauchen, mieten wir Schlächter inn das Tier zu morden, bauen wir Schlachthäuser, in welchen der Tiermord ganz unnötigerweise im Grossen betrieben wird."
(Hofmann 1905, S. 5)

„Vegetarische Lebensführung wirkt besser als Gesellschaften der Friedensfreunde und als Friedenskongresse, denn sie bringt das Einzelwesen auf eine sittlich so hohe Stufe, dass ihm der blutige Kampf zwischen Mensch und Mensch unmöglich wird."
(Hofmann 1905, S. 27)

28.2.6 Schlaf

„Zu einem ruhigen und gesunden Schlaf können wir viel beitragen, indem wir am Abend nicht zu üppig essen und nur ganz leicht verdauliche Speisen zu uns nehmen. Ferner sind aufregende Lektüren und der Genuß von alkoholischen Getränken zu unterlassen."
(Wiesner 1945, S. 532)

„Im übrigen sollte man es beim Schlafen so halten wie in den Ferien: Man lege das Sorgen-
bündel bei Seite. Man denke nicht an den vergangenen Tag und nicht an den kommenden.
Man suche sich vollkommen zu entspannen und schalte die Gedanken aus. Wer das kann,
wird bald die erwünschte Ruhe und den Schlaf finden."
(Wiesner 1945, S. 532)

28.2.7 Entspannung und Gelassenheit

„Wir haben keine Zeit mehr für das Innenleben und keine Stunde übrig für Gemütlichkeit.
Wir haben kaum noch Zeit, die Hände uns zu geben, und der Refrain des Tages lautet: keine
Zeit!
   Wir jagen rastlos über unbegrenzte Straßen und haben nicht mal Zeit mehr zur Zufrieden-
heit. Wir haben nur, und zwar auch dies gezwungenermaßen, grad' für das Sterben noch ein
Viertelstündchen Zeit!"
(Anita Backhaus 1965, S. 20)

„Gegen solche Leiden hilft einzig Ruhe beim Essen und ein kleines Verdauungsstündchen.
Ueber dies Mittagsschläfchen sprachen wir bereits. Es ist nicht für alle Leute gleich. Magere,
blutarme Personen, auch solche mit schwachem Magen legen sich am besten ein Stündchen
nieder, andere dagegen, denen es zu gut anschlägt, die dick werden, ruhen besser ein halbes
Stündchen im Lehnstuhl, nachdem sie sich vorher etwas bewegten, vielleicht erst den Haushalt ordneten."
(Muche1907, S. 17)

„Damit kommen wir auf eine weitere Hauptbedingung für die Ernährung: dem Körper Ruhe
zu gönnen für seine Arbeit. Darin sündigen die Frauen ganz besonders. Wie viele unter ihnen
sind nicht zum Stillsitzen zu bringen bei den Mahlzeiten, oft zum Größten Aerger des Mannes, dem diese Ruhelosigkeit alle Gemütlichkeit beim Essen benimmt. Die Hausfrau behaup-
tet zwar, nicht anders zu können. Es liegt aber nur an der Einrichtung. Läßt sich nicht in knapp
einem Viertelstündchen alles vorbereiten zum Auftragen, so dass das Vorlegen auch bei grö-
ßerer Familie im Augenblicken geschehen ist?"
(Muche 1907, S. 16)

28.2.8 Körperpflege

„Wie man einmal wöchentlich eine Wohnung reinigt, so soll auch dem Körper diese Wohl-
tat einmal wöchentlich zukommen. Die praktische Anwendung hievon wäre das heiße
Bad. Hat man dazu gar keine Gelegenheit, dann wird der heiße Ganzwickel und die danach vorzunehmende Waschung mit Seife und Bürste die Außen- und Innenreinigung be-
sorgen."
(Schlenz 1935, S. 40)

„Auch das Kneten und Rundstreichen (von rechts nach links, wie die Kaffeemühle geht) des
Leibes befördert den Stuhlgang."
(Muche 1907, S. 18)

28.2.9 Krankenpflege

„Es ist manchmal merkwürdig, wie eine einfache Tasse Thee bei den Leuten Wunder verrichtet, besonders, wenn sie den Glauben haben, die Frau kann helfen, und wenn sie wissen, sie hat ein teilnehmendes Herz und sorgt für ihre Kranken."
   (Dorn 1895, S. 437)

„Bei der Pflege eines Kranken ist es die Aufgabe der Hausfrau, aus der Umgebung desselben alles das zu entfernen, was ihm schädlich ist, und alles das zu thun, was die Wiederkehr seiner Gesundheit befördern kann.
   Auch in ernsten Fällen zeige sie sich selbst ruhig und möglichst unbesorgt, sie halte den nur beunruhigenden und störenden Besuch von Verwandten und Bekannten fern, bleibe dem Kranken gegenüber stets sanftmütig und freundlich und willfahre seinen Wünschen, sofern sie nicht seinem Zustande schaden können und den Verordnungen des Arztes zuwiederlaufen, sei aber im übrigen fest und bestimmt."
   (Dorn 1895, S. 437)

„Es gibt Menschen, die können an kein Bett treten, ohne nicht mit dem Fuß daran zu stoßen. Solche Erschütterungen erschrecken den Kranken und machen ihn nervös. Man setze sich so an seinBett, daß er nicht erst mühsam den Kopf heben und drehen muß, wenn er uns ansehen will."
   (Wiesner 1945, S. 554)

„Schwerkranke sollten nie allein gelassen werden. Es könnte plötzlich eine Krise eintreten, während der sie unserer Hilfe bedrüften. Ist eine Nachtwache notwendig, ist sie von zwei Personen abwechslungsweise zu übernehmen. Kurz nach Mitternacht hat die Ablösung zu erfolgen.
   Im Flüsterton geführte Zwiegespräche sind zu unterlassen. Sie stimmen den Kranken leicht mißtrauisch. Die Rede mit ihm sei ruhig und natürlich."
   (Wiesner 1945, S. 554)

Die Hausfrau „sorge dafür, daß die schlechte Luft im Krankenzimmer möglichst bald durch reine ersetzt werde, halte also zu diesem Zwecke die Fenster und den Ofen offen, doch so, daß vom Zuge der Kranke nicht direkt berührt wird. Gerade dieser hat die anregende und belebende Wirkung der reinen Luft sehr dringend notwendig, da diese den ganzen Blutumlauf günstig beeinflußt."
   (Dorn 1895, S. 437)

„Wenn man in manches Krankenzimmer kommt, wird man von der schlechtriechenden, stickigen Luft zurückgeschlagen. Alle, durch das Atmen und die Bettwärme begünstigte Ausdünstung der Giftstoffe und Gase der Kranken sind in dieser Luft enthalten – nur zu wenig Sauerstoff. Wenn man über die Wichtigkeit des Sauerstoffes gelesen hat, wenn man weiß, daß ohne beständige Zufuhr frischer Luft überhaupt keine Genesung möglich ist, daß der Motor, das Herz ohne Sauerstoff nicht arbeiten kann, daß als Folge alle anderen Organe auch nicht arbeiten können, dann kann es doch nicht vorkommen, daß man nicht für frische Luft im Krankenzimmer sorgt. "
   (Schlenz 1935, S. 62)

„Die Massage gehört ebenfalls zur Krankenpflege. Kein anderes Heilmittel hat im Laufe der Jahre soviel Verbreitung gefunden. Schon bei den Völkern des fernen Afrikas wurde von der Massage bei allen möglichen Leiden Gebraucht gemacht."
(Wiesner 1945, S. 563)

28.3 Aufklärung und Sexualität

„Was ihnen (den Frauen) in dieser Beziehung Lehrreiches geboten wird, geht nur bis zu einer gewissen Grenze und gerade das, was jenseits dieser Grenze liegt, ist für die Frau das Wichtigste zu wissen. Ich meine die geschlechtlichen Beziehungen. ... Ja, diese Unkenntnis wird an ihr als höchste Tugend, als Reinheit und Unschuld gepriesen. Diese Anschauung, welche mit dem Schleier des tiefsten Geheimnisses alle geschlechtlichen Verhältnisse bedeckt, ist von äußerst schädigendem Einfluß nicht allein auf Gesundheit und leibliche Entwicklung, sondern auch auf die Sittlichkeit."
(Muche 1889, S. 4)

„So sehen wir, dass Aufklärung und eine vernünftigere und würdigere Anschauung in Bezug auf geschlechtliche Beziehungen zur Besserung der jetzt herrschenden Verhältnisse notwendig sind; dass sich keine Frau ihr aus irgendwelchen verkehrten Schicklichkeitsgründen entziehen dürfte, denn bei größter Prüderie werden weder sie noch ihre Töchter von den schlimmen Folgen der geheimwirkenden Ursachen verschont bleiben."
(Muche 1904, S. 320)

„Die jungen Mädchen von „heute" aber, haben unter den Folgen dieser Unaufgeklärtheit zu leiden; sie brachte es mit sich, dass unsere Mütter uns in jenem falschen Ideallsmus grosszogen, welcher uns die Wahrheit vorenthält und uns im blinden Glauben an all' das Ideale (das nirgends zu finden) aus dem wonnigen Traum goldener Zukunftsphantasien in die Arme eines entweder durch und durch kranken Mannes stürzen lässt, oder in die Arme eines Mannes, dessen glühendes Treueversprechen nach ein, im besten Falle 2-jähriger Enthaltsamkeit während eines durch Konventionserfordemisse verlängerten Brautstandes, auf dem Wege zur Prostitution und zur Krankheit seinen Wahrheitsbeweis findet und welches ihn selbst nach mehrjähriger Ehe denselben Weg zu gehen nicht hindert. Ist es, an Hand dieser allgemein verbreiteten Fälle, welche notgedrungen Jammer und Elend zur Folge haben müssen, noch mögllch, diese „Unschuld", ein „Traumleben", der nackten Wirklichkeit, die uns durch unsere Beobachtungen vor obigem bewahrt, vorzuziehen?! Im Gegenteil. Da es nur zum Wohle der Frau dienen kann, so ist völlige Aufgeklärtheit besser, als das leere egoistische W ort „Unschuld", welches nur den Unbetelligten einen, manchmal cynischen Reiz gewährt, die „Unschuldige" jedoch mit dem dichten Mantel selbstschlagender Unkenntnis der Lebensvorkommnisse umhüllt; jede Mutter handelt schlecht, unmoralisch, wenn sie diese Unschuld wissentlich
unterstützt und ihr Kind nicht vor kummervollen Enttäuschungen späterer Jahre schützt; und ich empfehle jedem Mädchen dringend, sich aus dem Dunkel der V orstellungen über den Geschlechtsverkehr, sowie über den krankhaften und unsittllchen Missbrauch desselben, bei Zeiten zu klarem Erkennen durchzuringen."
(Hofmann 1902, S. 14)

„Jede Vereinigung der Gatten sei aber ein kleines Liebesfest, dem lebhafte Sehnsucht voraus-
geht und beglückende Zufriedenheit folgt."
   (Fischer-Dückelmann 1908, S. 243)

„Wenn Sie eine natürliche Lebensweise und eine gesündere und natürlichere Kindererzie-
hung auf vegetarischer Basis genügender Würdigung unterziehen, so können Sie es nur
selbstverständlich finden, dass Mann und Frau mit dem Erwachen des Naturtriebes, also in
jungen Jahren heiraten, dass die Frau hiedurch von allen traurigen Folgen der Unterdrückung
dieses Naturtriebes, also Onanie, Histerie, und der Mann insbesondere, hierdurch von selbst
davor bewahrt ist, sämtliche Gebrechen einer cynischen Vergangenheit auf mehrere Generationen zu vererben. Sie sprechen von der unumstößlichen Wahrheit eines „Ehrenkodexes",
der dem Manne Unkeuschheit gestattet. Welcher Ehrenkodex schreibt denn uns Frauen vor,
für eine heuchlerische Scheintugend die unschätzbaren Güter von Gesundheit und Zufriede
heit des Gemüts aufs Spiel zu setzen?"
   (Hofmann 1902, S. 3)

„Nur wenn die Frau auch in der Ehe eine Freiheit bleibt, sich versagen und gewähren darf
   nach eigenem Willen, bleibt die Liebe erhalten in unveränderter Kraft."
   (Muche 1905, S. 23)

„Für die Frau ist es ausserdem noch schimpflich und entwürdigend, als stimmlose Sache betrachtet, ihr „Ich" einer oft brutalen Gewalt unterordnen, öffentlich als Mittel zu uneinge-
schränkter Befriedigung rein leiblicher Bedürfnisse oder krankhafter Gelüste des Mannes
gestempelt werden zu sollen. Und was erfolgt von Seiten des Mannes als Gegengabe für diese
völlige Unterwerfung des Weibes? Eine Folge unerbittlicher Leiden, eine ganz naturwidrige
Ueberproduktion von Kindern. Welches ist oft das traurige Resultat eines derartigen Ehelebens? Empörte Auflehnung und im Drange selbstbewussten Freiheitsrechtes die Untreue des
Weibes. Finden Sie übrigens, dass das Ehegelöbnis vor dem Altar die geringste Garantie für
gegenseitige Treue zwischen den Ehegatten sichert ?"
   (Hofmann 1902, S. 11)

„Es mag wohl ein Mädchen unverheiratet bleiben, so wird sie bei kluger Lebensführung nur
wenig Schaden nehmen an Leib und Seele, denn ihr Trieb blieb ungeweckt. Wo aber eine Ehe
geführt wird, die keine Ehe ist, ein Geschlechtsverkehr der keinen normalen Verlauf hat, da
leidet die Frau stets leiblich und seelisch. Je weiblicher sie ist, d. h. je feiner organisiert in
ihrem Empfinden, desto schwerer trägt sie an den Folgen. Geschlechtliche Erregung ohne
volle Befriedigung, überreizen das Nervensystem, was sich in Kopfschmerzen, Aufgeregtheit
bis hysterischen Zuständen äußert. Die Unterleibsorgane leiden an starker Blutüberfüllung,
weil die natürliche Entlastung fehlt. So entstehen Blutungen, Uterusvergößerungen, Entzündungen, kurz Frauenleiden aller Art."
   (Muche 1905, S. 19)

„Auch Untreue der Frau darf nicht kurzerhand verurteilt werden. Ein häufiger, aber nicht zur
vollen Auslösung kommender Geschlechtsverkehr bringt die betr. Organe in solchen Erre-
gungszustand, dass der sittliche Wille versagt, die Selbstbeherrschung zu Fall kommt." (Muche 1905, S. 21)

„Eine Frau, hochgradig nervös, von schwerem Scheidenkatarrh und Reizzuständen der Unter-
leibsnerven gequält, fragt mich um Rat. Sie hat alles versucht, was in solchen Fällen Heilung

bringt. Mein erster Gedanke: Der Mann! „Oh, der ist sehr gut, sehr rücksichtsvoll". Ihr größtes Unglück sei, dass sie ihn unglücklich mache. Keine Kinder und immer krank. Mir will's nicht in den Sinn. Ich forsche weiter – und behalte recht. Der Mann hatte infolge einer schweren Syphilis durch Operation beide Hoden verloren, war also überhaupt nicht mehr „Mann". Trotzdem wollte er die Freuden eines geordneten Hauswesens, guter Pflege und gelegentlicher Triebbefriedigung nicht entbehren. Die Folgen trägt ja die Frau. Muß dergleichen nicht jedem normal empfindenden Menschen als ein „infames Verbrechen" erscheinen?"
(Muche 1905, S. 20)

„Ein durchaus solider, in sehr geachteter Stellung stehender Mann ist 5 Jahre verheiratet – ohne Kinder. Seine Gattin, die sich vor der Untersuchung eines männlichen Arztes scheute, lässt sich endlich dazu bestimmen sich von Frauenhand untersuchen zu lassen. Resultat: Sie ist kerngesund und nicht einzusehen, warum sie kinderlos sei. Der Gatte stutzt über diese Erklärung: „Ja, wie meinen Sie das?" „Nun dass Sie in diesem Falle der Schuldige sind." „Ich war aber nie in meinem Leben geschlechtskrank. Mein Leben war so hart, dass zu Leichtsinn weder Zeit noch Geld, noch Lust vorhanden war." „ Wohl möglich. Sind Sie nervös?" „Das allerdings. Ich leide bereits seit zwei Jahren an Schlaflosigkeit." Und nun folgte die ganze Lebensgeschichte, deren Quintessenz Ueberarbeitung war. Neben seiner Berufstätigkeit, die mangelhaft besoldet war, arbeitete er bis spät in die Nacht, um die Mittel für seine Haushaltung aufzubringen. Das Resultat der Unterredung war, dass er statt seiner Frau sich einer 8 wöchentlichen Anstaltskur unterzog und vollständig ausspannte. Sein kritischer Geist ruhte nicht eher als bis er den experimentellen Beweis in der Hand hatte. Er ließ eine mikroskopische Untersuchung vornehmen, welche ergab, dass die Samenflüssigkeit auch nicht ein einziges Sperma, d. h. lebendige Samenzelle aufwies. Die zweite ärztliche Prüfung dieser Art ergab gegen Ende der Kur ein reichliches Vorhandensein von Sperma und einige Monate später kam auch der lebende Beweis für die Richtigkeit unserer Behauptung in Form eines kräftigen Bübchens."
(Muche, Hygiene, S. 9 f.)

„Man hält es für richtig, dass sich der Mann austobt, seine Jugend genießt, um dann ein um so soliderer Ehemann zu werden. Daß er aber bei derartigem Genießen des Lebens sich Krankheiten zuzieht, welche meist durch Quecksilber und ähnliche Medikamente zwar gebunden, aber nicht geheilt werden, davon will die anständige Frau nichts wissen. Die absichtliche Unwissenheit rächt sich bitter an ihr und ihren Töchtern. Die nur im Körper gebunden gehaltenen Krankheitsstoffe übertragen sich auf die Frau und veranlassen, die mannigfachen Ausfluß- und Entzündungskrankheiten, denen so oft junge, blühende Frauen bald nach ihrer Verheiratung verfallen."
(Muche 1904, S. 319)

„Bedenkt, Ihr treuen Mütter, daß ein Pflegen der eigenen Gesundheit zugleich ein Schaffen für den geliebten Sprößling ist. Könnt Ihr auch Euer Werk nicht Schritt für Schritt verfolgen, wie eine kunstvolle Handarbeit, wenn es fertig vor Euch liegt mit rosigen Bäckchen, mit strahlenden Augen, mit rundlichen Gliedern – dann schlägt Euer Herz höher vor Stolz und Wonne, denn Ihr dürft sagen: „Das ist mein Werk! Mein Mühen ist belohnt!""
(Muche 1889, S. 17)

„Alle Jahre ein Kind, oft mehr, zwei bis drei Fehlgeburten nacheinander in weniger als einem Jahr, sechs Wochen nach der Geburt erneute Schwangerschaft – Das sind so kleine Proben von dem, was in der Frauenpraxis täglich vorkommt. Die Frau krank, alt vor der Zeit durch

Erschöpfung, die Kinder, wenn sie am Leben bleiben, kümmerlich, zu Krankheiten geneigt und geistig minderwertig. Jeder neue Familienzuwachs bringt Missstimmung zwischen die Eheleute, Widerwillen gegen das Gezeugte. Ohne Liebe empfangen und geboren, wo soll dann Kindesliebe und treue Anhänglichkeit herkommen?"
(Muche 1905, S. 13)

„Verheiratete Frauen befinden sich noch seltener bei voller Gesundheit und jede Schwangerschaft, jedes Wochenbett wird zur Lebensgefahr oder zum Krankenlager, so dass man sich eine normale, schmerzlose Entbindung als kaum möglich vorstellen kann."
(Muche 1904, S. 313)

„Gesundheit ist die wichtigste Pflicht für die Eltern ihren Kindern gegenüber. Unheilbare Leiden sollten Ehehindernis sei, heilbare sollten durch entsprechende Kuren erst beseitigt werden. Ueberhaupt sollten Leute, die in die Ehe treten durch eine Regenerationskur sich für diesen wichtigen Schritt erst vorbereiten."
(Muche 1905, S. 5)

„Kranke Eltern – kranke Eltern! Das ist eine feststehende Erfahrung. Gesundheit ist daher nicht nur Bedingung für Schließung der Ehe, sondern Pflicht für deren Fortführung. Jede Zeugung in krankem, erschöpftem Zustande ist ein Verbrechen an dem Gezeugten. Wieviel wird in dieser Hinsicht gesündigt."
(Muche 1905, S. 6)

„Das hygienische Gewissen fordert heut für Mann und Frau: Erst mache Dich gesund – dann zeuge Kinder. Ringe ernstlich nach Aufbesserung Deiner Gesundheit und nur in Deinem besten Kräftezustand halte Dich für würdig Vater resp. Mutter zu werden."
(Muche 1905, S. 7)

„Daß Bleichsucht, Nervenschwäche, Unterleibsleiden der Frau die Nachkommenschaft schwer schädigen oder Unfruchtbarkeit veranlassen, ist eine so allbekannte, viel besprochene Tatsache, dass füglich überflüssig ist noch eingehend darüber zu schreiben. Wir fordern längst ein Gesundheitsattest für Mann und Frau als Bedingung zur Eheschließung, aber wir fordern es auch als eine moralische Verpflichtung für beide, diese Bedingung für die ganze Dauer ihrer Ehe fortzusetzen."
(Muche 1905, S. 8)

„Kinder, im Rausche gezeugt, zeigen gradweise die gleichen Nervenzustände, wie sie der Alkohol vorübergehend im Trinker hervorruft; Schwere der Glieder, Ungelenkigkeit in den Bewegungen, Schwerfälligkeit im Denken, launenhafte Stimmungen, später wiederum Neigung zum Trunk." (Muche 1905, S. 12)

„Mit Schönrednerei und Phrasen, was die Frauen sollten und nicht sollten, ist dabei wenig gethan, denn der Hunger und die Lebensverhältnisse machen alle Ideale zu nichte. So lange die Gesellschaft die Bedeutung der Frau als Mutter nicht im Alltagsleben anerkennt, sondern sich damit begnügt, sie in Lieder zu besingen, in Phrasen austönen zu lassen, wird wenig für sie geschehen. Man muß ihr die Möglichkeit der Schonung bieten, indem man ihre Existenz für die so wichtige Zeit der Mutterschaft sichert und der Ausbeutung ihrer Kräfte, auch in der Ehe, durch hygienische Gesetze entgegentritt."
(Muche 1904, S. 318)

„Wer kann ruhigen Gemütes schwache, elende Frauen, meist schon Mütter mehrerer Kinder hingeopfert sehn dem zügellosen Triebe eines Mannes, den Mangel an geistigen Interessen, Alkohol, Tabak, in wüster Gesellschaft täglich von neuem aufstacheln zu Ausbrüchen roher Leidenschaft; wer möchte die Zahl der leiblich elenden geistig und sittlich minderwertigen Geschöpfe vermehrt sehen, die sich und der Gesellschaft zur Qual durchs Leben schleichen?" (Muche 1905, S. 14)

„Ein wenig Spazierengehen, so vortrefflich und notwendig es als tägliche Erholung ist, genügt nicht, denn ihm fehlt der anregende Zweck, die treibende Kraft. Darum muß die Frau rüstig schaffen und arbeiten im Haus oder Beruf, ja ich halte es für Frauen, deren Lebensstellung ihnen wenig Gelegenhiet zu körperlicher Thätigkeit giebt, empfehlenswert, durch eine weiße Auswahl von Turnübungen ihr Blut in lebhaftem Kreisen zu erhalten. Dieser Vorschlag wird gewiss vielseitigen Widerspruch erregen, denn gerade über die in dieser Zeit zulässigen Bewegungsarten hat abergläubische Furch viel Herrschaft erlangt. Ich selbst darf mich Ihnen jedoch als Beweis für das Gegenteil hinstellen. Als Turnlehrerin an einem Privatkrusus vor meiner Verheiratung beteiligt, wurde ich gebeten auch nach derselben den Unterricht zu erteilen." (Muche 1989, S. 20)

28.4   Frauengesundheit

„Folgende Regeln mache sich jede Frau zu Geboten:

1. In den vierziger Jahren keine Stuhlverstopfung und keine kalten Füße entstehen lassen;
2. Dem Wachsen des Fettbauches sowie zunehmender Fettleibigkeit entgegenzuwirken mit allen dem Gesamtzustand entsprechenden Mitteln. (…)
3. Stets für ausreichende Körperbewegung zu sorgen."

(Fischer-Dückelmann 1908, S. 258)

„Darum ist es nicht nur ein Recht, sondern eine Pflicht der Frau, ihr physisches Wesen und die Gesetze desselben mit Ehrfurcht zu studieren." (Muche 1889, S. 4)

„Vor allem gewinne sie ein richtiges Verständnis für die Tätigkeit ihres Körpers, für die Wichtigkeit seiner Funktionen und die nötige Kenntnis, wie eine so fein gebaute Maschine zu behandeln sei, um stets leistungsfähig zu bleiben. Dann passe sie das Gelernte ihren Verhältnissen an; die Denkarbeit kann keiner erspart bleiben, da immer nur allgemeine Winke und Regeln geboten werden können. Drittens aber setze sie auch diese Kenntnisse ins Leben um und mache sie zu guten Lebensgewohnheiten." (Muche 1907, S. 13 f.)

„Diese allgemeinsten Frauenleiden gehen, wie leicht zu ersehen, häufig aus den einfachsten Störungen der normalen Körperthätigkeit hervor und wachsen erst langsam, oft durch Jahre zu gefahrvoller Höhe an. Um sie zu verhüten ist daher nichts weiter nötig, als dass die Frauen aus ihrer oft absichtlichen Unkenntnis der notwendigsten Gesundheitsregeln heraustreten und dass sie sich bemühen, die Ratschäge einer naturgemäßen Hygiene gründlich durchzuführen." (Muche 1904, S. 332)

„Würden Mädchen und Frauen gewissenhaft auf den regelmäßigen Verlauf der Periode achten, würde sie jede kleinste Störung zu beseitigen suchen, wie sie jeden kleinen Riß in Kleidern und Wäsche stopfen, weil sie wissen, wie rasch dergleichen weiter reißt, so gäbe es nur selten Fälle von schweren Blutungen, Senkungen, Entzündungen, Katarrhen etc." (Muche 1907, S. 26)

„Für sie (die Frau als Gattin, Mutter, „Hüterin des Hauses") ist gute Leibespflege und stete Gesundheit der Ausgangspunkt aller Pflichterfüllung. Einmal hängt von ihrer Körperlichkeit die physische Kraft ihrer Kinder ab, dann aber wird sie auch das Kraft-, Licht- und Wärmezentrum des ganzen Hauses. Wo die Mutter fröhlich und guter Dinge ist, da herrscht Scherzen und Lachen bei alt und jung;"
(Muche 1907, S. 5)

„Ja, wenn die Mutter lacht, ist Sonnenschein im Hause, wenn sie schmollt oder jammert, bewölkt sich der Himmel aller. Darum erschöpfe nicht deine Kraft, ersticke nicht in der Alltäglichkeit, schrumpfe nicht zu einem Nichts zusammen!"
(Muche 1907, S. 30)

„Ist die Mutter – die Frau – gesund und tatkräftig, dann sorgt sie auch für die Gesundheit der Kinder und des Mannes. Das liegt eben in der Mütterlichkeit der Frau, die von altersher zur Hausärztin berufen war. Fehlt der Frau diese Eigenschaft, dann fehlt es weit."
(Schlenz 1935, S. 120)

„Wer also in Aufopferung mehr einsetzt, als er anderen nützt, schädigt nicht nur sich selbst, sondern hindert auch die Entwicklung andrer. Wer sich körperlich und geistig so verausgabt, dass ihm selbst nichts mehr bleibt, kann auch andern nichts mehr sein und geben. Dieses Schicksal ereilt gar viele Frauen, die in der Hingabe und Dienstbeflissenheit keine Grenzen finden."
(Muche 1907, S. 7)

„Dazu muß man vor allem gesund sein – gesund und stark, muß wachen über sich, jede Regung des Gemüts prüfen, jede Störung im Organismus beseitigen. Das ist nicht Selbstsucht, sondern Selbstzucht, ist wahre Liebe und Hingebung, die sich bewahrt, sich sammelt, um einen Schatz zu besitzen an Kraft, Gesundheit, Fröhlichkeit, von dem die ganze Umgebung zehrt, an dem sie sich bereichert, ohne dass er je geringer würde."
(Muche 1907, S. 13)

„Gewiß verdient solche arme Leidende Mitleid und Schonung. Setzt sie jedoch nicht alles daran, wieder gesund und leistungsfähig zu werden, so versündigt sie sich schwer an ihrer Familie, deren Glück sie zerstört statt es aufzubauen. Betrachte nun gar die Zornausbrüche nervös überreizter, hysterischer Frauen! Machen Sie nicht das Heim zur Hölle? Quälen Sie die Ihrigen nicht bis aufs Blut? Müssen sie sich nicht als Zerstörerinnen des Lebensglückes ihrer nächsten Angehörigen selbst verachten? Vorübergehend kann das empfindsame Nervensystem einer Frau wohl solchen Störungen unterworfen sein, ihr Zustand darf Rücksicht beanspruchen; sammelt sie aber nicht ihre ganze Energie und Ausdauer, um wieder zu normaler Gesundheit zu kommen, so ist sie nicht besser als der Trinker, der seiner Leidenschaft das Wohl der ganzen Familie opfert. Wem also die Frau ihre Gesundheit schuldig ist, ergibt sich

heraus von selbst: Ihrem Hause, ihrem Gatten, ihren Kindern, schließlich dem weiten Kreise ihrer Verwandten, Freunde, Arbeitsgenossen, kurz der Gesellschaft im allgemeinen."
(Muche 1907, S. 5 f.)

„Auch viele beschäftigte Frauen fänden ein Viertelstündchen jeden Morgen und eventuell auch jeden Abend für ihre Gesundheit, wenn sie ernstlich wollten. Ihre Frisur und sonstige Toilette beansprucht sonst viel mehr und sie setzen es doch durch, weil es sein muß. Wenn Sie sich doch davon überzeugen ließen, dass auch dies sein muß, um gesund, schön und liebenswürdig zu bleiben."
(Muche 1907, S. 18)

„Die an Stubenbeschäftigungen und Kinder-Wartung, an althergebrachte Sittsamkeitsvorschriften, sowie an Regeln zur Förderung und Erhaltung der Schönheit (durch Corset, Modefesseln) gebundene Lebensweise der Frau muss sich ändern und in demselben Maasse als sie durch muskelstärkende Beschäftigungen an Kraft zunimmt, wird sie sich jene Gleichberechtigung, jene Gleichbewertung mit dem Manne erringen, für welche sie in geistiger Beziehung heute schon und nicht erfolglos kämpft."
(Ida Hofmann 1902, S. 9 f.)

„Warum altert die Frau viel früher als der Mann? Liegt das in ihrer Natur? Nicht doch! Dann gäb's doch nicht sechzigjährige Matronen, die noch so jugendfrisch sind, dass das junge Volk sie umschwärmt, sie zur Vertrauten ihrer Freuden und Leiden macht. Also es gibt ein Mittel, jung zu bleiben, das heißt: Gesundheit und Frohsinn."
(Muche, Gesundheit, S. 30)

„Die an Stubenbeschäftigungen und Kinder-Wartung, an althergebrachte Sittsamkeitsvorschriften, sowie an Regeln zur Förderung und Erhaltung der Schönheit (durch Gorset, Modefesseln) gebundene Lebensweise der Frau muss sich ändern und in demselben Maasse als sie durch muskelstärkende Beschäftigungen an Kraft zunimmt, wird sie sich jene Gleichberechtigung, jene Gleichbewertung mit dem Manne erringen, für welche sie in geistiger Beziehung heute schon und nicht erfolglos kämpft."
(Ida Hofmann 1902, S. 9 f.)

„Fragt mich da eine Dame in offenbar recht guten Verhältnissen um Rat wegen ihrer großen Nervenschwäche (Zittern, Reizbarkeit, abwechselnd mit totaler Erschöpfung). Ich bemühe mich, ihr einige Ratschläge zu erteilen, denen sie auch andächtig lauscht. Die am Ort tätige Naturärztin steht daneben und fügt hinzu: „Bitte sagen Sie nur Frau X. auch, dass sie nicht täglich ihre 5 Zimmer mit all den vielen Kinkerlitzchen umräumt, abstäubt und dann vor lauter Hetzen und Wirtschaften kaum für Mann und Kind Zeit findet, von ihrer eigenen Person gar nicht zu reden." Da hatten wir's! Wieder solch ein Fall von Kleinlichkeit, Umständlichkeit, wie ihn die Männer nicht mit Unrecht am Weibel tadeln."
(Muche 1907, S. 22)

„Noch immer steht mir das Bild einer Patientin vor. Geschäftsfrau in rüstigem Alter. Sie suchte Hilfe wegen eines Unterleibsleidens, das unter normalen Verhältnissen in 4 Wochen behoben sein konnte. Bei ihr blieb der Erfolg aus. Was der eine Tag brachte, verdarb der andere wieder. Mit finsterem Gesicht und gerunzelter Stirn lief sie rastlos auf und ab, immer

allein, denn sie schloß sich niemandem an. Auf die Frage, warum sie so verstimmt sei, kam stets die Antwort: Um nichts! Sie denke nur ans Zuhause, ans Geschäft, wie es da gehe, und dass es noch nicht besser sei und dass sie wohl in drei Wochen noch nicht gesund sein werde und länger könne sie nicht warten. – Nichts als Ungeduld, Missmut, Sorge! Wie sollte sie da besser werden?"
(Muche 1907, S. 23)

„Vor allem bildet euch nicht immer ein, dass ein Stündchen Ruhe gleich Faulenzerei ist. Im Gegenteil gibt es dabei ernste, oft recht schwere Arbeit: die Gedanken beruhigen, aufs rechte Ziel lenken, den Willen fest einsetzen aufs Gesundwerden, die Stimmung lenken zur Heiterkeit. Das ist schwerer als Spitzenhäkeln und Deckensticken, aber auch die nützlicher fürs ganze Haus. Vergeßt nicht, dass ihr die Pflicht habt, jung und hübsch zu bleiben für Mann und Kinder. Ja die Pflicht!"
(Muche 1907, S. 29)

„Wollen Sie zu- oder abnehmen? Das ist nicht etwa nur eine Frage für den Schönheitssalon, sondern eine Frage der Gesundheit. Es ist eine sehr beliebte Ausrede, wenn man sich selbst trösten will und sagt: „Bei uns in der Familie sind alle dick, das ist eben meine Veranlagung, dagegen kann ich nichts machen. Dafür sind Dicke aber gemütlicher und verträglicher." Nach dem Zweiten Weltkrieg waren aber alle schlank und sogar mager, die zu den konstitutionell Dicken gehörten."
(Backhaus 1965, S. 68)

„Es wird zwar viel von der Pflege der Haut gepredigt, doch das ist in erster Linie kommerzielles Interesse der kosmetischen Industrie und der Schönheitssalons, die für manche Frauen der beliebteste Aufenthaltsort sind. Denn man will ja gern recht „schön" sein und bildet sich ein, die Schönheit hinge allein von der äußeren Hautpflege ab. Über solchen Sorgen wird dann ganz vergessen, dass die Haut Poren hat, die von innen heraus sauber gehalten werden müssen …"
(Backhaus 1965, S. 90)

„Eine andere Ursache großer Blutkreislaufstörungen ist enge, abschnürende Kleidung: Mieder, enge Halskrägen, Strumpfbänder, enge kleine Schuhe mit hohen Absätzen, enge Hüte, Handschuhe."
(Schlenz 1935, S. 10)

„Anstatt unsere Kleidung nur als Schutz gegen Witterungseinflüsse zu betrachten und sie unserem ganz persönlichen Geschmack anzupassen, erdulden wir in gedankenloser Nachäffung der Geschmacklosigkeit Einzelner, die Fesseln der Mode mit all' ihren Marterinstrumenten, des Korsetts, der Handschuhe, der Schuhe, der Brennschere, der Stehkragen, Cravatten und Steifbrüste, mit all' ihrem Ballast an komplizirten Haartrachten, an Kleidern komplizirtesten Zuschnitts, an Spitzen, Knöpfen, Bändern, Haken, Hüten, Schleiern Gürteln u. a. m."
(Hofmann 1906, S. 6)

„Nachdem sehr häufig Familienmütter von dieser Krankheit (Hysterie) befallen werden, bedeutet die Heilung so einer Mutter das größte Glück führ ihre Familie. Wieviele Familien werden gerade durch diese Krankheit zerrissen, wie viel Kinder geistig und körperlich verwahrlost."
(Schlenz 1935, S. 119)

„Seht den wenig, ordentlichen, ungemütlichen Haushalt einer nervenschwachen, auch sonst wie leidenden Frau! Entweder lässt sie alles gehen, wie es will, weil ihr die Kraft fehlt, selbst zu schaffen oder zu lenken – oder sie quält sich und andre mit ewigem Sorgen, Fürchten, Klagen etc."
(Muche 1907, S. 5)

„Irrsinn, Schlaganfall u. dgl. Können jedoch die Folgen dauernder Belastungen des Gehirns sein. Deshalb muß es uns mit tiefer Freude und Bewunderung erfüllen, dass uns die Güte des Schöpfers – der ein gesundes Menschengeschlecht geschaffen hat – Gelegenheit gibt, mit solchen einfachen Naturmitteln unseren durch eigene Schuld mit Krankheitsstoffen belasteten Körper von denselben wieder zu befreien."
(Schlenz 1935, S. 32)

„Nun kommt der Aerger, der große und kleine, über Mann und Kinder, über Kunden und Personal, über Verwandte und Nachbarn, Freunde und Feinde, Haus und Welt und schließlich nicht zum wenigsten über sich selbst. Dieser letzte ist aber der einzig berechtigte in der ganzen Reihe, aller andre ist Unverstand. Mit diesem letzten wird man schon fertig, wenn man nur will. Damit bewahrt man sich vor Kopf- und Magenbeschwerden, vor Herz- und Darmstörungen, vor Leber- u. a. Leiden mehr."
(Muche, 1907, S. 24)

„Man sollte nie vergessen, daß der Arzt für uns da ist und ihm der Mensch in seiner Beschaffenheit nichts Neues bedeutet. Darum keine falsche Scham vor dem Arzte! Frei und offen mit ihm reden und nichts verheimlichen. Je klarer man offen mit ihm die Krankheit bis in die kleinsten Einzelheiten schildert, um so leichter wird ihm die Behandlungsweise und um so sicherer wird er die Wurzel des Leidens ergründen können."
(Wiesner 1945, S. 514)

28.5 Männer

„Der Mann, wenn ihm etwas fehlt, lässt sich gehen, ächzt und stöhnt und alles muß springen, um ihn zu pflegen. Die Frau dagegen erachtet es für einen besonderen Verzug, leibliche Beschwerden ohne Murrem bis ans Ende der Kraft zu tragen. Sie hält es als einen Raub an den Ihrigen, wenn sie etwas für ihre Gesundheit tut. Lieber quält sie ihre Umgebung mit Mißstimmung und Klagen."
(Muche 1907, S. 9)

„Kluge Frauen werden darum trachten, diese üppige Lebensweise, wie sie junge unverheiratete Leute meist unter dem Zwange der Verhältnisse führen, in der Ehe umzugestalten. Durch Beharrlichkeit und unmerkliche Veränderung, durch liebenswürdigen Ansporn wird sie ja dem Manne gegenüber allmächtig. Sie schmeichle ihm ein Glas Bier nach dem andern, eine Zigarre nach der andern ab. Sie bemühe sich Obst, Gemüse, Salate, Mehl und Eierspeisen in geschmackvoller Abwechselung dem Gatten mundgerecht zu machen, anstatt ihre Aufgabe darin zu sehen, ein recht großes Stück Fleisch auf seinen Teller zu schieben und es mit einem guten Trunk herab spülen zu lassen."
(Muche 1905, S. 24)

„Viele junge Frauen können sich nicht genug tun in tausend kleinen Diensten für den Gatten, denn der Liebe ist Dienen Genuß. Er lässt sich gern verwöhnen, bis ihm dieser Minnedienst zur lieben Gewohnheit wird, den er gedankenlos hinnimmt, auch wenn mit der Zeit eine Menge neue Pflichten und Lasten der Frau zufallen und sie nur mit äußerster Ueberanstrengung diese Dienste erfüllen kann. Wie schmerzlich empfindet sie es, dass ohne Dankeswort alles hingenommen wird seitens des Gatten, die Erschöpfung und die Abspannung gar nicht bemerkt wird und ein ein Mangel in kleinen Dingen zu Nörgerlei und rücksichtslosen Worten führt. Oft hört man klagen, wie ganz anders selbstsüchtige, anspruchsvolle Frauen von ihren Männern verwöhnt und mit aller Rücksicht umgeben werden." (Muche 1907, S. 7)

28.6 Kindergesundheit

„Warum lernt dein Kind bei dem einen Lehrer mit Begeisterung? Warum lässt es bei dem andern die Flügel hängen? … So ganz unrecht hat die Mutter nicht, wenn sie die Schuld teilweise dem Lehrer zuschiebt. Und dieser merkt, wenn er sich ehrlich prüft, wie seine Stimmung sich sofort einer ganzen Klasse mitteilt. Ist er abgespannt, so sind die Schüler schläfrig; ist er erregt, nervös, so sind sie zerstreut; tritt er mit voller Frische und Sammlung vor sie hin, dann scheint ihm die ganze Gesellschaft um 50 Prozent gescheiter und tüchtiger zu sein. Auch die Unarten, Spielereien etc. unterbleiben, das Strafen wird unnötig."
   (Muche 1907, S. 4)

„Nichts auf der Welt ist so aufnahmefähig wie das Gehirn eines kleinen Kindes. Wenn man bedenkt, wie unendlich viele neue Eindrücke das Kind in seinen ersten drei, vier Lebensjahren in sich aufnimmt und verarbeitet, dann erscheint uns die Auffassungsgabe eines Erwachsenen mit Recht als kaum noch bemerkenswert."
   (Flach 1966 (2), S. 29)

„Verwöhnte Kinder – und das vergesse man nie – werden leicht zu Tyrannen ihrer eigenen Eltern und ihrer ganzen Umgebung. Sie sind gewöhnt, daß ihnen jeder Wunsch erfüllt wird, und wenn dies einmal nicht geschehen sollte, wird solange geschrien und getrotzt, bis man ihnen den Willen tut …"
   (Wiesner 1945, S. 540)

„Eine äußerst wichtige Rolle spielt bei der Abhärtung die Ernährung. Derbes Graham- oder Kleiebrot, viel Gemüse in rohem und gekochtem Zustand, Obst, Milch und Milchspeisen, dafür wenig Fleisch und Süßigkeiten, sind dem Kinde am zuträglichsten. Dann zur Kleidung: Man kleide das Kind so, dass es weder friert noch zum Schwitzen kommt. … Noch ein Wort zum Aufenthalt im Freien. Je mehr sich das Kind draußen in der frischen Luft aufhalten kann, auch im Winter, um so mehr wird es sich naturgemäß abhärten können, und um so weniger wird es Erkältungen jeder Art ausgesetzt sein."
   (Wiesner 1945, S. 542)

„Das Röckchen, die Jäckchen, die Hütchen und die Spitzchen sind ihr oft viel wichtiger als des Kindes Frische und Gesundheit. Die Gardinen, die Vorhänge, Teppiche etc. kommen unbedingt vor der Gemütlichkeit des Hauses, zu der doch vor allem das fröhliche Gesicht, die heitere Stimmung der Hausfrau gehört. Wo soll die aber herkommen, wenn bis in die späte Nacht hinein genäht, gehäkelt, gestrickt, gewaschen, gebügelt, geputzt wird, bis die Nerven wirbeln, die Glieder zittern, Kopf, Rücken und Kreuz schmerzen?"
   (Muche 1907, S. 23)

Historischer Rückblick

Tab. A.1 Übersicht über Frauen in der Geschichte der Heilkunde mit Kenntnissen in Bereichen, die aus heutiger Sicht unter den Bereich Komplementärmedizin und Naturheilkunde fallen (Kerckhoff 2011, modifiziert nach Strohmeier, 1998)

Wer?	Wann? Wo?	Was?
Lasthenia	5. Jhd. v. Chr.	Naturphilosophin
Anyte von Epidauros	3. Jhd. v. Chr. Griechenland	Priesterin-Ärztin im Äskulap-Tempel in Epidauros
(Maia/Maja)	Um Christi Geburt	Heilkundige
Olympias	Um Christi Geburt	Heilkundige
Origeneia	Um Christi Geburt	Heilkundige
Maria die Jüdin (Miriam, Maria, Prophetissa)	Zwischen dem 1. und 4. Jhd.	Alchemistin
Kleopatra die Alchimistin	3.–4. Jhd.	Alchemistin
Fabiola (Fabia), (?)–399, Heilkundige	Gest. 399	Heilkundige
Nikerate (Nicerata)	4. Jhd.	Heilige, Heilkundige
Morgan Le Fay	Um 500, Britannien	Keltische Priesterin
Brigida	Ca. 500 oder später, Schottland	Naturheilerin, kundig der Magie und Arzneikunst
Odilia	660–720, Deutschland	Äbtissin, Seherin, Heilerin

(Fortsetzung)

© Springer-Verlag GmbH Deutschland, ein Teil von Springer Nature 2020
A. Kerckhoff, *Wichtige Frauen in der Naturheilkunde*,
https://doi.org/10.1007/978-3-662-60459-5

Tab. A.1 (Fortsetzung)

Wer?	Wann? Wo?	Was?
Brela (Kass)	8.–9. Jhd., Böhmen	Heilkundige mit großen Kenntnissen der Heilkräuter und ihrer Heilkräfte
Hildegard von Bingen	1098–1179	Äbtissin und Gelehrte, Autorin wichtiger Werke wie der „Physica", „Causae et Curae"
Trotula, auch Trota	Um 1100, Salerno, Italien	Dozentin an der Hochschule von Salerno, der ersten Medizinschule in Europa, prominenteste Vertreterin der mulieres salernitanae (Frauen von Salerno), schrieb ein gynäkologisches Standardwerk mit zahlreichen Rezepturen, ebenso ein Buch über die Schönheit und die Kinderheilkunde
Brigitta	1303–1373 Schweden	Heilige, Mystikerin, Naturphilosophin, Ärztin
Jacoba Felicie	Um 1320, Paris, Frankreich	Heilkundige, die aufgrund illegaler Ausübung der Heilkunde verurteilt und exkommuniziert wurde, obwohl zahlreiche Zeugen aussagten, von ihr geheilt worden zu sein, nachdem die Ärzte versagt hätten.
Fidelis, Cassandra	Um 1480	Natur- und Heilkundige
Isabella Cortese	Gest. 1561 Italien	Alchimistin und Pharmazeutin
Helene Rückher	1526–1598	Apothekerin, Hofapothekerin in Stuttgart
Anna von Sachsen	1532–1587	Heilkräuter- und Arzneikundige, lernte von ihrer Mutter, Heilkräuter zu sammeln, internationale Heilpflanzenexperin, gründete erste Hofapotheke Sachsen
Katharina Kepler	1546–1622	Heilkundige Frau, Mutter von Johannes Kepler, als Hexe angeklagt, freigelassen, aber an den Folgen der Haft gestorben
Maria Andreä, geb. Moser	1550–1632	Apothekerin, Nachfolgerin von Helene Rückher
Hester Jonas	1570–1635	Heilpflanzenkundige Hebamme, als Hexe getötet
Barrera d'Alcyrez des Nantes	1562–1588	Naturhphilosophin
Elisabeth von Doberschütz	Gest. 1591, Stettin	Heilkundige, als Hexe verbrannt
Blanca Bardiera	14. Jhd., Spanien	Pflanzenheilkundige Heilerin, die als Hexe verurteilt wurde (dann vermutlich geflüchtet)
Anna Wecker	16. Jhd., Deutschland	Arzneikundige, schrieb ein medizinisches Kochbuch
Maria Sibylla Merian	1647–1717, Deutschland	Naturkundige und Malerin, unternahm Forschungsreise nach Übersee
Anna Wolley	Um 1650, England	Veröffentlichte Handbuch für die weibliche Krankenpflege, Hauspaotheke und Kochbuch
Marie Meurdrac	17. Jhd., Frankreich, Deutschland	Alchimistin, Chemikerin

Tab. A.1 (Fortsetzung)

Wer?	Wann? Wo?	Was?
Kata Bethlen	1700–1759 Siebenbürgen	Heilkundige mit ungewöhnlichen Kenntnissen in der Botanik
Elizabeth Blackwell	1700–1758, Engl.	Botanik-Illustratorin, nicht zu verwechseln mit der ersten amerikanischen Ärztin
Joanna Stephens	Gest. 1774, England	Erfand Medizin gegen Blasensteine
Wakefield, geb. Bell, Priscilla	1751–1832	Naturkundige
Schwester Maria Clementine Martin	1776–1843, Deutschland	Nonne, erfand „Klosterfrau Melissengeist"
Maria, Baronin von Zay	1779–?, Ungarn	Heilkundige, Anhängerin des Magnetismus, Heilpflanzenkundige
Mary Baker Eddy	1821–1910, USA	Begründerin eines spirituellen Heilsystems, Begründerin der Christian-Science-Bewegung
Anna Fischer-Dückelmann	1856–1917 Deutschland	Ärztin und Lebensreformerin, schrieb den Bestseller „Die Frau als Hausärztin"

Kräuter- und Hausmittelbücher weiblicher Autorinnen

- Aschenbrenner, Eva (2004): Die Kräuterapotheke Gottes, Stuttgart: Kosmos.
- Aschenbrenner, Eva (2006): Die Kräuterapotheke Gottes. Band 2. Stuttgart: Kosmos.
- Aschenbrenner, Eva (2008): Der Wildkräutergang. Mit Eva Aschenbrenner durchs Jahr. Stuttgart: Kosmos.
- Aschenbrenner, Eva (2010): Rezepte für die Gesundheit. Neuauflage. Stuttgart: Kosmos.
- Bader, Maris (2003): Räuchern mit heimischen Kräutern, München: Kösel Verlag.
- Bickel, Gabriele (1998): Mein Kräuter-Hexen-Buch zum Wohlfühlen. Stuttgart: Kosmos Verlag.
- Birmann-Dähne, Elisabeth (1996): Bärlauch und Judenkirsche. 40 Heilpflanzen in Mythen, Märchen, Medizin und Küche. Heidelberg: Haug.
- Breindl, Ellen (o.J): Das Große Gesundheitsbuch der Heiligen Hildegard von Bingen. Pattloch Verlag.
- Bross-Burkhardt (2006): Wildkräuter und Wildgemüse: erkennen – sammeln genießen. Neustadt: Umschau.
- Bühl, Beate; Wellmann, Jutta (1999): Kirschkernsäckchen und andere Geheimnisse der Hausmedizin. München: Mosaik.
- Büring, Ursel (2009): Praxis-Lehrbuch der modernen Heilpflanzenkunde. Stuttgart: Sonntag.
- Dolzer, Marianne; Doleschalek, Petra (2009): Heilende Salben und Tinkturen selbst gemacht. Was Großmutter noch wusste. Köln: Anaconda.
- Faber, Stephanie (1974): Das Rezeptbuch für Naturkosmetik. München: Heyne.

- Fischer-Rizzi (2008): Das Buch vom Räuchern. Baden: AT Verlag.
- Fischer-Rizzi (2010): Medizin der Erde. Heilanwendung, Rezepte und Mythen unserer Heilpflanzen. Neuauflage. Baden: AT Verlag.
- Fischer-Rizzi (2011): Himmlische Düfte. Aromatherapie. Überarb. Neuauflage. Baden: AT Verlag.
- Großmutters Geheimnisse (o.J.): Schönheitsfibel für die natürliche Gesichtspflege. Weissach: Albert und Betz.
- Guthjahr, Markusine (1997): Küchenkräuter. Essen: Natur und Medizin.
- Guthjahr, Markusine (2000): Kräuterschätze zum Kochen und Kurieren. Hannover: Landbuch.
- Guthjahr, Markusine (2004): Aromaschätze. Wilde Früchte und Gewürze. Hannover: Landbuch.
- Guthjahr, Markusine (2010): Die bäuerliche Natur-Apotheke. Wien: Österreicher Agrarverlag.
- Hentschel, Dorothea (1979): Das Hausbuch der Naturmedizin. Frankfurt, Berlin, Wien. Ullstein.
- Hirsch, Siegrid (2007): Kräuter-Rezeptbuch. Linz: Freya.
- Hohenberg, Eleonore (1994): Heilpflanzen, die wirklich helfen. Augsburg: Weltbild.
- Hohenberger, Eleonore (1993): Heil- und Gewürzkräuter. Augsburg: Weltbild. Naturbuch Verlag.
- Hohenberger, Eleonore (1995): Die Heilkräfte der Gartenpflanzen München: Obst- und Gartenbauverlag. 3. Aufl.
- Hohenberger, Eleonore (1996): Gewürzkräuter und Heilpflanzen. München: Obst- und Gartenbauverlag.
- Hohenberger, Eleonore (1998): Pflanzenheilkunde. Alter Erfahrungsschatz. Neue Erkenntnisse. Bad Wörrishofen: Kneipp Verlag.
- Hohenberger, Eleonore (1999): Gewürze und Küchenkräuter aus dem eigenen Garten. Augsburg: Weltbild.
- Hohenberger, Eleonore (1999): Heilkräftige Pflanzen. Augsburg: Augustus Verlag.
- Hohenberger, Eleonore (2003): Giftpflanzen und allergieerzeugende Pflanzen im Garten, in der Natur und im Zimmer. München: Obst- und Gartenbauverlag.
- Hohenberger, Eleonore (2006): Sammeln und Anwenden von Heilpflanzen. Essen: Natur und Medizin.
- Hurrel, Karen (1999): Alternative Heilkunde. Natürliche Hausmittel. Köln: Könemann.
- Jerman, Iris: Immer der Nase nach. Ein Handbuch für die Vewendung ätherischer Öle in Familie, Kindergarten und Schule. Kaufbeuren: Someo Verlag.
- Klettenhammer: Die Glockenwirtin, Freya Verlag.
- Klettenhammer, Itta: Die Himmelschlüssel.
- Bader, Marlis: Räuchenr mit heimischen Kräutern, Kösel Verlag München 2003.
- Lange, Petra (1987): Hausmittel für Kinder. Reinbek: Rowohlt.
- Lehmann-Enders, Christel (2001): Was die schwarze Kuh scheisst, das nimm. Vom Aberglauben, Heilen und Besprechen im Spreewald. Lübben: Heimat-Verlag.

- Madejsky, Margret (2000): Alchemilla: Eine ganzheitliche Kräuterheilkunde für Frauen. Goldmann Verlag.
- McIntyre, Anne (1995): Hausmittel. Heilkräfte der Natur. München: Mosaik Verlag.
- Messner, Gertrude (o.J.): Gertrude Messners Kräuterhandbuch – Altes Wissen neu entdecken. Innsbruck: Köwenzahn-Studienverlag.
- Mutter Theresa Berghammer (o.J.): Gesundheit durch wiederentdeckte Hausmittel. Buch und Wissen GmbH.
- Nestler, Maria (o.J): Kräuter, Stein und Gottes Segen.
- Oetinger-Papendorf, Ingeborg (1983): Durch Entsäuerung zu seelischer und körperlicher Gesundheit. Säuren-Basen-Gleichgewicht verhütet Zivilisationskrankheiten.
- Ody, Penelope (2001): Heilen mit Kräutern. Köln: Taschen.
- Pilsl, Monika (o.J.): Cremen und Ölen hilft Leib und Seele. Natürliche Körperpflege aus 100 Jahren. Rastatt: Neff.
- Pilsl, Monika (o.J.): Honig, Sesam und Mandelkleie. Schönheitspflege aus der guten alten Zeit. Rastatt: Neff.
- Pilsl, Monika (o.J.): Rosmarin und Thymian und für das Herz Lavendel. Rat aus Großmutters Kräutergarten. Rastatt: Neff.
- Schnack, Friedrich (ca. 1930): Cornelia und die Heilkräuter. Leipzig: Insel-Verlag.
- Schwester Bernardine (182): Heilkräuterbuch. München: Mosaik-Verlag.
- Schwester Bernardine (1980): Schwester Bernardines Hausmittelbuch. Orbis Verlag München, bearbeitet von Dr. Renate Zeltner.
- Sonn, Annegret; Bühring, Ursel (2004): Heilpflanzen in der Pflege. Bern, Göttingen, Toronto, Seattle: Hans Huber.
- Stein, Simone (1988): Großmutters Schatztruhe. München: Delphin.
- Thomas, Carmen (1995): Ein ganz besonderer Saft Urin. Köln Vgs.
- Uhlmayr, Ursula (1997): Wickel & Co. Bewährte Hausmittel neu entdeckt. München: Gräfe und Unzer.
- Vanselow, Katharina; Feist, L. (1971): Die Leisenkur. Zur Therapie schlackenbedingter Krankheiten. Bietigheim: Turm-Verlag.
- Von Au, Franziska (1960): Hausrezepte gegen alle Krankheiten. Die besten Rezepte aus dem Schatzkästlein unserer Großeltern. München: Südwest.
- Wenzel, Petra (1996): Hausapotheke. München: Gräfe und Unzer.

Quellen

- Abele, J. (1980): Rezension Die großen Naturheiler (Hademar Bankhofer). In: Modernes Leben natürliches Heilen 115. Heft 12 Dezember 1980. Nürnberg: Helmut Preußler.
- Achterberg, Jeanne (1991): Die Frau als Heilerin. München, Bern: Scherz Verlag.
- Albrecht, Henning (2013): Zur Lage der Komplementärmedizin in Deutschland. In: Forschende Komplementärmedizin 2013; 20: 73–77.

- Alic, Margaret (1987). Hypatias Töchter. Der verleugnete Anteil der Frauen an der Naturwissenschaft, Zürich: Unionsverlag.
- Althaus, Richard (1977): Erzählungen, Anekdoten, Alte Bilder aus Stadt und Land Lüdenscheid. Gummersbach.
- Asbeck, Friedrich (1977): Naturmedizin in Lebensbildern. Ernährungsreformer, Biologen und Ärzte weisen die Wege. Leer: Verlag Grundlagen und Praxis GmbH.
- Backhaus, Anita (1965): Heilen ohne Pillen und Spritzen, Freiburg im Breisgau: Hermann Bauer.
- Backhaus, Anita (2002): Heilen ohne Pillen und Spritzen. Essen: Neuauflage bei Natur und Medizin e.V.
- Backhaus, Gert (2009): schriftliche Aufzeichnungen über seine Mutter, unveröffentlicht.
- Bankhofer, Hademar (1979): Die großen Naturheiler. Altendorf: Lector-Verlag.
- Bartes, o.A. (1933): Vierzig Jahre im Dienste der Reform, Die Lebenskunst Jg. 28 (1933), S. 106–107, zitiert in Heyll (2006), S. 202.
- Barthel, Günther (1986): Heilen und Pflegen. Internationale Forschungsansätze zur Volksmedizin. Marburg: Jonas Verlag.
- Bergdolt, Klaus (2004): Das Gewissen der Medizin: Ärztliche Moral von der Antike bis heute. München: C.H. Beck.
- Berger, Bettina (Hr. 2011): Raum für Eigensinn – Ergebnisse eines Expertentreffens zur Patientenkonferenz. Essen: KVC.
- Bernschneider-Reif, Sabine (2004): Das laienpharmazeutische Olitätenwesen im Thüringer Wald – (adelige) Frauen als Laboranten und ihre Rezeptbücher. In Wahrig, Bettina (2004), S. 151–168.
- Betancourt, Miriam (2009): First Lady der Homöopathie. Kölner Stadtanzeiger vom 30.01.09 auf http://www.ksta.de/html/artikel/1231945332219.shtml, Stand vom 06.02.2012.
- Bleicher, Wilhelm (2010): Karoline Grüber – die Heilerin aus Lüdenscheid. Der Reidemeister. 1510–1515.
- Bleker, Johanna (1993): Die ersten Ärztinnen und ihre Gesundheitsbücher für Frauen. Hope Bridges Adams Lehmann, Anna Fischer-Dückelmann und Jenny Springer, in: Brinkschulte, Eva (Hr.): Weibliche Ärzte. Die Durchsetzung des Berufsbildes in Deutschland. Berlin: Edition Hentrich, S. 65–83.
- Bleker, Johanna/Schleiermacher, Sabine (Hg., 2000): Ärztinnen aus dem Kaiserreich. Lebensläufe einer Generation. Weinheim: Beltz.
- Bortz, Jürgen; Döring, Nicola (2006): Forschungsmethoden und Evaluation: für Human- und Sozialwissenschaftler. Heidelberg: Springer.
- Braun, Annegret (2010): Frauen auf dem Land. Eigenständige Landwirtinnen, stolze Sennerinnen, freiheitssuchende Sommerfrischler und viele andere. München: Elisabeth Sandmann.
- Braun, Salina (2009): Heilung mit Defekt. Psychiatrische Praxis in den Anstalten Hofheim und Siegburg 1820–1878. Vandenhoeck & Ruprecht.

- Brechmann, Hermann (1938): Neuer Hausschatz der Heilkunde. Leipzig: Ernst Wiest Nachfolger.
- Brinkschulte, Eva (Hrsg). (1995). Weibliche Ärzte. Die Durchsetzung des Berufsbildes in Deutschland. Berlin: Edition Hentrich. 2. Auflage.
- Brinkschulte, Eva/Labouvie, Eva (Hg. 2006): Dorothea Christiana Erxleben. Weibliche Gelehrsamkeit und medizinische Profession seit dem 18. Jahrhundert. Halle an der Saale: Mitteldeutscher Verlag.
- Brinker, Klaus; Antos, Gerd et al. (2001): Text- und Gesprächslinguistik: ein internationales Handbuch zeitgenössischer Forschung. Berlin, New Yorck: De Gruyter.
- Brod, Max (1957): Prager Tagblatt, Roman einer Redaktion. Frankfurt a. M.: Fischer.
- Brooke, Elizabeth (1997). Die großen Heilerinnen. Düsseldorf und München: Econ.
- Bruchhausen, Walter; Schott, Heinz (2008): Geschichte, Theorie und Ethik der Medizin. Göttingen: Vandenhoeck & Ruprecht.
- Byhan, Ingeborg/Wolf, Horst (1974): Deutschland deine Wunderheiler und Außenseiter der Medizin. Regensburg: Ratisbona Verlag.
- Carstens, Veronica (1988): Es gibt starke Argumente für eine sanfte Medizin. Gründung einer Fördergemeinschaft für Erfahrungsheilkunde, in: modernes Leben, natürliches Heilen, 113. Jahrgang, Heft 7, Juli 1988, S. 234.
- Derbolowsky, Jakob (2000): Die Förderung der Selbstverantwortung des Patienten. In: Tietze, Bernd, Weinschenk, Stefan (Hs, 2000): NATUM – Naturheilkunde und Umweltmedizin in der Frauenheilkunde. Stuttgart: Hippokrates.
- Devrient, W. (1941): Homöopathie und Schlenzkur In: Deutsche Zeitschrift für Homöopathie, 57. Jahrgang 1941, Heft 2. Berlin: Haug.
- Devrient, Wilhelm (1942): Überwärmungsbäder. Schlenzkur und Sauna in der Praxis. Berlin: Karl F. Haug.
- Diepgen, Paul (1935): Deutsche Volksmedizin. Wissenschaftliche Heilkunde und Kultur. Stuttgart: Enke.
- Dieterich, Susanne (2007). Weise Frau. Hebamme, Hexe, Doktorin. Zur Kulturgeschichte der weiblichen Heilkunst (2. überarbeitete Aufl.). Leinfelden-Echterdingen: DRW.
- Dietrich-Daum, Elisabeth, Kuprian, H.J.W.; Ralser, M., Heidegger, M., Clementi, S. (2012): Psychiatrische Landschaften. Die Psychiatrie und ihre Patientinnen und Patienten im historischen Tirol seit 1830, gemeinsam mit H. J.W. Kuprian, M. Ralser, M. Heidegger, S. Clementi, Innsbruck 2011/Ambienti Psichiatrici. La psichiatria e i suoi pazienti nell'area del Tirolo storico dal 1830 a oggi, gemeinsam mit H. J.W. Kuprian, M. Ralser, M. Heidegger, S. Clementi, Innsbruck.
- Dobos, Gustav (2008): Die Kräfte der Selbstheilung aktivieren. Mein erfolgreiches Therapiekonzept bei chronischen Erkrankungen. München: Zabert Sandmann.
- Dobos, Gustav; Paul, Anna (Hr. 2011): Mind-Body-Medizin. Die moderne Ordnungstherapie in Theorie und Praxis. München: Urban& Fischer.
- Dräxler, Hans (1984): „Meine Kraft ist von Gott – daran glaube ich fest" Abenzeitung München vom 8./9.12.1984.

- Eckart, Wolfgang Uwe (2007): Geschichte der Medizin (6. Auflage). Berlin, Heidelberg, New York: Springer.
- Eckart, Wolfgang Uwe/Jütte, Robert (2007): Medizingeschichte. Eine Einführung. Köln: Böhlau.
- Elies, Michael; Kerckhoff, Annette (2008): Schüßler Salze, Haus- und Reiseapotheke. Essen: Natur und Medizin e.V.
- Esch, Tobias (2011): Die Neurobiologie des Glücks. Wie die Positive Psychologie die Medizin verändert. Stuttgart: Thieme.
- Esch, Tobias (2012): Manuskript, unveröffentlicht.
- Etzemüller, Thomas (2012): Biographien. Frankfurt/New York: Campus.
- Faltin, Thomas (2000): Heil und Heilung. Geschichte der Laienheilkundigen und Struktur antimodernistischer Weltanschauungen in Kaiserreich und Weimarer Republik am Beispiel von Eugen Wenz (1856–1945) Stuttgart.
- Faulstich, Joachim (1984): Die weise Frau von Büdingen. Film. Erstausstrahlung HR 19.08.1984.
- Faulstich, Joachim (2006): Das heilende Bewusstsein. Wunder und Hoffnung an den Grenzen der Medizin. München: Knaur.
- Faulstich, Joachim (2010): Das Geheimnis der Heilung. München: Knaur.
- Faulstich, Joachim (2010): Das Geheimnis der Heilung. Wie altes Wissen die Medizin verändert. Film. Erstausstrahlung ARD 15.12.2010.
- Findeisen (Hg, 1966): Physiotherapie in Einzeldarstellungen: 227–234. Leipzig: Barth.
- Fischer-Dückelmann, Anna (1922): Die Frau als Hausärztin. Ein ärztliches Nachschlagebuch. München.
- Fischer-Homberger, Esther (1979): Krankheit Frau und andere Arbeiten zur Medizingeschichte der Frau. Bern, Stuttgart, Wien: Huber.
- Flach, Grete (1966): Aus meinem Rezeptschatzkästlein: eine Sammlung einfacher, bewährter Kräuter- und Volksheilmittel. Freiburg im Breisgau: Hermann Bauer.
- Flach, Grete; Hochheim, Günther (1966): Kräutermutter Flach's Gesundheits- und Lebensbrevier. Freiburg im Breisgau: Hermann Bauer.
- Fliege, Jürgen (2003): Wenn nichts mehr helfen will. Heiler bei Fliege. Tutzing: Bio Ritter Verlag.
- Flügge, Sibylle (1998): Hebammen und heilkundige Frauen. Recht und Rechtswirklichkeit im 15. und 16. Jahrhundert, Frankfurt a. M.
- Friebel-Röhring, Gisela (1986): Ich habe Krebs! Na und? Rastatt: Hebel-Verlag. 8. Erweiterte Auflage 1991.
- Furst, Lillian R. (1997): Women healers and physicians: climbing a long hill. Lexington: University Press of Kentucky.
- Gadamer, H.-G. (1966): Apologie der Heilkunst. In: Findeisen (Hg): Physiotherapie in Einzeldarstellungen: 227–234. Leipzig: Barth.
- Garvelmann, Friedemann (2000): Pflanzenheilkunde in der Humoralpathologie. München: Richard Pflaum, München.

- Gleich, Lorenz (1858): Amalie Hohenester's Arzneimittelschatz: Ausführliche Beschreibung der wirksamsten Heilmittel aus dem Pflanzen-, Thier- und Erdreiche.
- Gleich, Lorenz (1860): Das Naturheilverfahren ohne Medizin…, in Dr. Gleichs physiatrische Schriften (1849–1858), München.
- Göttler, Norbert (1986): Sie machten Geschichte im Dachauer Land. Kulturhistorische Lebensbilder: 69 ff.Dachau: Bayerland.
- Göttler, Norbert (1992): Die Pfuscherin. Das abenteuerliche Leben der Doktorbäuerin und Wunderheilerin Amalie Hohenester von Mariabrunn. München: Ehrenwirth.
- Göttler, Norbert (2000): Die Pfuscherin. Amalie Hohenester, Wunderheilerin und Doktorbäuerin. Dachau: Bayerland.
- Grabner, Elfriede (1986): Volksmedizinforschung im Ostalpenraum, in: Barthel, Günther (1986), S. 14–24.
- Gradmann, Christoph (1998): Leben in der Medizin: Zur Aktualität von Biographie und Prosopographie in der Medizin. In: Paul, Norbert/Schlich, Thomas (Hg.): Biographie schreiben. Göttingen 2003, S. 243–284.
- Gulluohlu BM, Cingi A. Cakir, T, Barlas A. (2008): Patients in Northwestern Turkey Prefer Herbs as Complementary Medicine after Breast Cancer Diagnosis. In: Breast Care (Basel)3 (4): 269–273.
- Hahnemann, Samuel (1812): Organon der Heilkunst, 6. Auflage. Ausgabe von 2002. Stuttgart: Haug.
- Hampel, Petra (1998): Innere Medizin und Naturheilkunde. Die Auseinandersetzungen in den Jahren 1882–1933. Essen: KVC.
- Hanf, Walter (2007): Dörfliche Heiler. Gesundbeten und Laienmedizin in der Eifel. Köln: Greven.
- Heilmann, Karl Eugen (1966): Kräuterbücher in Bild und Geschichte. München-Allach: Konrad Kölbl.
- Helmrich, Hermann E. (1952): Zum Gedenken an Frau Elisabeth Dicke. In: Die Heilkunst. Zeitschrift für praktische Medizin. Heft 9, September 1952: 302 f.
- Herzka, Gottfried (1970): So heilt Gott. Die Medizin der heiligen Hildegard von Bingen als neues Naturheilverfahren. Christiana.
- Heubl, Franz (1981): Rede auf der 26. Tagung für Naturheilkunde in München, in: 34 Naturheilpraxis 11/81, S. 1325–1330.
- Heyll, Uwe (2006): Wasser, Fasten, Luft und Licht. Die Geschichte der Naturheilkunde in Deutschland. Frankfurt, New York: Campus Verlag.
- Hoefert, Hans-Wolfgang, Uehleke Bernhard (2009). Komplementäre Heilverfahren im Gesundheitswesen. Analyse und Bewertung. Bern: Huber.
- Hofer-Dückelmann, Christina: Die Frau als Hausärztin von Dr. med. Anna Fischer-Dückelmann. Projektarbeit zum 13. Lehrgang SS 2013, Lehrgang zum zertifizierten TEH-Praktiker.
- Hoffmann, Maria (1953): Über die Behandlung Geschwulstkranker mit Überwärmungsbädern. In: Die Heilkunst, 7. Jahrgang. September 1954: 306 f. München.

- Hofmann-Oedenkoven, Ida (1902): Wie gelangen wir Frauen zu harmonischen und gesunden Daseinsbedingungen? Offener Brief an die Verfasserin von „Eine Mutter für Viele". Selbstverlag. Ascona.
- Hofmann-Oedenkoven, Ida (1905): Vegetarismus! Vegetabilismus!. Blätter zur Verbreitung vegetarischer Lebensweise. Selbstverlag. Monte Verità. Schweiz.
- Hofmann-Oedenkoven, Ida (1906): Monte Verità. Wahrheit ohne Dichtung. Karl Rohm. Lorch (Württemberg).
- Hofmann, Ida (1920): Beiträge zur Frauenfrage. Winnenden: Zentralstelle zur Verbreitung guter deutscher Literatur.
- Huber, Klaus (2010): Wollbäder und Loamwickel. Heilmethoden der alten Volksmedizin. Film. Erstausstrahlung ORF2 16.01.2010.
- Hufeland, Chr. W. (1796): Makrobiotik. Die Kunst, das menschliche Leben zu verlängern. Jena: insel taschenbuch. Ausgabe von 1995.
- Hughes Kahryn (2004): Health as individual responsibility. In: Tovey, Philip, Easthope, Gary, Adams, Jon (2003): The Mainstreaming of Complementary and Alternative Medicine. Studies in Social Context. London, New York: Routledge, 25–46.
- Hüttenmeister, Elisabeth(1981): Elly Heinemann, die Heilerin vom Frauenbergerhof, Surwold: Johannesburg-Druck.
- in Leben für die Gesundheit der Menschen. In: Der Heilpraktiker & Volksheilkunde 6/2007: 25 f.
- Jones, Doris (2006): Auch Kaiserin Sissi vertraute auf Wnderheilerin aus Marschall. Aus: www.merkur-online.de/lokales/nachrichten, 03.01.2006.
- Just, Adolf (1896): Kehrt zur Natur zurück! Bad Harzburg: Jungborn.
- Jütte, Robert (1996): Geschichte der Alternativen Medizin. München: C. H. Beck.
- Jütte, Robert (Hg. 1996b): Wege der Alternativen Medizin. Ein Lesebuch. München: Beck'sche Reihe.
- Jütte, Robert (Hr. 2009): Die Zukunft der IndividualMedizin. Köln: Deutscher Ärzte-Verlag, S. 37–54.
- Kaptchuk, T. J., Friedlander, E., Kelley, J. M., Sanchez, M. N., Kokkotou, E., Singer, J. P., et al. (2010). Placebos without deception: A randomized controlled trial in irritable bowel syndrome. PLoS One, 5(12), e15591.
- Kerckhoff, Annette (2001): Heilen ohne Pillen und Spritzen. Buchtipp. Mitgliederzeitschrift Natur und Medizin 6/2001. Essen: Natur und Medizin.
- Kerckhoff, Annette (2007): Frauen in der Naturheilkunde: Maria Treben und der Schwedenbitter, Mitgliederzeitschrift 5/2007, 13–14. Essen: Natur und Medizin e.V.
- Kerckhoff, Annette (2008a): Frauen in der Naturheilkunde: Grete Flach, Mitgliederzeitschrift 2/2008, 13–14. Essen: Natur und Medizin e.V.
- Kerckhoff, Annette (2008b): Frauen in der Naturheilkunde: Magdalene Madaus, Mitgliederzeitschrift 3/2008, 24–25. Essen: Natur und Medizin e.V.
- Kerckhoff, Annette (2009): Frauen in der Naturheilkunde: Katharina Vanselow-Leisen, Mitgliederzeitschrift 1/2009, 14–15. Essen: Natur und Medizin e.V.

- Kerckhoff (2009b): Frauen in der Naturheilkunde: Maria Keller. Mitgliederzeitschrift 2/2009: 21 f. Essen: Natur und Medizin e.V.
- Kerckhoff, Annette (2010a). Heilende Frauen. München: Elisabeth Sandmann Verlag.
- Kerckhoff, Annette (2010b): Warum krank? Wie heilen? Konzepte einer Anderen Medizin. Stuttgart: Hirzel.
- Kerckhoff, Annette (2010c): Frauen in der Naturheilkunde: Rosa Schwienbacher, Mitgliederzeitschrift 4/2010: 10–12. Essen: Natur und Medizin e.V.
- Kerckhoff, Annette (2011): Gender im Komplementären der Medizin – bedeutende Frauen der Komplementärmedizin, soziale Merkmale ausgewählter Therapiegründerinnen. Bachelorarbeit an der Hochschule für Gesundheit und Sport, Berlin.
- Kerckhoff, Annette (2012): Die Kraft des Schwedenbitters, Mitgliederzeitschrift Natur und Medizin 2/2012: 10–13. Essen: Natur und Medizin.
- Kerckhoff, Annette; Elies, Michael (2011): Heilerde, Lehm und Fango – innerlich und äuerßlich, einfach und nebenwirkungsarm. Essen: Natur und Medizin e.V.
- Kerner, Charlotte (1986): Lise, Atmophysikerin. Die Lebensgeschichte der Lise Meitner. Weinheim, Basel: Beltz & Gelberg.
- Kerner, Charlotte (Hrsg., 1990): Nicht nur Madame Curie …, Frauen, die den Nobelpreis bekamen. Weinheim, Basel: Beltz & Gelberg.
- Kiene, Helmut (2001): Komplementäre Methodenlehre der klinischen Forschung. Cognition-based Medicine. Berlin, Heidelberg: Springer.
- Klein, Christian (Hg., 2002): Grundlagen der Biographik. Theorie und Praxis des biographischen Schreibens. Stuttgart, Weimar.
- Kneipp, Sebastian (1882): So sollt ihr leben! Winke und Rathschläge für Gesunde und Kranke zu einer einfachen, vernünftigen Lebensweise und einer naturgemäßen Heilmethode. Kempten: Verlag der Jos. Kösel'schen Buchhandlung.
- Kneipp, Sebastian (1889): Meine Wasserkur. 7. berichtigte Auflage. Kempten: Verlag der Jos. Kösel'schen Buchhandlung.
- Kneipp, Sebastian (1912): Mein Testament für Gesunde und Kranke. Kempten: Verlag der Jos. Kösel'schen Buchhandlung.
- Koerting, Walter (1971), Die Medizinalverfassung von 1808 für das Königreich Bayern (= Schriftenreihe der Bayerische Landesärztekammer, Band 25), München 1971: 31–57, zitiert in Ludyga 2004: 46.
- Kölbl, Konrad (1961): Kölbl's Kräuterfibel. Eine Fundgrube alter und moderner Heilkräuter- und Hausmittel-Rezepte. Grünwald b. München: Kontrad Kölbl Verlag.
- Kollath, Elisabeth (1989): Vom Wesen des Lebendigen; Biographie des Ernährungswissenschaftlers, Forschers, Mediziners und Künstlers Werner Kollath (1892–1970), Stuttgart: Natürlich und Gesund.
- Kolling, Hubert (Hg., 2008), Biographisches Lexikon zur Pflegegeschichte. Elsevier, München.
- Köntopp, Sabine (2004). Wer nutzt Komplementärmedizin? Theorie. Empirie. Prognose. Essen: KVC.

- Krämer, Christoph (1998): die „New Age"-Bewegung und Pastor Felke. Versuch eines Brückenschlages. In: modernes Leben natürliches Heilen 114. Heft 9 September 1989: 334–338.
- Krause, J. (1794): Der medizinische Landpfarrer, oder kurzgefaßte medizinische Abhandlung und Heilart derjenigen Krankheiten, welche am meißten auf dem Lande vorkommen. Allen Herren Seelsorgern und Wundärzten in den Orten, in welchen keine Aerzte wohnen, u ihrem Gebrauche und Wiedergenesung der Kranken redlichst gewidmet. Schweinfurth: Riedel. Abgedruckt in Naturheilpraxis 34: 5/1981: 658–668.
- Krauss, Marita (2009): Hope. Dr. Hope Bridges Adams Lehmann – Ärztin und Visionärin. Die Biografie. München: Volk Verlag.
- Kress, Ursula (1986): Heilende Hände. Die geistigen Heilweisen, der Heilmagnetismus. Wienacht: Tobel.
- Kress, Ursula (2001): Heilmagnetismus. Die Wahrheit über geistiges Heilen. Ein Leben für die spirituelle Medizin. Selbstverlag, Ljubljana.
- Kuby, Clemens (2004): unterwegs in die nächste Dimension. Shamanic Healing. Film. Kuby Film TV.
- Kunz, Emma (1930): Leben. Gedichte von Emma Kunz. Zürich: Hans A. Gutzwiler.
- Künzle, Johann (1915): Chrut und Uchrut. Minusio: Verlag Kräuterpfarrer Künzle.
- Künzle, Johann (1945): Das große Kräuterheilbuch. Olten: Verlag Otto Walter AG.
- Robert Landmann: Ascona – Monte Verità. Auf der Suche nach dem Paradies. Von Ursula Wiese überarbeitete und ergänzte Ausgabe, unter Mitarbeit von Doris Hasenfratz. Neu herausgegeben mit einem Nachwort versehen von Martin Dreyfuss. Frauenfeld, Stuttgart, Wien 2000. S. 142 f. Leifgen, Klaus (1987): Radiästhetische Elementenlehre in Diagnostik und Therapie nach Matthias Leisen und Hans Dannert. Vortrag für das Symposium Radiästhesie und Radionic. Innsbruck.
- Lienert, Marina (2002): Naturheilkundiges Dresden. Dresden: Elbhang-Kurier-Verlag.
- Lindemann, Günther (1997): Augendiagnostik. 4. überarbeitete Auflage. München: Pflaum.
- Loytved, Christine: „Es mehret die Milch" – zum Kräuterwissen in Hebammenbüchern. In: Wahrig 2004: 51–59.
- Ludyga, Sabine (2007): Geschichte der Naturheilkunde in Bayern im 19. Jahrhundert. Hamburg: Lit Verlag Dr. W. Hopf.
- Lühe, Irmela von der/Runge, Anita (2001): Biographisches Erzählen (= Querelles. Jahrbuch für Frauenforschung 6). Stuttgart.
- Madaus, Gerhard (1979) Lehrbuch der biologischen Heilmittel.Hildesheim, New York: Georg Olms Verlag. Nachdruck von 1938.
- Madaus, Magdalene (1916): Lehrbuch über Irisdiagnose von Frau Pastor Madaus. Bonn: Rohrmoser.
- Madaus, Magdalene (o.J.): Arzneimittellehre und praktisches Rezeptierbuch.
- Madaus, Magdalene (o.J.): Taschen-Rezeptierbuch für Konstiutionsbehandlung.
- Madejsky, Margret (1997): Hexenpflanzen – oder: Über die Zauberkünste der weisen Frauen. In: Naturheilpraxis 10/1997: 1552–1563.

- Maier, Kurt; Borter, Fritz (2001): Die Akte Grete Flach. Zweifelhafte Machenschaften der Gnomen von Büdingen? Norderstedt: Books on Demand.
- Martin, Hans-Peter et al. (1983): Bittere Pillen. Nutzen und Risiken der Arzneimittel. Gütersloh: Bertelsmann.
- Matthiessen, Peter F. (2009) Paradigmenpluralität und ärztliche Praxis, in: Jütte, R. (Hr. 2009): Die Zukunft der IndividualMedizin. Köln: Deutscher Ärzte-Verlag, S. 37–54.
- Mayring, Philipp (2002): Einführung in die Qualitative Sozialforschung. Weinheim: Beltz.
- Mayring, Philipp (2010): Qualitative Inhaltsanalyse. Grundlagen und Techniken, 11. aktualisierte und überarbeitete Auflage. Weinheim und Basel: Beltz.
- Meier, Anton (1994): Emma Kunz. Forscherin, Naturheilpraktikerin, Künstlerin. 4. erw. Auflage. Baden: Baden Verlag.
- Meier, Anton (1994): Emma Kunz. Forscherin, Naturheilpraktikerin, Künstlerin. 4. erweiterte Auflage. Baden: Baden Verlag.
- Meier, L., Stange, Rainer; Uehleke, Bernhard: Heilerdeanwendungen, Zurück zum Ursprung. ZKM 2(6), 2010: S. 33–36.
- Meier, Otto (1985): Die Kunst Heilerin aus Brittnau. In: Radiästhesie. Nr. 171, 33. Jahrgang 1985: 56 ff.
- Metzger, Martina, Zielke-Nadkarni, Andrea (1998): Von der Heilerin zur Pflegekraft. Geschichte der Pflege. Stuttgart: Thieme.
- Mildenberger, Florian (2009): Robert Ziegenspeck (1856–1918) – der „Don Quichotte" der ambulanten Gynäkologie. Nachtrag zum Aufsatz über thure Brandt in Band 26 von „Medizin, Gesellschaft und Geschichte." MedGG 28 (2009): 179–185.
- Mildenberger, Florian (2011): Medikale Subkulturen in der Bundesrepublik Deutschland und ihre Gegner (1950–1990). Stuttgart: Steiner.
- Muche, Klara (1889): Über das Unwohlsein bei Frauen. Berlin: Kleib.
- Muche, Klara (1889): Über den physischen und moralischen Einfluss der Mutter auf ihr Kind vor der Geburt. Berlin: Kleib.
- Muche, Klara (1890): Einfluss der Diät bei der Krankenbehandlung. In: Licht! Luft! Wasser. Eine Sammlung naturärztlicher Vorträge. S. 58–77. Berlin: Möller.
- Muche, Klara (1891): Physische Pflichten des Ehelebens. Chemnitz: Selbstverlag.
- Muche, Klara (1900): Was hat eine Mutter ihrer erwachsenen Tochter zu sagen? Leipzig: Grieben.
- Muche, Klara (1901): Die Vibrationsmassage, in: der Naturarzt Jg. 29 (1901), S. 260–261, zitiert in Heyll (2006), S. 82.
- Muche, Klara (1904): Ursache, Verhütung und Behandlung der allgemeinsten Frauenleiden. In: Licht! Luft! Wasser. Eine Sammlung naturärztlicher Vorträge. S. 313–332. Berlin: Möller.
- Muche, Klara (1905): Hygiene der Ehe. Oranienburg: Möller.
- Muche, Klara (1907): Was ist die Frau ihrer Gesundheit schuldig und wem ist sie sie schuldig? Oranienburg: Möller.

- Muche, Klara (1908): Luft und Sonne! Ihre Wirkung auf den gesunden und kranken Organismus. Oranienburg: Möller.
- Muche, Klara (1924): Luftbad und Sittlichkeit. In: Lichthunger – Lichtheil: Die Lebenskräfte der Luft und Sonne: 47 ff. Verlag Lebenskunst-Heilkunst.
- Muche, Klara (Hr., 1898): Die schmerzlose Entbindung. Verhaltensmaßregeln zur Vermeidung von Schmerzen und Gefahren der Niederkunft. Leipzig: Grieben.
- Muche, Klara (o.J.): Unsere Nahrung als Heilmittel. Oranienburg: Möller.
- Muche, Klara; Shew, Joel (1897): Die Wasserkur bei Schwangerschaft, Geburt und Wochenbett.
- Nagel, Gerd et al. (2004), zitiert in Berger, B. (2011).
- Neumayr, Helene (2004): Zur Heilerin Berufen: Heilkundige Frauen der Gegenwart. Berlin: Orlanda.
- Nissen, Klaus (2001): Wie die greise Kräuter-Frau ihr Vermögen verlor. Frankfurter Rundschau vom 31.10.01
- o.A. (1879): Amalie Hohenesters Arzneimittelschatz. Ausführliche Beschreibung der wirksamsten Heilmittel aus dem Pflanzen- , Thier- und Erdreiche. Veröffentlichung posthum, keine Angabe des Autors.
- o.A. (1881): Die Urinkunde. Separatabdruck aus Amalie Hohenster's (sog. Doctorbäuerin von Mariabrunnn) Arzneimittelschatz. Neu-Ulm: Stahl.
- o.A. (1973): Die Schlenzkur. In: Homöopathische Monatsblätter. 98. Jahrgang Juni: 143. Stuttgart: Paracelsus.
- o.A. (1982): Schwester Bernardines Hausmittelbuch. München: Mosaik Verlag.
- o.A. (1983): Selbst der „Doktor" schlich mal heimlich zu Karoline Grüber. Die Unvergessene mit den heilenden Händen. Lüdenscheider Nachrichten vom 26./27. März 1983.
- o.A. (1984): Grete Flach: „Ich bin die alte Kräutermutter und ich bleib's". Die 88jährige ist derzeit die gefragteste Büdingerin. Kresanzeiger Büdingen vom 31.08.1984.
- o.A. (1988): New Age: Alle im Spaghetti-Topf vernudelt. In: Der Spiegel, 17/1988, in: http://www.spiegel.de/spiegel/print/d-13528429.html.
- o.A. (1990): Patienten loben Alternativmedizin. In: modernes Leben natürliches Heilen, 115: 12. Dezember 1990. Nürnberg: Helmut Preußler.
- o.A. (1993): Der schmutzige Kampf um das Millionenerbe der Kräuterfrau. Gelnhäuser Neue Zeitung vom 04.12.1993.
- o.A. (1994): Heftiges Gerangel um das Vermögen von Grete Flach geht in zweite Runde. Gelnhäuser Neue Zeitung vom 23.07.1994.
- o.A. (1997): Die Moorhexe. Erinnerungen an Catharine Kohlhoff. Namenspatronin der Bad Saarower Catharinen-Quelle. Bad Saarow.
- o.A. (2002): Kräuterelixier Schwedenbitter. Natur und Heilen 4/2002: 46 f.
- o.A. (2007): Magdalene Madaus. E.
- Oertel, Christian (1829–37): Die allerneuesten Wasserkuren. Ein Heilschriftchen für Jedermann. 18 Hefte. Nürnberg, Campe 1829–1837. Fortsetzung unter dem Titel: Oertel

(1837–41): Prof. Oertel's hydropathische Quartalschrift, welche das Neueste aus der Wasserheilkunde enthält.

- Panzer, Marita A., Plößl, Elisabeth (1997): Bavarias Töchter. Regensburg: Pustet.
- Parade, G.W. : Das Überwärmungsbad. In: Die Heilkunst. 67. Jahrgang Mai 1954, Heft 5: 146–157. München.
- Paul, Norbert W. (2006): Gesundheit und Krankheit. In: Schulz et al. 2006: 133.
- Pelikan, Wilhelm (1988): Heilpflanzenkunde, 3 Bände. Dornach: Verlag am Goetheanum.
- Pfister, Tanja (2012): Mit Fallbeispielen und Furchtappellen zu erfolgreichen Gesundheitsbotschaften? Dissertation. München. http://edoc.ub.uni-muenchen.de/14178/1/Pfister_Tanja.pdf.
- Pressler, Guido (2001): Frauen der Medizin. Historisch –biographisches Lexikon von den Anfängen bis zum zwanzigsten Jahrhundert. Hürtgenwald: Guido Pressler.
- Prießnitz (1847): Vinzenz Prießnitz'sche Familien-Wasserbuch. Nachdruck 1984. Ludwigsburg: Verlagsbuchhandlung Naturgemäß.
- Pschyrembel Naturheilkunde und alternative Heilverfahren (2006). Berlin, New York: de Gruyter. 3. vollständig überarbeitete Auflage.
- Pulz, Waltraud (1994): „Nicht alles nach der Gelahrten Sinn geschrieben"- das Hebammenanleitungsbuch von Justina Siegemund, München: Münchner Beiträge zur Volkskunde.
- Rampp, Thomas; Kerckhoff, Annette (2010): Heilfasten. Essen: KVC.
- Rauprecht, Erika; Lumer, Inka (o.D.): Über Lausitzer und Spreewälder Hexen, Heiler, Kräuterweiber. Regia Verlag.
- Renner, Erich (2009): Theo Bullinger Wunderheiler. Seine Wege geistigen Heilens. Biografie. Heilbehandlungen Patientenberichte. Baden und München: AT Verlag.
- Richter, Isolde (2000): Lehrbuch für Heilpraktiker. 4. Auflage. München, Jena: Urban& Fischer.
- Riha, Ortrun (2008): Grundwissen Geschichte, Theorie, Ethik der Medizin. Bern: Huber.
- Rikli, Arnold (1857): Aufruf an die kranke Menschheit … nach den Gesetzen der Natur-Heillehre zu genesen. Laibach.
- Rikli, Arnold (1869): Die Thermodiätetik, oder das tägliche thermo-electrische Licht- und Luftbad in Verbindung mit naturgemäßer Diät als zukünftige Heilmethode. Wien.
- Ritzmann, Iris (2008). Sorgenkinder. Kranke und behinderte Mädchen und Jungen im 18. Jahrhundert. Köln, Wien, Weimar: Böhlau.
- Rogger, Franziska, Bankowski, Monika (2010): Ganz Europa blickt auf uns! Das schweizerische Frauenstudium und seine russischen Pionierinnen. Baden: hier + jetzt.
- Rothschuh, Kar E. (1983): Naturheilbewegung Reformbewegung Alternativbewegung. Stuttgart: Hippokrates.
- Rousseau, Jean-Jacques (1750): Hat die Erneuerung der Wissenschaft und Künste dazu beigetragen, die Sitten zu veredeln? Zitiert in Rothschuh (1983), S. 12.
- Saha, Felix Joyonto (2011): Naturheilkundliche Selbsthilfestrategien. In: Dobos, Gustav; Paul, Anna (Hr. 2011): Mind-Body-medizin. Die moderne Ordnungstherapie in Theorie und Praxis. München: Urban& Fischer, S. 170–185.

- Schaefer, Carol (2007): Die Botschaft der weisen Alten. Der spirituelle Rat der Großmütter. Berlin: Ullstein.
- Schaehle, Franz (1935), Die Doktorbäuerin von Mariabrunn. Sonderdruck aus der Münchener medizinischen Wochenschrift 1935, Nr. 23, S. 920.
- Schantz, Peter (2010): Dauerbrenner Schwedenbitter. Natur und Heilen 1/2010: 35–51.
- Schellinger, Uwe (2002): Faszinosum, Filou und Forschungsobjekt: Das erstaunliche Leben des Hellsehers Ludwig Kahn (1873-ca. 1966). In: Die Ortenau 82 (2002) 429–468.
- Schellinger, Uwe (2007): Hellseher, Medien und Wunderheiler: Wirken und Wahrnehmung von Personen mit "paranormalen" Fähigkeiten im regionalen Kontext (Beispiel: Mittelbaden und Ortenau im 19. und 20. Jahrhundert). Ein Forschungsaufruf des Instituts für Grenzgebiete der Psychologie und Psychohygiene e.V. Freiburg (IGPP). In: Die Ortenau. Zeitschrift des Historischen Vereins für Mittelbaden 87 (2007), 536–541.
- Schellinger, Uwe/Mayer, Gerhard (2006): Webers Hände: Wirken und Wirkungen des "Wunderheilers von Schutterwald". In: Die Ortenau 86 (2006) 11–42.
- Schellinger, Uwe (2009): Geburtsstunde eines Sterndeuters. Der Astrologe und Okkultist Karl Brandler-Pracht (1864–1939) in seiner Ortenauer Zeit. In: Geroldsecker Land. Jahrbuch einer Landschaft 51 (2009) 92–105.
- Scheurle, Hans-Jürgen (1992): Gutachten zur Wirksamkeit von „Schwedentrunk“, einem Kombinations-Phytotherapeutikum, in : Dokumentation der besonderen Therapierichtungen und natürlichen Heilweisen in Europa. 309–316, Essen.
- Schilcher, Heinz, Kammerer, Susanne, Wegener Tankred (2010): Leitfaden Phytotherapie, 4. Auflage, München: Urban und Fischer.
- Schipperges, Heinrich (1985): Der Garten der Gesundheit. Medizin im Mittelalter. München und Zürich: Artemis.
- Schlegel-Holzmann, Uta (1987): Auch gegen die Kräuterfrau gibt's Mittel. Stuttgarter Nachrichten vom 11.09.1987.
- Schlenz, Maria (1931): So heilt man unheilbar scheinende Krankheiten. Innsbruck: Selbstverlag.
- Schlenz, Maria (1935): So heilt man „unheilbare“ Krankheiten. 2. Auflage. Innsbruck: Selbstverlag.
- Schmid, Margrit (1981): Heilen ohne Pillen und Spritzen. Buchbesprechung. In: Modernes Leben, natürliches Heilen. 106. Jahrgang, Heft 8, August 1981.
- Schnepp, Klaudia (2007): Magdalene Madaus Madaus und die Komplexmittel. In: Naturheilpraxis 03/2007: 332 f.
- Schönenberger, Franz (1898): Über den Einfluß des Lichts auf den tierischen Organismus nebst Untersuchungen über Veränderungen des Blutes bei Lichtabschluß. Medizinische Dissertation Berlin.
- Schröder, Hartmut (2010). Theoretische Aspekte der Arzt-Patienten-Interaktion, in: Witt C. (2010). Der gute Arzt aus interdisziplinärer Sicht. Ergebnisse eines Expertentreffens. Essen: KVC. S. 93–118.
- Schüle, Andreas (Hg., 2002): Biographie als religiöser und kultureller Text. Münster.

- Schulz, Stefan et al. (Hr. 2006): Geschichte, Theorie und Ethik der Medizin: Eine Einführung. Frankfurt a.M.: Suhrkamp.
- Schütze, Fritz (1976): Zur Hervorlockung und Analyse von Erzählungen thematisch relevanter Geschichten im Rahmen soziologischer Feldforschung – dargestellt an einem Projekt zur Erforschung von kommunalen Machtstrukturen. In: Arbeitsgruppe Bielefelder Soziologen: Kommunikative Sozialforschung. München 1976, S. 159–260.
- Schwab, Andreas (2003): Monte Verità – Sanatorium der Sehnsucht. Zürich: Orell Füssli.
- Schwienbacher, Moritz; Marsoner-Staffler (2003): Das Kräuterbuch der Treiner Rosa. Bozen: Raetia.
- Seeger, P.G. (1985): Die Wunderheilungen der Maria Treben. Irrglauben oer Wahrheit. Eine kritische Betrachtung. Düsseldorf: Verlag Mehr Wissen.
- Seethaler, Susanne (2009): Das Heilwissen der Frauen vom Land für den weiblichen Körper. München: nymphenburger.
- Sichtermann, Barbara/Rose, Ingo (2010): Frauen einfach genial. 18 Erfinderinnen, die unsere Welt verändert haben. München: Knesebeck.
- Smolny, E. (1938): Die Schlenzkur. Deutsche Zeitschrift für Homöopathie. 17. Jahrgang Juni 1938, Heft 6; 205–218. Berlin: Haug.
- Spitzer, Beatrix (1999): Der zweite Rosengarten. Eine Geschichte der Geburt, Hannover: Staude.
- Stadler, Gabriele (1987): Frauen der baierischen Geschichte: Die „Doktorbäuerin" Amalie Hohenester. Bayerischer Rundfunk.
- Staudinger, Gabriele (1986): „Gegen fast jede Krankheit ist ein Kraut gewachsen". Bestsellerautorin stellt neues Buch vor. Münchner Merkur vom 12.05.1986.
- Steinkrichen, F. (1878): Amalie Hohenester, die Wunderdoktorin von Mariabrunn und ihre Lebensgeheimnisse. München: G. Schuh.
- Steuernagel, Birgit, Stock-Schröer, Beate (2005). Curriculum Naturheilverfahren und Komplementärmedizin. Essen: KVC.
- Strohmeier, Renate (1998). Lexikon der Naturwissenschaftlerinnen und naturkundigen Frauen Europas. Thun: Harri Deutsch Verlag.
- Szeemann, Harald et al. (1980): Monte Verità. Berg der Wahrheit. La mammelle della verità. Die Brüste der Wahrheit. Venezia-Martellago: Electra Editrice Milano.
- Theiss, Barbara and Peter (1989): The Family Herbal. A Guido to Natural Health Care for Yourself and Yor Children. Healing Art Press, Rochester Vermont.
- Thorbrietz, Petra (2011): Die neue Heilkunst. Wie Schul- und Alternativ-Medizin voneinander lernen. GEO 08. August 2011: 116–130.
- Treben, Kurt; Mayr-Treben, Elisabeth, Treben, Werner (1993): Maria Treben. Biographie. Steyr: Ennsthaler.
- Treben, Maria (1980): Gesundheit aus der Apotheke Gottes. Steyr: Ennsthaler.
- Treben, Maria (1980): Maria Treben's Heilerfolge. Briefe und Berichte von Heilererfolgen mit dem Kräuterbuch „Gesundheit aus der Apotheke". Steyr: Ennsthaler.

- Treben, Maria (1981): Meine Heilpflanzen. Ein persönlicher Vortrag von Maria Treben. 2 CDs als Beilage zum Treben, Maria (2008): Meine Heilpflanzen, Steyr: Ennsthaler Verlag.
- Treben, Maria (1982): Das Kräuterbuch unserer Zeit. Ein persönlicher Vortrag von Maria Treben. Vortrag vom 06.09.1982, 3 Hörkassetten, Steyr: Ennsthaler Verlag.
- Treben, Maria (1988): Heilkräuter aus dem Garten Gottes. München: Heyne.
- Treben, Maria (2008): Meine Heilpflanzen, Steyr: Ennsthaler Verlag.
- Uehleke, Bernhard, Kerckhoff, Annette (2012): Manuskriptvorlage Kapitel Geschichte der Komplementärmedizin, bislang unveröffentlicht.
- Unschuld, Paul U. (1994): Die Ärztin und der Maler. Carl Jung-Dörfler und Hedwig Danielewicz, Düsseldorf: Triltsch.
- Vogel, Alfred (1952): Der kleine Doktor. Hilfreiche Ratschläge für die Gesundheit. Teufen (Schweiz): Verlag A. Vogel.
- Voges, Wolfgang (1987): Zur Zeitdimension in der biographieforschung, in: Voges, Wolfgang (Hg.) (1987): Methoden der Biographie- und Lebenslaufforschung, Opladen, zitiert in Etzemüller 2012: 56.
- Voss, Ehler (2011): Mediales Heilen in Deutschland. Berlin: Reimer Verlag.
- Wahrig, Bettina (Hg., 2004): Arzneien für das „schöne Geschlecht". Geschlechtsverhältnisse in phytotherapie und Pharmazie vom Mittelalter bis zum 19. Jahrhundert. Stuttgart: Deutscher Apotheker Verlag.
- Walach, Harald (2011): Weg mit den Pillen! Selbstheilung oder warum wir für unsere Gesundheit Verantwortung übernehmen müssen. München: Irisiana.
- Walach, Harald (2012): Blogbeitrag: Placebologie – das Ende einer Ära? http://harald-walach.de/2012/09/18/placebologie-und-das-ende-einer-aera/.
- Waldermar Kramer: Lehmpastor Emanuel Felke (1856–1926). Bilder und Worte aus seinem Leben und Wirken, Eigenverlag.
- Watermann, Meta (1983): Bei Kaliene Grüber 1929. Lüdenscheider Nachrichten vom 26./27. März 1983: 5.
- Wedemeyer, Bernd (2001): „Ich-Kultur" und „Allerlei Sport". Der Monte Verità als Initiator und Spiegelbild neuer Körperkonzepte, in Schwab, Lafranchi (Hg. 2001).
- Weiß, Rudolf Fritz (1991): Lehrbuch der Phytotherapie. 7. Überarbeitete und erweiterte Auflage. Stuttgart: Hippokrates.
- Wiese, Ingrid (2001): Textsorten des Bereichs Medizin und Gesundheit. in: Brinker (2001).
- Willführ, Corinna (1994): „Weise Frau von Büdingen" ist tot. Franfurter Rundschau vom 23.06.1994.
- Windsor, Laura Lynn (2002): Women in Medicine. An Encyclopedia. Santa Barbara, California: ABC-Clio.
- Wolff, Hans-Peter (Hg., 1997): Biographisches Lexikon zur Pflegegeschichte. Band 1. Berlin, Wiesbaden: Ullstein Mosby.
- Wolff, Hans-Peter (Hg., 2001): Biographisches Lexikon zur Pflegegeschichte. Band 2. München, Jena: Urban & Fischer.

- Wolff, Hans-Peter (Hg., 2004): Biographisches Lexikon zur Pflegegeschichte. Band 3. München: Elsevier.
- Wolters, Bruno (1994): Drogen, Pfeilgift und Indianermedizin. Arzneipflanzen aus Südamerika. Greifenberg: Urs Freund.
- Wunderlich, Dieter (2008): WageMutige Frauen. 16 Porträts aus drei Jahrhunderten. München: Piper Taschenbuch.
- Zabel, Werner (1950): Die Erzeugung eines gesteuerten Fiebers (Schlenzbad). Stuttgart: Hippokrates.
- Zabel, Werner; Schlenz, Maria (1944): Die Schlenzkur. Praxis und Theorie der Fiebererzeugung durch Überwärmungsbäder. Stuttgart: Hippokrates.
- Zunhammer, Engelbert (1978): Aus Briefen an Frau Maria Treben. Heilerfolge durch Kräuter. Vachendorf, Eigenverlag.
- Zweifel, Meta (1990): Emma Kunz und das heilende Gestein von Würenlos. In: Für uns. Magazin für die besten Jahre unseres Lebens. März 1990: 8 ff. Zürich.

Stichwortverzeichnis

A

Agnodike 13
Amalie Hohenester 220
Andreä, Maria 17, 18, 208
Aschenbrenner, Eva 49–53
Aspasia 14

B

Backhaus, Anita 55, 57–61
Baker Eddy, Mary 12, 111
Bardiera, Blanca 15, 16, 208
Baronin von Zay, Maria 209
Bethlen, Kata 209
Bingen, Hildegard von 3, 8, 12, 14, 35, 50, 208
Blackwell, Elizabeth 209
Bourgeois, Marie Louise 21
Brändström, Elsa 12
Bridges Adams Lehmann, Hope 4
Brigida 207
Brigitta 208
Budwig, Johanna 65–68

C

Carstens, Veronica 35
Collier, Renate 12, 77, 78, 80, 81
Curie, Marie 3
Curtens, Helene M. 12

D

d'Alcyrez des Nantes, Barrera 208
Dicke, Elisabeth 6
Doberschütz, Elisabeth von 208

E

Ebert, Clara 8, 83
Epidauros, Anyte von 207
Erxleben, Dorothea 12, 21, 22, 25

F

Fabiola 207
Felicie, Jacoba 208
Fidelis, Cassandra 208
Fischer-Dückelmann, Anna 9, 22, 31, 87–91, 94, 145
Flach, Grete 11, 95–100

G

Gindler, Elsa 12
Grüber, Kaline 101–105
Grüber, Karoline. . *Siehe* Grüber, Kaline

H

Hatschepsut 12
Heinemann, Elly 45, 107, 108
Heup, Lucia 10
Hiller, Katharina 17
Hofmann, Gertrud 12
Hofmann, Ida 7, 30, 31, 89, 109, 115
Hohenester, Amalie 9, 26, 29, 40, 42, 117–123
Hygieia 13

J

Jonas, Hester 12, 15, 208

© Springer-Verlag GmbH Deutschland, ein Teil von Springer Nature 2020
A. Kerckhoff, *Wichtige Frauen in der Naturheilkunde*,
https://doi.org/10.1007/978-3-662-60459-5